シリーズGノート

この患者さん リウマチ・膠原病かも？

と迷ったときの診断のカンどころ

専門医に聞きました！
一般内科外来でよくある症例の見分け方

編 吉田常恭

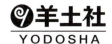

謹告 ────

　本書に記載されている診断法・治療法に関しては，発行時点における最新の情報に基づき，正確を期するよう，著者ならびに出版社はそれぞれ最善の努力を払っております．しかし，医学，医療の進歩により，記載された内容が正確かつ完全ではなくなる場合もございます．

　したがって，実際の診断法・治療法で，熟知していない，あるいは汎用されていない新薬をはじめとする医薬品の使用，検査の実施および判読にあたっては，まず医薬品添付文書や機器および試薬の説明書で確認され，また診療技術に関しては十分考慮されたうえで，常に細心の注意を払われるようお願いいたします．

　本書記載の診断法・治療法・医薬品・検査法・疾患への適応などが，その後の医学研究ならびに医療の進歩により本書発行後に変更された場合，その診断法・治療法・医薬品・検査法・疾患への適応などによる不測の事故に対して，著者ならびに出版社はその責を負いかねますのでご了承ください．

❖ **本書関連情報のメール通知サービスをご利用ください**

メール通知サービスにご登録いただいた方には，本書に関する下記情報をメールにてお知らせいたしますので，ご登録ください．

・本書発行後の更新情報や修正情報（正誤表情報）
・本書の改訂情報
・本書に関連した書籍やコンテンツ，セミナーなどに関する情報

※ご登録の際は，羊土社会員のログイン/新規登録が必要です

ご登録はこちらから

序

　リウマチ・膠原病疾患はきわめて多様であり，その診療は決して一筋縄ではいきません．本書を手に取られた皆様も，日々の臨床のなかで「教科書通りにはいかない」難しさを実感されていることでしょう．実際，リウマチ・膠原病は稀な疾患群でありながら，分類基準にぴったり当てはまるケースはむしろ少なく，例外的な症例こそが印象に残ることも少なくありません．さらに，一見して膠原病が疑われる症状や所見であっても，その背景には全く異なる疾患が隠れていることもあります．

　こうした複雑な状況のなかで，リウマチ専門医であっても膠原病という枠にとらわれず，幅広い視野で診療に臨むことが求められます．本書では，リウマチ・膠原病診療の多様性を余すことなく伝えたいという思いから，執筆陣もできるかぎり多様な背景をもつ医師に依頼しました．研究に重きを置く先生，臨床に専従する先生，さらには大学病院，市中病院，リウマチクリニック，開業医と，それぞれ異なる環境で診療を行う先生方に執筆をお願いしました．また，ベテランから若手まで幅広い世代の先生方にご参加いただき，それぞれの視点を反映した，多角的な知見を集めることができました．

　さらに，本書の執筆者を募るにあたっては，従来の人的ネットワークにとどまらず，SNSを通じても広く呼びかけました．その結果，これまで接点のなかった先生方ともご縁をもつことができ，多様な経験や考え方を反映することが叶いました．それぞれの執筆者が自身の経験をもとに具体的な症例を交えながら執筆しており，臨床の現場で即実践できる知識がつまった一冊となっています．

　編者としては，各執筆者の意図を最大限尊重しながら編集を行いました．そのため，読み進めるうちに，執筆者それぞれの個性や診療スタイルの違いを感じ取っていただけることでしょう．本書を通じて，読者の皆様が診療の幅を広げる一助となれば，これほど嬉しいことはありません．また，次の書籍では，ぜひ皆様自身が執筆者として新たな知見を共有していただければと願っています．

　最後に，本書の刊行にあたり，多大なるご支援を賜った羊土社の久本容子様，林理香様，ならびに編集部の皆様に，心より感謝申し上げます．本書が，読者の皆様の日々の診療に役立つ一冊となることを願っております．

2025年3月

京都大学大学院医学研究科附属 がん免疫総合研究センター
がん免疫治療臨床免疫学部門
吉田常恭

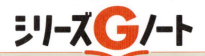

「この患者さん リウマチ・膠原病かも？」と迷ったときの診断のカンどころ

専門医に聞きました！一般内科外来でよくある症例の見分け方

contents

- ◆ 序 ……………………………………………………………… 吉田常恭
- ◆ 略語一覧 …………………………………………………………………… 7
- ◆ 執筆者一覧 ………………………………………………………………… 12

第1章　自己抗体などの異常からの紹介

- 1　RF，抗CCP抗体が陽性ですが，関節リウマチでしょうか？ ……… 吉田常恭　14
- 2　MMP-3が上昇していますが，関節リウマチの可能性はありますか？ … 津島　浩　22
- 3　抗核抗体が陽性ですが，全身性エリテマトーデスでしょうか？ ……… 久我大雅　28
- 4　抗SS-A抗体が陽性ですが，シェーグレン症候群でしょうか？
  　　　　　　　　　　　　　　　　　　　　　安部沙織，坪井洋人，松本　功　37
- 5　ANCAが陽性ですが，ANCA関連血管炎でしょうか？ ……………… 廣部圭祐　44
- 6　抗リン脂質抗体が陽性ですが，抗リン脂質抗体症候群でしょうか？ … 安田充孝　52
- 7　抗ARS抗体が陽性ですが，抗ARS抗体症候群でしょうか？ ……… 三宅啓史　59
- 8　抗セントロメア抗体が陽性ですが，全身性強皮症でしょうか？ … 長縄達明，安岡秀剛　63
- 9　IgG4が高いのですが，IgG4関連疾患でしょうか？ …………………… 大庭悠貴　69
- 10　RF，抗CCP抗体が陰性の関節炎ですが，seronegative RAでしょうか？
  　　　　　　　　　　　　　　　　　　　　　　　　　　　　　　高梨敏史　77

contents

第2章　一般検査異常からの紹介

1 この患者の腎機能障害は，膠原病が原因でしょうか? ……………… 柴田悠平　84

2 この患者のHb低下は，膠原病と関連がありますか? ……………… 司馬　煕　92

3 この患者の白血球減少は，膠原病と関連がありますか? …………… 和田　琢　100

4 この患者の白血球増多は，膠原病と関連がありますか? …………… 大庭悠貴　106

5 この患者の血小板減少は，膠原病と関連がありますか? …………… 永瀬芙美香　112

6 この患者の低ALT血症は，膠原病と関連がありますか? ………… 髙橋幹弘　120

7 この患者のLDH上昇は，膠原病と関連がありますか? …………… 村上義彦　125

8 この患者の低尿酸血症は，膠原病と関連がありますか? ………… 矢野裕介　131

9 この患者のALP上昇は，膠原病と関連がありますか? …………… 三宅啓史　138

10 この患者の低ALP血症は，膠原病と関連がありますか? ………… 須永敦彦　143

11 この患者のCK上昇は，膠原病と関連がありますか? …………… 猪塚真志　149

12 この患者は補体低下がありますが，膠原病でしょうか? ………… 小田修宏　156

第3章　症状からの紹介

1 発熱，フェリチン高値ですが，成人スチル病でしょうか? ………… 杉山隆広　164

2 四肢浮腫，関節痛がありますが，関節リウマチでしょうか? ……… 中村海人　171

3 発熱，リンパ節腫脹がありますが，キャッスルマン病でしょうか? …… 山口裕之　176

4 不明熱の患者のCTで大動脈の壁肥厚がありますが，巨細胞動脈炎でしょうか?
……………………………………………………………………… 須永敦彦　182

5 皮疹がありますが，皮膚筋炎でしょうか? ………………………… 山口裕之　189

6 両下腿が浮腫んで皮膚が硬化していますが，全身性強皮症でしょうか?
……………………………………………………… 長縄達明，安岡秀剛　197

7 日焼けがひどいと言いますが，全身性エリテマトーデスでしょうか? …… 吉田知宏　205

8 口内炎がひどいですが，ベーチェット症候群でしょうか? ………… 髙橋幹弘　215

9 手足が冷たいですが，レイノー症候群でしょうか? … 安部沙織，坪井洋人，松本　功　222

10 手のこわばりがありますが，関節リウマチでしょうか? ………… 矢野裕介　229

11 ぶどう膜炎がありますが，リウマチ・膠原病でしょうか? ………… 齋藤拓海　238

第4章　治療が開始された後の落とし穴

1 関節リウマチ治療開始後の関節痛が残存します．治療を強化したらよいでしょうか？
　　吉田常恭　246

2 関節リウマチ治療中の発熱は何を考えるべきでしょうか？　　谷村　瞬　252

3 リウマチ性多発筋痛症のステロイド減量中に再燃をくり返します　　吉田常恭　261

◆ **索 引**　268

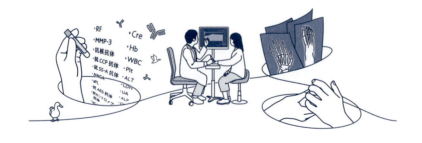

略語一覧

略語	フルスペル	日本語
AAV	anti-neutrophil cytoplasmic antibody-associated vasculitis	ANCA関連血管炎
aβ2GPI	anti-β2GPI antibody	抗β2GPI抗体
aCL	anti-cardiolipin antibody	抗カルジオリピン抗体
ACPA	anti-cyclic citrullinated peptide antibody	抗環状シトルリン化ペプチド抗体（抗CCP抗体）
ACR	American College of Rheumatology	米国リウマチ学会
AIHA	autoimmune hemolytic anemia	自己免疫性溶血性貧血
AKI	acute kidney injury	急性腎障害
ALP	alkaline phosphatase	アルカリホスファターゼ
ALPE	acute renal failure with severe loin pain and patchy renal ischemia after anaerobic exercise	
ALT	alanine aminotransferase	アラニンアミノトランスフェラーゼ
AMT	amegakaryocytic thrombocytopenia	無巨核球性血小板減少症
ANA	antinuclear antibody	抗核抗体
ANCA	anti-neutrophil cytoplasmic antibody	好中球細胞質抗体
AOSD	adult-onset Still's disease	成人発症スチル病
aPL	antiphospholipid antibody	抗リン脂質抗体
APS	antiphospholipid syndrome	抗リン脂質抗体症候群
APTT	activated partial thromboplastin time	活性化部分トロンボプラスチン時間
ARS	aminoacyl tRNA synthetase	
ASD	adult Still's disease	成人スチル病
ASSD	anti-synthetase syndrome	抗ARS抗体症候群
β2GPI	β2-glycoprotein I	β2グリコプロテインI
BAL	bronchoalveolar lavage	気管支肺洗浄
bDMARDs	biological DMARDs	生物学的抗リウマチ薬
BHL	bilateral hilar lymphadenopathy	両側肺門リンパ節腫脹
CADM	clinically amyopathic dermatomyositis	無筋症性皮膚筋炎
CAEBV	chronic active Epstein-Barr virus infection	慢性活動性EBウイルス感染症
CAMT	congenital amegakaryocytic thrombocytopenia	先天性無巨核球性血小板減少症
CARST	congenital autosomal recessive small-platelet thrombocytopenia	先天性常染色体劣性小型血小板性血小板減少症
CCP	cyclic citrullinated peptide	シトルリン化ペプチド
CKD	chronic kidney disease	慢性腎臓病
CLASS	Classification of Anti-Synthetase Syndrome	
CLEIA	chemiluminescent enzyme immunoassay	化学発酵酵素免疫測定法
CMC	carpometacarpal	手根中手関節
CMV	cytomegalovirus	サイトメガロウイルス
COMT	catechol-o-methyl transferase	
CPPD	calcium pyrophosphate dehydrate deposition	カルシウムピロリン酸結晶
CRP	C-reactive protein	C反応性蛋白

略語一覧　7

略語一覧

略語	フルスペル	日本語
CSA	clinically suspected arthralgia	
csDMARDs	synthetic DMARDs	従来型合成抗リウマチ薬
CSS	Churg-Strauss syndrome	Churg-Strauss症候群
D2T RA	Difficult to treat RA	
DAT	direct antiglobulin test	直接クームス試験
DCBM	disseminated carcinomatosis of bone marrow	播種性骨髄癌腫症
dcSSc	diffuse cutaneous SSc	びまん皮膚硬化型SSc
DIC	disseminated intravascular coagulation	播種性血管内凝固症候群
DIHS	drug-induced hypersensitivity syndrome	薬剤性過敏症症候群
DIP	distal interphalangeal	遠位指節間関節
DLco	diffusing capacity for carbon monoxide	肺拡散能
DMARDs	disease-modifying anti rheumatic drugs	疾患修飾性抗リウマチ薬
DOAC	direct oral anticoagulant	直接経口抗凝固薬
EAE	episodic angioedema with eosinophilia	
EBV	Ebstain-Barr virus	EBウイルス
ECP	eosinophil cationic protein	好酸球カチオン性タンパク質
EGPA	eosinophilic granulomatosis with polyangiitis	好酸球性多発血管炎性肉芽腫症
EIAKI	exercise-induced acute kidney injury	運動後急性腎障害
ELISA	enzyme-linked immunosorbent assay	
ERS	European Respiratory Society	欧州呼吸器学会
ESC	European Society of Cardiology	欧州心臓病学会
ESSDAI	EULAR Sjögren's Syndrome Disease Activity Index	
EULAR	European Alliance of Associations for Rheumatology	欧州リウマチ学会
EUVAS	European vasculitis study group	
FEIA	fluorescence enzyme immunoassay	蛍光酵素免疫測定法
FE_{UA}	fractional excretion of uric acid	尿中尿酸排泄率
FLS	fibroblast-like synoviocyte	線維芽細胞様滑膜細胞
FTMT	mitochondrial ferritin	ミトコンドリアフェリチン
FVC	forced vital capacity	努力肺活量
G-CSF	granulocyte colony stimulating factor	顆粒球コロニー形成刺激因子
GCA	giant cell arteritis	巨細胞性動脈炎
GPA	granulomatosis with polyangiitis	多発血管炎性肉芽腫症
GPSD	GCA-PMR spectrum disease	
HCQ	hydroxychloroquine	ヒドロキシクロロキン
HCV	hepatitis C virus	C型肝炎ウイルス
HES	hypereosinophilic syndrome	好酸球増多症候群
HHV-8	human herpesvirus-2	ヒトヘルペスウイルス8型
HIF	hypoxia-inducible factor	低酸素誘導因子
HIV	human immunodeficiency virus	ヒト免疫不全ウイルス
HMGCR	HMG-CoA reductase	

略語	フルスペル	日本語
HOA	hypertrophic osteoarthropathy	肥大性骨関節症
HPP	hypophosphatasia	低ホスファターゼ症
HPS	hemophagocytic syndrome	血球貪食症候群
HUS	hemolytic uremic syndrome	溶血性尿毒症症候群
IBD	inflammatory bowel disease	炎症性腸疾患
IgG4-RD	IgG4-related disease	IgG4関連疾患
IIF	indirect immunofluorescence staining	間接蛍光抗体法
IIM	idiopathic inflammatory myopathy	特発性炎症性筋疾患
ILD	interstitial lung disease	間質性肺疾患
IMNM	immune-mediated necrotizing myopathy	免疫介在性壊死性ミオパチー
IP	interphalangeal	指節間関節
IPF	immature platelet fraction	幼弱血小板比率
IRE	5'-iron-responsive element	
IRIS	immune reconstitution inflammatory syndrome	免疫再構築症候群
IRP	iron regulatory protein	
ITP	immune thrombocytopenia	免疫性血小板減少症
LA	lupus anticoagulant	ループスアンチコアグラント
LCIG	levodopa-carbidopa intestinal gel infusion	レボドパ/カルビドパ水和物注腸療法
lcSSc	limited cutaneous SSc	限局皮膚硬化型SSc
LDA	low-dose aspirin	低用量アスピリン
LDH	lactate dehydrogenase	乳酸脱水素酵素
LPD	lymphop-roliferative disorder	リンパ増殖性疾患
LR	likelihood ratio	陽性尤度比
MAHA	microangiopathic hemolytic anemia	微小血管障害性溶血性貧血
MAS	macrophage activation syndrome	マクロファージ活性化症候群
MBP	major basic protein	主要塩基性タンパク質
MCD	multicentric Castleman disease	多中心性キャッスルマン病
MCP	metacarpophalangeal	中手指節関節
MCTD	mixed connective tissue disease	混合性結合組織病
MDA5	melanoma differentiation-associated gene 5	
MDS	myelodysplastic syndrome	骨髄異形成症候群
MGUS	monoclonal gammopathy of undetermined significance	単クローン性免疫グロブリン血症
MIH	mechanical intravascular hemolysis	機械的血管内溶血
MMP-3	matrix metalloproteinase-3	マトリックスメタロプロテアーゼ-3
MPA	microscopic polyangiitis	顕微鏡的多発血管炎
MPV	mean platelet volume	平均血小板容積
mRSS	modified Rodnan total skin score	
MTP	metatarsophalangeal	中足趾節関節
NAG	N-acetyl-β-D-glucosaminidase	N-アセチルグルコサミニダーゼ
NEAE	non-episodic angioedema with eosinophilia	

略語一覧

略語	フルスペル	日本語
NFCC	nail-fold capillary change	爪郭毛細血管異常所見
NTM	non-tuberculousis mycobacteria	非結核性抗酸菌症
OIIA-LPD	other iatrogenic immunodeficiency-associated lymphoproliferative disorder	その他の医原性免疫不全関連リンパ増殖性疾患
OMAAV	otitis media with ANCA—associated vasculitis	ANCA関連血管炎性中耳炎
PA	protection grade of UVA	
PAFAS	palmar fasciitis and polyarthritis syndrome	
PAH	pulmonary arterial hypertension	肺動脈性肺高血圧症
PALP	pyridoxal phosphate	ピリドキサールリン酸
PBC	primary biliary cholangitis	原発性胆汁性胆管炎
PCP	Pneumocystis pneumonia	ニューモシスチス肺炎
PEA	phosphoethanolamine	ホスホエタノールアミン
PIP	proximal interphalangeal	近位指節間関節
PMR	polymyalgia rheumatica	リウマチ性多発筋痛症
POEMS 症候群	polyneuropathy organomegaly endocrinopathy monoclonal gammopathy skin changes	多発神経障害 臓器腫大 内分泌障害 単クローン性ガンマグロブリン異常症 皮膚症状
PRES	reversible posterior leukoencephalopathy syndrome	可逆性後頭葉白質脳症
PTC	peri-tubular capillary	傍尿細管毛細血管
PVL	paravalvular leak	人工弁周囲逆流
RA	rheumatoid arthritis	関節リウマチ
RAS	recurrent aphthous stomatitis	再発性アフタ性口内炎
RF	rheumatoid factor	リウマトイド因子
RHC	right heart catherterization	右心カテーテル
RS3PE 症候群	remitting, seronegative, symmetrical synovitis with pitting edema	
SIAD	syndrome of inappropriate antidiuresis	抗利尿ホルモン不適切分泌症候群
sIL2R	soluble interleukin-2 receptor	可溶性IL-2レセプター抗体
SIR	standardized incidence ratio	標準化罹患率
sJIA	systematic juvenile idiopathic arthritis	全身型若年性特発性関節炎
SLE	systemic erythematosus	全身性エリテマトーデス
SLEDAI	SLE disease activity index	
SLICC	Systemic Lupus International Collaborating Clinics	
SPF	sun protection factor	
SS	Sjögren's syndrome	シェーグレン症候群
SSc	systemic sclerosis	全身性強皮症
TAFRO 症候群	thrombocytopenia anasarca fever reticulin fibrosis organomegaly	血小板減少 全身性浮腫，胸腹水 発熱 骨髄の細網線維化 臓器腫大，肝脾腫，リンパ節腫大

略語	フルスペル	日本語
TAK	Takayasu arteritis	高安動脈炎
TAR症候群	thrombocytopenia-absent radius	橈骨欠如血小板減少症
TBLB	trans-bronchial lung biopsy	経気管支肺生検
TIF1-γ	transcription intermediary factor 1-γ	
TINU 症候群	tubulointerstitial nephritis and uveitis syndrome	
TMA	thrombotic microangiopathy	血栓性微小血管症
TRAPS	tumor necrosis factor receptor-associated periodic syndrome	TNF受容体関連周期性症候群
tsDMARDs	targeted synthetic DMARDS	分子標的合成抗リウマチ薬
TTP	thrombotic thrombocytopenic purpura	血栓性血小板減少性紫斑病
UCD	unicentric Castleman disease	単中心性キャッスルマン病
URAT1	urate transporter 1	
VEDOSS	very early diagnosis of systemic sclerosis	超早期SSc
VEXAS 症候群	vacuoles E1 enzyme X-linked autoinflammatory somatic	
VZV	varicella-zoster virus	水痘帯状疱疹ウイルス

執筆者一覧

■ 編集

吉田常恭	京都大学大学院医学研究科附属 がん免疫総合研究センター がん免疫治療臨床免疫学部門

■ 執筆 (掲載順)

吉田常恭	京都大学大学院医学研究科附属 がん免疫総合研究センター がん免疫治療臨床免疫学部門
津島　浩	順天堂大学医学部附属静岡病院 膠原病・リウマチ内科
久我大雅	順天堂大学医学部 膠原病内科
安部沙織	筑波大学 医学医療系 膠原病リウマチアレルギー内科学
坪井洋人	筑波大学 医学医療系 膠原病リウマチアレルギー内科学
松本　功	筑波大学 医学医療系 膠原病リウマチアレルギー内科学
廣部圭祐	京都大学大学院医学研究科 臨床免疫学
安田充孝	北海道大学大学院医学院・医学研究院 免疫・代謝内科学教室
三宅啓史	天理よろづ相談所病院 総合診療教育部・膠原病センター
長縄達明	藤田医科大学医学部 リウマチ・膠原病内科学
安岡秀剛	藤田医科大学医学部 リウマチ・膠原病内科学
大庭悠貴	虎の門病院分院 腎センター内科・リウマチ膠原病科
髙梨敏史	慶應義塾大学医学部 リウマチ・膠原病内科
柴田悠平	医療法人清仁会 北海道内科リウマチ科病院
司馬　熙	諏訪中央病院 リウマチ膠原病内科
和田　琢	あずまリウマチ・内科クリニック／埼玉医科大学 リウマチ膠原病科
永瀬芙美香	中部労災病院
髙橋幹弘	東北大学病院 リウマチ膠原病内科
村上義彦	医療法人慈公会 LeMon みんなのクリニック市川
矢野裕介	国立病院機構相模原病院 リウマチ科
須永敦彦	パナソニック健康保険組合 松下記念病院 膠原病・リウマチ内科
猪塚真志	東京大学医学部附属病院 アレルギー・リウマチ内科
小田修宏	亀田総合病院 リウマチ・膠原病・アレルギー内科
杉山隆広	千葉大学医学部附属病院　アレルギー・膠原病内科
中村海人	獨協医科大学 リウマチ・膠原病内科
山口裕之	船橋市立医療センター リウマチ内科
吉田知宏	慶應義塾大学大学院 健康マネジメント研究科
齋藤拓海	順天堂大学医学部 膠原病内科
谷村　瞬	医療法人清仁会 北海道内科リウマチ科病院

第 1 章

自己抗体などの
異常からの紹介

第1章　自己抗体などの異常からの紹介

1 RF, 抗CCP抗体が陽性ですが, 関節リウマチでしょうか?

吉田常恭

Point
- RFや抗CCP抗体は他の疾患でも陽性になることがあるため, それだけが陽性でも関節リウマチと診断しない
- 関節リウマチの診断において, 最も重要な点は関節炎の証明である
- 自己抗体が陽性でも関節炎所見が乏しい場合は, 偶然のRFと抗CCP抗体が陽性＋関節リウマチ以外の関節痛・関節炎を起こす鑑別疾患, あるいは関節リウマチの前病段階を考える

Keyword 関節リウマチ　リウマトイド因子　抗CCP抗体

はじめに

　リウマトイド因子（rheumatoid factor：RF）や抗環状シトルリン化ペプチド抗体〔anti-cyclic citrullinated peptide antibody：ACPA（抗CCP抗体）〕は関節リウマチ診療において診断, 重症度判定など, 多岐にわたり重要な役割を果たす自己抗体です. 一方で, 容易に測定することができるようになったために, 臨床的に関節リウマチらしさがなくとも偽陽性となった場合に, 診断が困難になる場合も少なくありません. 本項では, 関節リウマチにおける特徴的な自己抗体であるRFと抗CCP抗体の上手な解釈方法についてお伝えします.

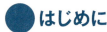

症例

　40歳代女性.
【主訴】関節痛. 半年前から起床時の手指のこわばりを自覚していた. 徐々に手を握るときのDIP, PIP関節の左右対称性の疼痛を自覚するようになった.
【生活背景】喫煙：20本/日を20年, アルコール：機会飲酒
【家族歴】リウマチ膠原病なし
【身体所見】両側の2～5DIP, 2PIP関節に軽度の圧痛あり, 腫脹関節なし, 爪・付着部・皮膚病変を認めない
【血液検査】CRP 0.03 mg/dL, RF 20 mg/dL（15 mg/dL未満）, ACPA 10.5 U/mL（4.5 U/mL未満）, 抗核抗体・抗SS-A抗体陰性
【超音波検査】滑膜炎（gray scale/power doppler）なし
【X線検査】骨びらん・関節裂隙狭小化・骨棘形成を認めない

❶ RF，抗CCP抗体の産生機序と意義

　　リウマトイド因子（RF）と抗CCP抗体は関節リウマチで見られる最も代表的な自己抗体です．前者は変性したIgGに対する自己抗体で，IgM型，IgG型，IgA型の3つのアイソタイプがありますが，一般的にはIgM型が最も多いです．一方で後者はシトルリン化したさまざまな体内の蛋白質（フィラグリン，ヒストン，フィブリノーゲン，Ⅱ型コラーゲン，ビメンチンなど）に対する自己抗体の総称です．関節リウマチでは遺伝的要因や，病原微生物，煙草，有害物質などの環境要因により，主に肺，歯肉，腸管などで局所的な炎症が起こります．その際に免疫グロブリンであるIgGやさまざまな生体内の正常な蛋白質が変性してしまったり，余計な修飾（シトルリン化）が起こったりします．炎症が局所だけにとどまらず全身に波及すると，変性した異常なIgGや蛋白質に対して自己免疫応答が起こります．その結果，RFや抗CCP抗体などの自己抗体が産生されます[1]．

　　これらの自己抗体は，関節リウマチ診療においては，診断や重症度判定，関節破壊の予後予測，治療薬の選択の際に参考になることがあります[2, 3]．一方で，RFや抗CCP抗体は関節症状が出現するよりもはるか前に微弱ながら陽性となり，解釈が困難で，初診医や患者さんを混乱させる可能性があります．

　　それでは，日常診療でこれらの自己抗体が陽転化した際に，それが関節リウマチに関連するかについての解釈を本項の症例を通して深めていきたいと思います．

❷ 関節炎所見が乏しいとき，RF，抗CCP抗体陽性はどう捉えるか

　　本症例は，朝のこわばりや関節痛などの自覚症状があるものの，身体所見や画像所見で関節炎が乏しいことが特徴的でした．関節リウマチの診断には2010年の分類基準（表1）を参考にすることが重要です．本分類基準はさまざまな注意点がありますが，6点以上で関節リウマチと分類できる優れものです．あまりにも有用のため，発表したDaniel先生本人の談では，提唱されてから15年が経過しようとしていますが，今後もしばらく改訂されることはないとのことでした．

　　さて，分類基準を詳しく見てみると，6点以上で関節リウマチと分類できます．しかし，無理やり6点と分類した関節リウマチは往々にして他疾患の可能性も紛れています．筆者の意見としては明らかな関節リウマチは8点以上であることが多いです．また，仮に自己抗体が陽性で，罹病期間が6週間以上，炎症マーカーが上昇していても，関節炎所見がない場合は関節リウマチと分類することはできません（最大5点）．一方で関節炎のスコアは，6点で関節リウマチと分類できるなかで，最大5点と大きな割合を占めています．このことは関節リウマチ診療において，いかに関節炎の同定が自己抗体や炎症マーカーよりも重要であるかを示しています．

　　日常診療で身体所見や関節エコーで関節炎が同定できない場合でも，微小な滑膜炎は造影を含むMRIで同定できる可能性があります．しかしながら，日常診療では頻繁にMRIを撮影することはできません．その際には，疼痛関節に滑膜炎があるものとして関節炎の鑑別を行って

表1 ◆ 米国リウマチ学会・欧州リウマチ学会（ACR/EULAR）関節リウマチ分類基準2010

腫脹又は圧痛関節数（0～5点）	
1個の中～大関節**	0
2～10個の中～大関節**	1
1～3個の小関節*	2
4～10個の小関節*	3
11関節以上（少なくとも1つは小関節*）	5
血清学的検査（0～3点）	
RFも抗CCP抗体も陰性	0
RFか抗CCP抗体のいずれかが低値の陽性	2
RFか抗CCP抗体のいずれかが高値の陽性	3
滑膜炎の期間（0～1点）	
6週間未満	0
6週間以上	1
急性期反応（0～1点）	
CRPもESRも正常値	0
CRPかESRが異常値	1

スコアが6以上であればRAと分類される
*：MCP, PIP, MTP 2～5, 1st IP, 手首を含む
**：肩, 肘, 膝, 股関節, 足首を含む
***：DIP, 1st CMC, 1st MTPは除外
低値の陽性：基準値上限より大きく上限の3倍以内の値
高値の陽性：基準値の3倍より大きい値

RA：rheumatoid arthritis（関節リウマチ）
MCP：metacarpophalangeal（中手指節関節）
PIP：proximal interphalangeal（近位指節間関節）
MTP：metatarsophalangeal（中足趾節関節）
IP：interphalangeal（指節間関節）
DIP：distal interphalangeal（遠位指節間関節）
CMC：carpometacarpal（手根中手関節）

（文献3を参考に作成）

いくことが重要です．本症例は両側の第2PIP関節に圧痛があり，ここに滑膜炎があるとしても，自己抗体と罹患期間と合わせても合計5点となり，関節リウマチと分類できません．その場合，筆者は以下のことを考えます．

1）偶然のRFと抗CCP抗体陽性＋関節リウマチ以外の関節痛を起こす鑑別疾患

　RFや抗CCP抗体は関節リウマチの診断に有用であるというものの，ほかの疾患でも陽性になることはしばしばあります（表2）．RFのRAにおける感度と特異度はそれぞれ75.9％，78.7％であり，実は決して高くありません[4]．また健常者や高齢者，他疾患でも陽性となることが知られているため，「RF陽性＝関節リウマチ」と短絡的に判断してはいけません[5]．一方，RFと異なり，抗CCP抗体は健常者などでの陽性率が低く，感度と特異度は78.5％，95.9～97.9％とRFよりもRAに特異的であるといえます[4]．ただし，シェーグレン症候群（33.3％）や全身性エリテマトーデス（16.1％）などの膠原病や乾癬性関節炎（10.7％）などの脊椎関節炎などでも陽性になることが知られており，注意が必要です[6]．

　関節リウマチの鑑別には日本リウマチ学会が提唱する鑑別疾患リスト（表3）が非常に有用です．分類基準がぎりぎり6点となった場合でもその他の鑑別を常に考えていきます．日常診療のほとんどの関節痛をきたす疾患は本リストに含まれていると言っても過言ではありませんが，いくつか付け加えるとすると，その他の疾患として甲状腺機能亢進症・低下症，ビタミンD欠乏症に伴う骨軟化症，副腎不全があげられます．

表2 ◆ RF が陽性となる疾患

疾患（関節炎）	頻度(%)	疾患（その他の結合組織病）	頻度(%)
関節リウマチ	70〜90	原発性シェーグレン症候群	75〜95
若年性特発性関節炎	5	混合性結合組織病	50〜60
乾癬性関節炎	<15	全身性エリテマトーデス	15〜35
反応性関節炎	<5	全身性強皮症	20〜30
		皮膚筋炎・多発性筋炎	20
		全身性血管炎（PN, GPA, MPA）	5〜20

疾患（感染症）	頻度(%)	疾患（ウイルス感染）	頻度(%)	疾患（その他）	頻度(%)
細菌感染		コクサッキーBウイルス感染	15	混合性クリオグロブリン血症II型	100
亜急性細菌性心内膜炎	40	デング熱ウイルス感染	10	肝硬変	25
クラミジア肺炎	−	EBV/CMV	20	原発性胆汁性肝硬変	45〜70
クレブシエラ肺炎	−	HAV/HBV/HCV全体	25	悪性腫瘍	5〜25
梅毒（一次〜三次）	8〜37	HCV	40〜76	複数回の予防接種後	10〜15
結核	15	ヘルペスウイルス感染	10〜15	慢性サルコイドーシス	5〜30
寄生虫感染		HIV感染	10〜20		
シャーガス病	15〜25	麻疹ウイルス感染	8〜15	健常者（50歳）	5
マラリア	15〜18	パルボウイルス感染	10	健常者（70歳）	10〜25
オンコセルカ症	10	風疹ウイルス感染	15		

（文献5より引用）

表3 ◆ 関節リウマチの鑑別疾患

鑑別難易度	鑑別
高	1. ウイルス感染に伴う関節炎（パルボウイルス，風疹ウイルスなど）
	2. 全身性結合組織病（シェーグレン症候群，全身性エリテマトーデス，混合性結合組織病，皮膚筋炎・多発性筋炎，強皮症）
	3. リウマチ性多発筋痛症
	4. 乾癬性関節炎
中	1. 変形性関節症
	2. 関節周囲の疾患（腱鞘炎，腱付着部炎，肩関節周囲炎、滑液包炎など）
	3. 結晶誘発性関節炎（痛風，偽痛風など）
	4. 脊椎関節炎（強直性脊椎炎，反応性関節炎，炎症性腸疾患関連関節炎）
	5. 掌蹠膿疱症性骨関節炎
	6. 全身性結合組織病（ベーチェット症候群，血管炎症候群，成人スチル病，結節性紅斑）
	7. その他のリウマチ性疾患（回帰リウマチ，サルコイドーシス，RS3PEなど）
	8. その他の疾患（更年期障害，線維筋痛症）
低	1. 感染に伴う関節炎（細菌性関節炎，結核性関節炎など）
	2. 全身性結合組織病（リウマチ熱，再発性多発軟骨炎など）
	3. 悪性腫瘍（腫瘍随伴症候群）
	4. その他の疾患（アミロイドーシス，感染性心内膜炎，複合性局所疼痛症候群など）

（文献7より引用）

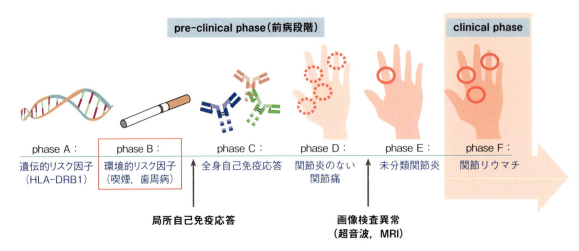

図1 ◆ 関節リウマチの自然史
(文献8より引用)

2）関節リウマチの前病段階

　関節リウマチは突然発症するわけではありません．前述の通り，遺伝的な要因と環境要因が合わさり，局所炎症から全身の自己免疫反応が生じることで自己抗体が産生され，関節痛，未分類関節炎を経てRAが完成します（図1）．RFは最長で関節リウマチ診断の7.2年前から，抗CCP抗体は17.9年前から微弱ながら陽性となる可能性があることが近年報告されており，特に2つの自己抗体が強陽性で，関節痛がある場合はその後にRAに進展する可能性が残存します[9]．したがって，現時点で明らかな関節炎がなくても今後RAに進展する可能性があることは患者さんに説明しておく必要があります．

> **ここがポイント　clinical suspect arthralgia（CSA）**
>
> 　関節リウマチの自然史において，遺伝的要因，環境要因を経て自己抗体が産生された後，関節炎まで至らずとも関節痛が生じる段階があります．関節リウマチへの早期介入による発症予防に注目が集まるようになり，2016年に研究を進めるために，この関節炎はないが，"関節リウマチに進展するリスクが高い関節痛"の段階を"clinical suspect arthralgia（CSA）"として分類基準を欧州リウマチ学会（EULAR）が定めました（表4）[10]．このCSAの段階では67％がRAに進展することが注目されていますが[11]，特にRFや抗CCP抗体などの自己抗体が高値の患者[12]や，エコーで見られる腱鞘滑膜炎[13]，MRIで見られる滑膜炎，腱鞘滑膜炎，骨髄浮腫[14]が，CSAにおけるRA進展リスクとされています．この段階への治療介入試験はいくつか存在しますが，唯一薬剤としてはアバタセプトが介入期間中はRAへの進展率を有意に減少させました[15, 16]．しかし，中止後にRAへの進展率が上昇したことから，現時点で完全にRA発症予防ができる薬剤は認められていません．

表4◆clinical suspect arthralgia (CSA) の分類基準 (EULAR)

病歴

- 最近発症した関節症状（期間＜1年）
- MCP関節の症状
- 朝のこわばりの持続時間≧60分
- 最も深刻な症状は早朝に現れる
- 1親等以内のRA罹患歴

身体所見

- 拳を作るのが難しい
- MCP関節のスクイーズ試験陽性

パラメータ数	感度（%）	特異度（%）
≧1	100.0	14.1
≧2	98.4	53.8
≧3	90.2	74.4
≧4	70.5	93.6
≧5	32.8	100.0
≧6	16.4	100.0
≧7	1.6	100.0

4項目以上で特異度が93.6%
（文献10より引用）

本症例の最終診断

更年期障害に関連した関節症

■ 最終診断に至ったプロセス

RFと抗CCP抗体は陽性であるものの，診察や画像検査で関節炎所見が乏しいことが気がかりであった．関節リウマチの鑑別を再考し，病歴聴取を詳しく行うと，"ホットフラッシュ"や"イライラ"，"倦怠感"，"寒がり"などの更年期症状を自覚していた．さらに半年前から月経量と間隔の不順があり，関節症状も月経不順がはじまった後から自覚しはじめたという．更年期障害に関連した関節症状を疑い，血液検査を実施すると，卵胞刺激ホルモン値100 mIU/mL，エストラジオール値4 pg/dLと更年期に矛盾しない結果であった．RAの前病段階の可能性も説明したうえで，まずは加味逍遥散を開始したところ，1カ月ほどでホットフラッシュとともに関節痛も軽減し，消失した．

🔑 ここがポイント　更年期障害に関連した関節痛

前述の関節リウマチの鑑別診断リストにも含まれていますが，更年期の女性では関節痛は半数以上に生じるといいます[17]．エストロゲン受容体は滑膜組織で認められており，マクロファージの成熟と活性化を調整する働きがあるとされています．さらにエストロゲンなどの性ホルモン直接的に相互作用することに加えて，動物モデルでは脊髄の抑制性の疼痛経路を活性化させることで，疼痛を軽減する可能性があります．そのため，閉経に伴いエストロゲンが不足することにより，滑膜炎や疼痛が制御できなくなる可能性があります．

1　RF，抗CCP抗体が陽性ですが，関節リウマチでしょうか？　　19

> **ひとことパール**
>
> RF，抗CCP抗体が陽性でも関節所見が一致するまでは関節リウマチと診断しない．

● おわりに

　　関節リウマチ診療において自己抗体はあくまでも診療の補助であり，ほかの疾患で偽陽性となる場合もあるため，関節炎の証明が最も重要であることを再確認する必要があります．関節リウマチの診断にも分類基準が有用であることが多いですが，単なる当てはめ診療をしてはいけません．基準点よりもはるかに高い点数の場合は関節リウマチの診断におおよそ矛盾することはありませんが，基準点ぎりぎりの場合や満たない場合は常に関節痛・関節炎を起こす疾患の鑑別が必要です．

◆ 文　献

1）Malmström V, et al：The immunopathogenesis of seropositive rheumatoid arthritis: from triggering to targeting. Nat Rev Immunol, 17：60-75, 2017［PMID：27916980］

2）Smolen JS, et al：EULAR recommendations for the management of rheumatoid arthritis with synthetic and biological disease-modifying antirheumatic drugs: 2019 update. Ann Rheum Dis, 79：685-699, 2020［PMID：31969328］

3）Aletaha D, et al：2010 rheumatoid arthritis classification criteria: an American College of Rheumatology/ European League Against Rheumatism collaborative initiative. Ann Rheum Dis, 69：1580-1588, 2010［PMID：20699241］

4）Hayashi N & Kumagai S：Anti-cyclic citrullinated peptide antibodies and rheumatoid arthritis. Rinsho Byori, 58：466-479, 2010［PMID：20560456］

5）Ingegnoli F, et al：Rheumatoid factors: clinical applications. Dis Markers, 35：727-734, 2013［PMID：24324289］

6）Payet J, et al：Anticyclic citrullinated peptide antibodies in rheumatoid and nonrheumatoid rheumatic disorders: experience with 1162 patients. J Rheumatol, 41：2395-2402, 2014［PMID：25274898］

7）日本リウマチ学会：新基準使用時のRA鑑別疾患難易度別リスト（2016.11.14修正）
https://www.ryumachi-jp.com/info/161114_table1.pdf

8）Mankia K & Emery P：Preclinical Rheumatoid Arthritis: Progress Toward Prevention. Arthritis Rheumatol, 68：779-788, 2016［PMID：26814677］
　▶ 関節リウマチの自然史に関する論文．一読の価値あり．

9）Kelmenson LB, et al：Timing of Elevations of Autoantibody Isotypes Prior to Diagnosis of Rheumatoid Arthritis. Arthritis Rheumatol, 72：251-261, 2020［PMID：31464042］

10）van Steenbergen HW, et al：EULAR definition of arthralgia suspicious for progression to rheumatoid arthritis. Ann Rheum Dis, 76：491-496, 2017［PMID：27991858］

11）Ten Brinck RM, et al：Improvement of symptoms in clinically suspect arthralgia and resolution of subclinical joint inflammation：a longitudinal study in patients that did not progress to clinical arthritis. Arthritis Res Ther, 22：11, 2020［PMID：31948479］

12）Ten Brinck RM, et al：The risk of individual autoantibodies, autoantibody combinations and levels for arthritis development in clinically suspect arthralgia. Rheumatology（Oxford）, 56：2145-2153, 2017［PMID：28968865］

13）Molina Collada J, et al：Ultrasound in clinically suspect arthralgia：the role of power Doppler to predict rheumatoid arthritis development. Arthritis Res Ther, 23：299, 2021［PMID：34876221］

14）van Steenbergen HW, et al：Clinical factors, anticitrullinated peptide antibodies and MRI-detected subclinical inflammation in relation to progression from clinically suspect arthralgia to arthritis. Ann Rheum Dis, 75：1824-1830, 2016［PMID：26613769］

15）Cope AP, et al：Abatacept in individuals at high risk of rheumatoid arthritis（APIPPRA）：a randomised, double-blind, multicentre, parallel, placebo-controlled, phase 2b clinical trial. Lancet, 403：838-849, 2024［PMID：38364839］

16）Rech J, et al：Abatacept inhibits inflammation and onset of rheumatoid arthritis in individuals at high risk（ARIAA）：a randomised, international, multicentre, double-blind, placebo-controlled trial. Lancet, 403：850-859, 2024［PMID：38364841］

17）Magliano M：Menopausal arthralgia: Fact or fiction. Maturitas, 67：29-33, 2010［PMID：20537472］

1 RF，抗CCP抗体が陽性ですが，関節リウマチでしょうか？　21

第1章　自己抗体などの異常からの紹介

2　MMP-3が上昇していますが, 関節リウマチの可能性はありますか？

津島　浩

> **Point**
> - MMP-3は関節リウマチだけではなく, さまざまな自己免疫疾患で上昇する場合がある
> - 変形性関節症やステロイド投与など, MMP-3上昇の原因は多岐にわたる
> - MMP-3の高値への対応は, 筋骨格症状の有無やそのほか血液検査異常などから総合的に判断することが重要である

Keyword　MMP-3　RF　抗CCP抗体　関節の診察　鑑別診断　変形性関節症

はじめに

　外来, 病棟で診療していると, 何科であってもしばしば遭遇する, 「**関節痛**」. さまざまな血液検査結果を参考にしながら原因を鑑別することになりますが, その1つに**MMP-3**（matrix metalloproteinase-3：マトリックスメタロプロテアーゼ-3）という項目があります. 学生時代から免疫・膠原病分野の教科書に出てきた検査項目ですから, 名前だけでもご存知の方が多いのではないでしょうか.

　血清MMP-3は関節リウマチ患者で高値となりうるため, 疾患活動性の評価などで頻用される検査項目となります. 一方, 関節リウマチ以外でのさまざまな疾患や病態で上昇することがあるため, 検査結果の解釈には注意が必要です. 本項では, **MMP-3を測定するうえでの考え方や注意すべきこと**を学んでいきましょう.

> **症例**
> 　60歳女性. 10年ほど前から起床時に10分程度, 手のこわばりを自覚していた. また, ときおり体の節々の痛みがあったが, 医療機関を受診するほどでもなかった.
> 　1カ月前から指先の関節痛や腫脹が目立つようになり近医を受診したところ, 血液検査でMMP-3 76.0 ng/mLと高値を指摘されたため当院を紹介受診した.

① MMP-3っていったい何？

1）MMP-3とは？

　MMP-3とは，マトリックス・メタロ・プロテアーゼ，という名が示すように，その構造に金属イオン（亜鉛）を含む**プロテアーゼ（タンパク分解酵素）**で，関節リウマチやほかの炎症性疾患においてさまざまな役割を果たしているとされています．現在では，ヒトのMMPファミリーは23種類で構成されており，MMP-3はその1つとなります．MMP-3は滑膜を構成する細胞の一種で，炎症性分子を産生する役割をもつ関節内のfibroblast-like synoviocyte（線維芽細胞様滑膜細胞：FLS）などから分泌されており，その発現はTNF-αなどの炎症性サイトカインによって促進されることが知られています[1]．また，Ⅱ型コラーゲン，Ⅸ型コラーゲン，Ⅺ型コラーゲンなどの軟骨基質タンパクやプロテオグリカンなど，関節軟骨の弾性や耐久性にかかわる**細胞外マトリックスを分解する能力**をもちます．また，MMP-3はMMP-1，MMP-7，MMP-9などのほかのMMPを活性化する機能を有し，関節軟骨の分解カスケードにおいて中心的な役割を果たすとされています[2]．

ひとことパール

ときどき紹介状に「MMP-3抗体は…」と記載されていることがありますが，MMP-3は抗体ではありません．

2）MMP-3はどのような疾患で上昇する？

　まず，健常者の血清MMP-3は多くの方が正常範囲に留まり，異常値を呈したとしても軽度高値に留まることが多いです[3]．性別により正常値が異なり，男性の方が男女比で，約2倍高いとされています．**関節リウマチでMMP-3が上昇する**ことは，よく知られた事実の通りです．経験的には**疾患活動性が高く，多関節に病変が及んでいる方や，大関節に病変が及んでいる方**で上昇しやすい傾向があり，実際に疾患活動性と相関していると報告されています[4]．一方，**小関節のみの関節炎に留まる方については正常であることも多い**です．このため，**MMP-3は関節リウマチの診断や疾患活動性の参考になりうる**検査項目です．

　一方で，**関節リウマチ以外の疾患でも上昇する**とされています．過去の報告では，関節リウマチにおけるMMP-3の特異度は約50％と報告されており，**MMP-3を関節リウマチの診断理由とするには不十分です**[5]．このため，現状の関節リウマチ分類基準には含まれておりませんし，MMP-3が陽性だからといって関節リウマチだと決めつけるべきではありません．関節リウマチでは60〜80％で陽性とされていますが，そのほかにリウマチ性多発筋痛症をはじめとして，乾癬性関節炎，血管炎，強皮症，強直性脊椎炎などの疾患でも上昇することが知られています[6〜8]．また，**MMP-3はグルココルチコイド製剤の使用や，腎機能障害を有する場合でも上昇する**とされることにも注意が必要です[9]．

2　MMP-3が上昇していますが，関節リウマチの可能性はありますか？　23

3) MMP-3はどのタイミングで評価する?

多くの医師は患者が関節痛を訴えるとき,MMP-3を評価するか考えると思います.まず**保険診療上の注意**ですが,2025年2月時点では**リウマトイド因子（RF），MMP-3，抗シトルリン化ペプチド（CCP）抗体3つの同時算定はできません.また,抗CCP抗体とMMP-3の同時算定もできません.**関節リウマチの診断を目的として血液検査をする場合は,まず診断能力の高いRF,抗CCP抗体から評価するとよいでしょう.関節症状,血液,X線検査などを組合わせて関節リウマチと診断した後にMMP-3を評価することが好ましいです.

一方,MMP-3は**関節炎の活動性指標**として活かすことができます.ただし,グルココルチコイド製剤を使用,漸減中にMMP-3が低下したと言っても,薬剤性のMMP-3上昇が改善しているだけで,実際の関節症状を反映しているわけではない可能性もあるので,十分注意してください.

❷ MMP-3が陽性になったら?

これまでの説明の通り,MMP-3は特定の疾患を診断する,というよりも**「患者さんに関節疾患があるのではないか」**と疑う材料となります.患者さんに下す診断は患者さんの一生にかかわるもの.常にピットフォールがあるかもしれない.日々緊張感をもって臨むべきものであることは大前提として話を進めましょう.RF,抗CCP抗体陽性で,多発関節炎,X線で骨びらんがあり,MMP-3が陽性,となれば関節リウマチの可能性は非常に高いでしょう（実は乾癬性関節炎でした,という経験もありやはり,注意が必要です）.MMP-3高値の関節リウマチ患者さんは,その後関節破壊を起こしやすい傾向にあると報告されています[10]ので,積極的に治療を考慮するとよいでしょう.

さて,臨床の現場で多くの医師の頭を悩ませる問題は,RFも抗CCP抗体も陰性,MMP-3は陽性という場合です.MMP-3を測定している理由の多くは患者さんの関節症状がきっかけです.このため,関節痛 + MMP-3 = 関節リウマチという不適切な図式が生まれてしまい,不十分な鑑別の結果,安易な抗リウマチ薬が処方されるきっかけになります.抗体陰性の関節リウマチ患者さんは,報告にもよりますが20～30％とされている[11]一方で,関節リウマチ診断後,治療経過などを経て脊椎関節炎などのほかの疾患に診断が変更になると報告があり,注意が必要です[12].細かい鑑別方法についてはほかの項に譲りますが,**年齢,性別から罹病期間,既往,症状,血液検査,関節超音波を駆使して診断にあたる必要があります.**ときには慎重な経過観察のうえで判断を下す場合もあります.

変形性関節症であっても「erosive osteoarthritis」という言葉の通り,関節炎や骨びらんを伴いうる,ということは肝に銘じておかなければなりません.関節痛を訴える患者さんの目の前でこれを冷静に判断することはそう簡単なことではありません.変形性関節症について,私がこれまでの学びで参考になったレビュー論文があるので引用いたします[13].余力があればぜひ目を通してください.

> **ひとことパール**
>
> **MMP-3陽性だけでは，特定の診断に直結させることはできません.**

では，冒頭の症例に対してどのように診断をつけていけばよいでしょうか．診察を進めていきましょう．

症例つづき

【既往歴】特になし

【家族歴】母：変形性関節症

【職業】手芸作家

【飲酒】機会飲酒，【喫煙】10本/日を30年

【身体所見】身長155 cm，体重70 kg．診察上では両手指DIP関節に腫脹，中でも右2，3指は発赤を伴っている，右4指PIP関節に発赤を伴う腫脹を認める．両膝起立時に疼痛を認める．膝関節は腫脹をしているが，熱感はない．爪の変形は認めず，皮疹やレイノー現象もない．眼球の発赤はなく，口腔内に口内炎や乾燥症状はない．下痢などの腹部症状はない．腰背部痛はなく，四肢の浮腫やしびれはない．

【血液検査】血算，肝，腎機能に異常なし，CRP 0.08 mg/dL，RF 25 IU/mL，抗CCP抗体陰性

【関節X線】DIP関節に骨棘を認める．右4指PIP関節は関節裂隙の狭小化，gullwing様の変形あり，両膝関節には骨肥大，骨棘を認める．

本症例の最終診断

変形性関節症

■ 最終診断に至ったプロセス

この患者さんは，DIP関節やPIP関節に腫脹を認めており，変形性関節症を筆頭に，乾癬性関節炎などの脊椎関節炎が主な鑑別に考えられそうであった．また，RF陽性，MMP-3高値という情報から関節リウマチやその他の膠原病も頭をよぎりそうであるが，関節症状以外に随伴する所見には乏しいようであった．

皮疹，爪の異常，家族歴などの乾癬を疑う所見はなく，脊椎関節炎を疑う随伴症状もなし．X線所見はいずれも変形性関節症に特徴的であった．**変形性関節症には遺伝的な要素もある**とされている[14]．

RFは特に高齢者で陽性になりやすいほか，**喫煙者で上昇しやすい傾向にある**[15]．経験上，低力価陽性の場合は病的意義に乏しいこともしばしば経験する．

診断としては，多発関節腫脹を認めるものの，変形性関節症と考えられた．MMP-3高値は前述の通り，特定の診断への直結というよりは「**関節疾患が存在する可能性**」であり，あくまで

参考データとして考えた．関節リウマチでなくても，**変形性関節症では健常者と比較し血清MMP-3が高い傾向である**と報告されていることから，変形性関節症との診断であっても矛盾はない[16]．そのほか，関節リウマチと異なり，**変形性関節症の膝関節は熱感に乏しいとされる**ことも診断の助けになった[17]．

　詳細は他項に譲りますが，こういった悩ましい症例で威力を発揮するのは「**日々の経験**」や「**関節超音波**」です．日々の診療から，疾患鑑別のために関節を診察していると，自ずと変形性関節症は誰しもが遭遇すると思います．そのなかで，いつもと違う（いつも見る手より指が赤い，爪が変形している，皮膚のしわが少ない，など）と感じるためには，やはり何度も手を診察してきた，という経験が活きてくると思います．また，関節超音波は患者さんに画像を見てもらいながら検査することにより，正確で，かつ患者さんに納得していただける治療につながるでしょう．ぜひ，関節超音波の技術を習得されるとよいかと思います．

　さて，この患者さんは変形性関節症の診断となりました．ただし，**本当に絶対に関節リウマチではないと証明することは困難である**こともまた事実です．変形性関節症としての指導や治療を行うことを勧めるとともに，本当にその経過で矛盾がないか，必要に応じて**数カ月に一度，病状が悪化しないか経過観察**することで疾患の見落としを防ぐことや患者さんの不安の軽減につながることでしょう．

ひとことパール

膠原病領域は希少疾患が目白押しですが，有名な病気だから鑑別が容易，というわけではありません，慎重に鑑別しましょう．

● おわりに

　MMP-3について，筆者の経験や模擬症例を踏まえ解説しました．関節リウマチをはじめとする自己免疫疾患の診断は，患者さんの将来に大きな影響を及ぼす重要なプロセスです．また，治療には免疫抑制薬など慎重な管理が求められる薬剤が多く，診断から治療まで気が抜けない領域かもしれません．しかし，だからこそ膠原病診療には大きなやりがいがあります．この分野の診療に携わることで，**内科医としての知識やスキルの幅が拡がる**と考えています．MMP-3について深く考え，学ぶことは膠原病診療の奥深さ，考え方を知る1つのきっかけとなることでしょう．本項が，皆様の今後の診療の一助になりますと幸いです．

◆ 文　献

1）de Almeida LGN, et al：Matrix Metalloproteinases: From Molecular Mechanisms to Physiology, Pathophysiology, and Pharmacology. Pharmacol Rev, 74：712-768, 2022［PMID：35738680］
▶ MMPの生理・病理・治療標的としての役割を総説.

2）Mehana EE, et al：The role of matrix metalloproteinases in osteoarthritis pathogenesis: An updated review. Life Sci, 234：116786, 2019［PMID：31445934］
▶ MMPの変形性関節症の病態と治療戦略を総説.

3）Hamakawa H, et al：[Clinical significance of MMP-3 in patients with rheumatoid arthritis: comparison with other inflammatory markers(IL-6, IL-8)]. Rinsho Byori, 51：13-18, 2003［PMID：12652686］
▶ MMP-3における診断と治療経過の指標について.

4）長澤逸人，他：関節リウマチ患者における血清マトリックスメタロプロテイナーゼ-3（ＭＭＰ-3）の臨床的意義. Inflammation and Regeneration, 25：60-64, 2005
▶ 関節リウマチ患者におけるMMP-3の臨床的意義.

5）Suzuki K, et al：High diagnostic performance of ELISA detection of antibodies to citrullinated antigens in rheumatoid arthritis. Scand J Rheumatol, 32：197-204, 2003［PMID：14626625］
▶ 抗CCP抗体はRA診断でRFやMMP-3より高精度.

6）小柴賢洋，他：関節リウマチの血清マーカー. 臨床リウマチ, 18：358-362, 2006
▶ 自己免疫疾患における抗CCP抗体やMMP-3.

7）Ribbens C, et al：Increased matrix metalloproteinase-3 serum levels in rheumatic diseases: relationship with synovitis and steroid treatment. Ann Rheum Dis, 61：161-166, 2002［PMID：11796404］
▶ MMP-3の疾患やステロイド治療との関係.

8）Chen CH, et al：Serum matrix metalloproteinases and tissue inhibitors of metalloproteinases in ankylosing spondylitis: MMP-3 is a reproducibly sensitive and specific biomarker of disease activity. Rheumatology (Oxford), 45：414-420, 2006［PMID：16287916］
▶ 強直性脊椎炎におけるMMP-3の有用性.

9）Hattori Y, et al：Steroid therapy and renal dysfunction are independently associated with serum levels of matrix metalloproteinase-3 in patients with rheumatoid arthritis. Mod Rheumatol, 28：242-248, 2018［PMID：28756710］
▶ RA患者におけるステロイド治療と腎機能低下時のMMP-3値.

10）Ma JD, et al：Continuously elevated serum matrix metalloproteinase-3 for 3 ~ 6 months predict one-year radiographic progression in rheumatoid arthritis: a prospective cohort study. Arthritis Res Ther, 17：289, 2015［PMID：26467222］
▶ MMP-3の持続的上昇はRAの1年後の画像進行を予測しうる.

11）De Stefano L, et al：Seronegative rheumatoid arthritis: one year in review 2023. Clin Exp Rheumatol, 41：554-564, 2023［PMID：36971084］
▶ 血清陰性関節リウマチの病態・臨床・予後を概説.

12）Paalanen K, et al：Is seronegative rheumatoid arthritis true rheumatoid arthritis? A nationwide cohort study. Rheumatology (Oxford), 60：2391-2395, 2021［PMID：33175968］
▶ 血清陰性関節リウマチ患者の診断整合性.

13）Favero M, et al：Erosive hand osteoarthritis: latest findings and outlook. Nat Rev Rheumatol, 18：171-183, 2022［PMID：35105980］
▶ 骨びらんを伴う変形性関節症についての総説.

14）Haugen IK, et al：Development of classification criteria for hand osteoarthritis: comparative analyses of persons with and without hand osteoarthritis. RMD Open, 6：e001265, 2020［PMID：32584781］
▶ 変形性関節症の分類基準策定へ向けた横断研究.

15）Ishikawa Y, et al：Shared epitope defines distinct associations of cigarette smoking with levels of anticitrullinated protein antibody and rheumatoid factor. Ann Rheum Dis, 78：1480-1487, 2019［PMID：31427439］
▶ 喫煙とACPA，RF上昇に関する研究.

16）Singh S, et al：Can serum MMP-3 diagnose early knee osteoarthritis? J Orthop, 38：42-46, 2023［PMID：36969303］
▶ 血清MMP-3の膝変形性関節症の診断および重症度判別能.

17）Katz JN, et al：Diagnosis and Treatment of Hip and Knee Osteoarthritis: A Review. JAMA, 325：568-578, 2021［PMID：33560326］
▶ 変形性膝関節症の診断と治療に関する総説.

第1章 自己抗体などの異常からの紹介

3 抗核抗体が陽性ですが、全身性エリテマトーデスでしょうか？

久我大雅

Point
- 抗核抗体はSLEをはじめとする膠原病疾患のスクリーニングに重要な検査である
- SLEに見られる自己抗体はSLE診断に先行し、陽性となる自己抗体や症状は徐々に増えていく
- 抗核抗体が陰性であってもSLEを疑う場合には専門医にコンサルトをして、連携したフォローが望ましい

Keyword SLE 抗核抗体 自己抗体

はじめに

皮膚症状や関節症状、発熱などの膠原病を疑う身体所見を認めた場合には、まず採血で抗核抗体（antinuclear antibody：ANA）を測定します．80倍以上であれば、全身性エリテマトーデス（systemic erythematosus：SLE）をはじめとした抗核抗体が陽性になる膠原病の可能性が高いです．一方で、一部の膠原病疾患（皮膚筋炎、多発性筋炎など）、またSLEであっても抗核抗体が40倍以下や陰性であることもあり、膠原病を疑う身体所見や検査所見を複数認める場合には躊躇せずに、膠原病内科へコンサルトします．

症例
50歳代女性．X-8年に両手指のDIP関節・PIP関節に関節痛、全身倦怠感を自覚され前医を受診．抗核抗体160倍（homogeneous 160倍、speckled 160倍）であったが抗DNA抗体や抗ds-DNA抗体、抗U1-RNP抗体、抗SS-A、抗SS-B抗体は陰性であり、血清反応陰性関節リウマチとしてメトトレキサート6 mg/週内服していた．

1 抗核抗体について

抗核抗体（ANA）は膠原病診療において中心的な役割を果たす検査です．自己抗体は、細胞を構成するさまざまなタンパク質を自己抗原として産生されます．抗核抗体検査では、核、細

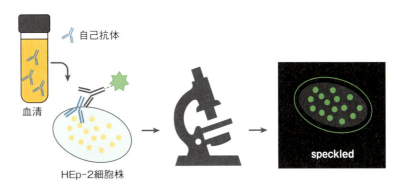

図1 ◆ 間接蛍光抗体法による抗核抗体測定方法の模式図
Hep-2細胞株に血清を反応させると、細胞内の核や細胞質に自己抗体が結合する。結合した抗体を2次抗体で蛍光標識し、顕微鏡で観察する。

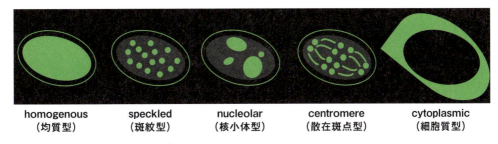

図2 ◆ 各種抗核抗体の染色型パターンの模式図

胞質、または細胞内器官といった自己抗原に結合する自己抗体が血清中に含まれているかを測定します。具体的には、検査用の細胞（Hep-2細胞株）に血清を反応させた際に、血清中に自己抗体が含まれていれば細胞内の自己抗原に結合しますので、結合した自己抗体を蛍光標識して顕微鏡で観察する方法が最も用いられています（図1）。自己抗原の細胞内での局在に基づいて血清中の自己抗体を推定することが可能です。この検査をもとに、疾患に特異的な抗体の測定を進めていきます。

1）染色型について

自己抗体が結合する自己抗原の局在によって、均質型（homogeneous）、斑紋型（speckled）、核小体型（nucleolar）、散在斑点型（centromere or discrete speckled）、細胞質型（cytoplasmic）に分かれます（図2）。それぞれの染色型に応じて、検出されうる自己抗体が分かれています（表1）。実際にはさらに細かい分類が国際的なワークショップで確立されており、文献2のホームページから実際の画像と細かい鑑別点や臨床所見との解釈についてみることができます。

2）抗体価について

SLE患者13,080人を解析した研究では、SLEにおける抗核抗体価80倍以上の感度は97.8％で

表1◆抗核抗体の染色型と自己抗体および陽性となる疾患について

染色型パターン	関連抗体	疾患
homogeneous（均質型）	抗DNA抗体	全身性エリテマトーデス（SLE）
	抗ヒストン抗体	薬剤性ループス
speckled（斑紋型）	抗U1-RNP抗体	混合性結合組織病（MCTD），SLE
	抗Sm抗体	SLE
	抗SS-A抗体	シェーグレン症候群，SLE
	抗SS-B抗体	シェーグレン症候群，SLE
	抗Scl-70抗体	全身性強皮症
	抗RNAポリメラーゼⅢ抗体	全身性強皮症
centromere（散在斑点型）	抗セントロメア抗体	全身性強皮症，シェーグレン症候群
nucleolar（核小体型）	抗Th/To抗体	全身性強皮症
	抗PM/scl抗体	全身性強皮症・筋炎の重複症候群
cytoplasmic（細胞質型）	抗リボソームP抗体	SLE
	抗ARS抗体（抗Jo-1抗体，抗PL-7抗体，抗PL-12抗体）	ARS抗体症候群，皮膚筋炎・多発性筋炎

（文献1〜3を参考に作成）

した[4]．一方で，約2％のSLE患者では抗核抗体は40倍以下または陰性であり，抗核抗体が低倍率や陰性であってもSLEの診断になることには注意が必要です．こういったSLE症例では抗核抗体が陰性であるにもかかわらず，抗DNA抗体が陽性である場合があります．Cytoplasmicパターンの自己抗体が陽性である際にこのケースが起こることがあります．

❷ SLEの診断について

1）分類基準について

SLEは多彩な症状や検査所見を伴い，heterogeneity（不均質性）が大きい疾患であり，絶対的な診断基準は存在しません．診断を支持する指標としては米国リウマチ学会（ACR）の分類基準（1997年の改訂が最新：表2）が古くから最も一般的に用いられてきていましたが，近年はこれをもとにSLICC（Systemic Lupus International Collaborating Clinics，2012：表4）や米国リウマチ学会・欧州リウマチ学会（ACR/EULAR，2019：表3）などによる新しい分類基準が提案されています．分類基準は臨床試験や疫学研究のためにSLE患者のうち，より典型的な症例を抽出する方法として開発されたものです．SLEと診断された患者のほとんどはこの基準を満たすものの，これらの分類基準を満たすことが診断の必要条件ではありません．ほかの鑑別疾患の可能性を除外したうえで，血清学的検査や特徴的な症状，徴候を認めた場合には専門医の判断によって診断されます[3]．

ACR/EULAR 2019は抗核抗体80倍以上を必須とする基準であり，前述の理由から診療上は抗核抗体が40倍以下や陰性の場合に注意が必要となります．

表2 ◆ SLE分類基準（ACR, 1997）

1.	顔面紅斑：両頬に分布し，鼻唇溝には認めない紅斑（蝶形紅斑）
2.	円板状皮疹：鱗屑を伴う円板状の紅斑
3.	光線過敏症：日光への異常な反応により見られる紅斑や水疱
4.	口腔内潰瘍：通常無痛性で口腔あるいは鼻咽頭に出現
5.	関節炎：二つ以上の末梢関節の非びらん性関節炎
6.	漿膜炎：胸膜炎あるいは心膜炎
7.	腎障害：0.5 g/日以上の持続性蛋白尿あるいは細胞性円柱の出現
8.	神経障害：けいれん発作あるいは精神障害

（文献5を参考に作成）

9.	血液学的異常：以下のいずれかの所見 　a. 溶血性貧血 　b. 白血球減少症：4,000／mm^{3}未満 　c. リンパ球減少症：1,500／mm^{3}未満 　d. 血小板減少症：100,000／mm^{3}未満
10.	免疫学的異常：以下のいずれかの所見 　a. 抗DNA抗体陽性 　b. 抗Sm抗体陽性 　c. 抗リン脂質抗体陽性：抗カルジオリピン抗体陽性，ループスアンチコアグラント陽性，梅毒血清反応偽陽性
11.	抗核抗体の検出

表3 ◆ SLE分類基準（ACR/EULAR, 2019）

診断基準	Definiteを対象とする. エントリー基準： 抗核抗体80倍以上（HEp-2細胞を用いるか，同等の検査）

	臨床所見	点数
①全身症状	38.3℃を越える発熱	2
②皮膚粘膜	非瘢痕性脱毛 口腔内潰瘍 亜急性皮膚ループスや円板状ループス 急性皮膚ループス（蝶形紅斑や斑状丘疹状丘疹）	2 2 4 6
③筋骨格	関節症状（2個以上の滑膜炎もしくは関節圧痛と30分以上の朝のこわばり）	6
④精神神経	せん妄 精神障害 痙攣	2 3 5
⑤漿膜	胸水または心嚢液 急性心外膜炎	5 6
⑥血液所見	4,000/mm^{3}未満の白血球減少 10万/mm^{3}未満の血小板減少 自己免疫性溶血	3 4 4
⑦腎臓	0.5 g/日以上の尿蛋白 腎生検でクラスⅡまたはⅤのループス腎炎 クラスⅢまたはⅣのループス腎炎	4 8 10

	免疫所見	点数
特異抗体	抗dsDNA抗体または抗Sm抗体	6
補体	C3またはC4の低下 あるいは C3およびC4の低下	3 4
抗リン脂質抗体	抗カルジオリピン抗体，抗β2GPI抗体またはループスアンチコアグラント陽性を認める(2点)	2

診断のカテゴリー	
Definite	エントリー基準を満たし，臨床所見と免疫所見の陽性項目の点数の合計が10点以上の場合

※ SLEよりもそれらしい解釈があれば，その項目の点数は計上しない.
同じ項目内で複数の小項目が陽性の場合は最も高い点数のみを加算する.
臨床所見は経過中に1項目以上の陽性化が必要である.
各項目は同時期に出現する必要はなく，経過中に1回出現すれば当該項目を加算する.
（文献6を参考に作成）

表4◆SLE分類基準 (SLICC, 2012)

臨床11項目	
1. 急性皮膚ループス (acute cutaneous lupus)	蝶形紅斑，水疱性ループス，SLEに伴う中毒性表皮壊死症，斑状丘疹状ループス皮疹，光線過敏ループス皮疹など．皮膚筋炎を除外する．
2. 慢性皮膚ループス (chronic cutaneous lupus)	古典的円板状皮疹，ループス脂肪織炎（深在性ループス），凍瘡状ループスなど．
3. 口腔潰瘍 (oral ulcers)	口蓋，頬部，舌，あるいは鼻腔潰瘍．ただし血管炎，ベーチェット病，ヘルペスなどの感染症，炎症性腸疾患，反応性関節炎，酸性食品などの病因を除く．
4. 非瘢痕性脱毛 (nonscarring alopecia)	びまん性に薄く，脆弱で傷んだ毛髪．ただし円形脱毛症，薬剤性，鉄欠乏，男性ホルモンによる脱毛症などの病因を除く．
5. 滑膜炎 (synovitis)	2カ所以上の関節腫脹あるいは滑液貯留を伴う滑膜炎．または，2カ所以上の関節痛と30分以上の朝のこわばり．
6. 漿膜炎 (serositis)	1日以上続く典型的な胸膜炎，または胸水，胸膜摩擦音．1日以上続く典型的な心外膜痛（臥位で痛み，前かがみ座位で軽減する），または心嚢液貯留，心外膜摩擦音，心エコーによる心外膜炎．感染症，尿毒症，Dressler心外膜炎など他の病因を除く．
7. 腎症 (renal)	尿蛋白/クレアチニン比（または24時間尿蛋白）で1日500mgの尿蛋白が推定される．または赤血球円柱．
8. 神経症状 (neurologic)	痙攣，精神障害，多発単神経炎（血管炎など他の病因を除く），脊髄炎，末梢神経障害，脳神経障害（血管炎，感染症，糖尿病などの他の病因を除く）．急性錯乱状態（中毒，代謝疾患，尿毒症，薬剤性などの他の病因を除く）．
9. 溶血性貧血 (hemolytic anemia)	
10. 白血球減少，リンパ球減少 (leukopenia or lymphopenia)	少なくとも1回は白血球＜4,000/mm³．ただしフェルティ症候群，薬剤性，門脈圧亢進など他の病因を除く．あるいは，少なくとも1回はリンパ球＜1,000/mm³．ただしステロイドによるもの，薬剤性，感染症など他の病因を除く．
11. 血小板減少 (thrombocytopenia)	少なくとも1回は＜100,000/mm³．薬剤性，門脈圧亢進症，血栓性血小板減少性紫斑病などの他の病因を除く．
免疫6項目	
1. 抗核抗体	
2. 抗dsDNA抗体	
3. 抗Sm抗体	
4. 抗リン脂質抗体	ループスアンチコアグラント陽性，迅速血漿レアギンテスト（RPRテスト）偽陽性，中～高力価の抗カルジオリピン抗体（IgA，IgGまたはIgM），抗β2-glycoprotein I抗体陽性（IgA，IgGまたはIgM）
5. 低補体	
6. 溶血性貧血を伴わない直接クームステスト陽性	
判定	

- 臨床11項目と免疫6項目からそれぞれ1項目以上，合計4項目でSLEと分類する
- 項目はある一時点で同時に出現する必要はない
- 腎生検でSLEに合致した腎症があり抗核抗体か抗dsDNA抗体が陽性であればSLEと分類する

（文献7を参考に作成）

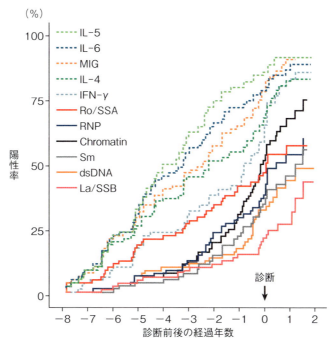

図3 ◆ SLE診断前後の自己抗体プロファイル
(文献12より引用)

2） SLE発症初期の臨床経過について

　　SLEは原因不明の自己免疫疾患であり，さまざまな背景因子により発症すると考えられています[8]．発症や増悪に関連するとされる臨床症状としては日光過敏が知られており，一定量の光線暴露に伴い約90％の患者で見られるとされています（第3章7参照）[9]．海水浴の帰り道や翌日に湿疹や水疱が出現する即時型の光線過敏（多型日光疹）は通常は数日で軽快します．しかし，SLEでは数日から数週間後に光線暴露部位に限局しない広範な皮疹が出現し，倦怠感や関節痛といった全身症状が遷延します[3]．これはSLEでは死細胞の除去が低下していることにより，紫外線でアポトーシスした死細胞由来のタンパク質や核酸が除去されず，自己抗原となり自己抗体産生や，核酸受容体を介したサイトカイン産生が引き起こされている可能性が指摘されています[10]．実際にSLE患者由来の皮膚線維芽細胞に紫外線照射をした実験ではcGAS-STING経路を介したⅠ型IFN産生が亢進していることが示されています[11]．このような機序が一因となり，SLEでは診断前から自己抗体やサイトカイン産生亢進が見られ，抗核抗体価や自己抗体やサイトカインの種類が増加するとともに臨床症状が顕在化すると考えられます（図3, 図4）[12, 13]．

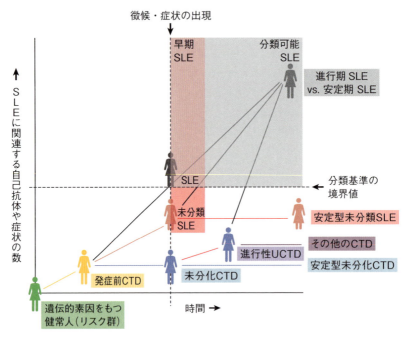

図4 ◆ SLE発症・診断までの経過図
（文献13より筆者が翻訳）

本症例の最終診断

抗核抗体陰性のSLE（抗リボソームP抗体陽性）

■ 最終診断に至ったプロセス

　X年2月から夜間に38℃台の発熱，5月から頸部リンパ節，腋窩リンパ節の腫脹が出現し前医で抗核抗体を再検したところ，抗核抗体陰性（cytoplasmic 160倍）となっており，悪性リンパ腫の疑いで紹介され入院となった．入院時の検査では当院でも抗核抗体陰性（cytoplasmic 160倍）であったが，抗DNA抗体が陽性，またbeads immunoassayを用いた各種抗体検査の結果，抗リボソームP抗体が陽性であった．間接蛍光抗体法では抗リボソームP抗体が細胞質で陽性になったことにより，核内の染色がマスクされてしまい染色不良となり，（核内の染色のみで陽性と解釈する）抗核抗体が陰転化したものと考えられた．頸部リンパ節生検の結果，悪性リンパ腫は否定的であり，退院し外来フォローとなった．

　その後，蝶形紅斑，四肢の紅斑の出現とともに下腿浮腫の悪化，尿蛋白の増加，尿沈渣所見の悪化を認め再入院．SLEの診断でループス腎炎に対してステロイドパルス，後療法プレドニゾロン内服，ヒドロキシクロロキンや免疫抑制薬が開始となった．

おわりに

　SLEは多彩な臨床症状を伴い，診断が難しい疾患です．一方で十分な寛解導入療法を行い，再燃を減らす維持療法を行うことで不可逆的な臓器病変の合併やステロイド使用量を減らすことで予後を改善することができます．抗核抗体陰性や，分類基準を満たさないような症例であっても症状や検査所見によってはSLEとして診断し治療を開始するケースや，フォローしていく過程で新たな症状が出現してSLEの診断に至るケースもあります．判断に悩む際には一度専門医に相談し連携をとることが望ましいと考えます．

ここがポイント　抗リボソームP抗体について

　保険適用外ではありますが，専門施設では，SLE関連自己抗体パネルの一部としてbeads immunoassayで測定されることがあり，または外部委託により測定されることもあります．SLEに特異性が高い自己抗体ですが，その陽性率は10～40％と報告によってばらつきが大きいです．その理由の1つとして，人種差が大きい（アジアでは比較的頻度が高い）ことや検出方法による感度の差が指摘されています[14]．ELISA・beads immunoassayで抗リボソームP抗体陽性を確認したSLE患者血清を用いて間接蛍光抗体法で抗核抗体を測定したところ，cytoplasmicパターンを検出できたのはわずかに27.5％であり，間接蛍光抗体法の感度が低いことから見逃されている可能性が高いです[15]．抗核抗体陰性であってもSLEに関連した自己抗体が陽性である可能性を考慮する必要があります．

◆ 文　献

1） Chan EKL, et al：The International Consensus on ANA Patterns (ICAP) in 2021-The 6th Workshop and Current Perspectives. J Appl Lab Med, 7：322-330, 2022 [PMID：34996073]

2） ICAP：INTERNATIONAL CONSENSUS ON ANA PATTERNS.
https://anapatterns.org/index.php

3） 「Firestein & Kelley's Textbook of Rheumatology, 12th ed.」(Firestein GS, et al. eds), Elsevier, 2024

4） Leuchten N, et al：Performance of Antinuclear Antibodies for Classifying Systemic Lupus Erythematosus: A Systematic Literature Review and Meta-Regression of Diagnostic Data. Arthritis Care Res (Hoboken), 70：428-438, 2018 [PMID：28544593]

5） Hochberg MC：Updating the American College of Rheumatology revised criteria for the classification of systemic lupus erythematosus. Arthritis Rheum, 40：1725, 1997 [PMID：9324032]

6） Aringer M, et al：2019 European League Against Rheumatism/American College of Rheumatology Classification Criteria for Systemic Lupus Erythematosus. Arthritis Rheumatol, 71：1400-1412, 2019 [PMID：31385462]

7） Petri M, et al：Derivation and validation of the Systemic Lupus International Collaborating Clinics classification criteria for systemic lupus erythematosus. Arthritis Rheum, 64：2677-2686, 2012 [PMID：22553077]

8） Crow MK：Pathogenesis of systemic lupus erythematosus: risks, mechanisms and therapeutic targets. Ann Rheum Dis, 82：999-1014, 2023 [PMID：36792346]

9） Sanders CJ, et al：Photosensitivity in patients with lupus erythematosus: a clinical and photobiological study of 100 patients using a prolonged phototest protocol. Br J Dermatol, 149：131-137, 2003 [PMID：12890206]

10) Wolf SJ, et al：Human and Murine Evidence for Mechanisms Driving Autoimmune Photosensitivity. Front Immunol, 9：2430, 2018 [PMID：30405625]

11) Berndt N, et al：Photosensitivity and cGAS-Dependent IFN-1 Activation in Patients with Lupus and TREX1 Deficiency. J Invest Dermatol, 142：633-640.e6, 2022 [PMID：34400195]

12) Lu R, et al：Dysregulation of innate and adaptive serum mediators precedes systemic lupus erythematosus classification and improves prognostic accuracy of autoantibodies. J Autoimmun, 74：182-193, 2016 [PMID：27338520]

13) Piga M, et al：Clinical patterns of disease: From early systemic lupus erythematosus to late-onset disease. Best Pract Res Clin Rheumatol, 37：101938, 2023 [PMID：38388232]

14) Mahler M, et al：Technical and clinical evaluation of anti-ribosomal P protein immunoassays. J Clin Lab Anal, 18：215-223, 2004 [PMID：15202113]

15) Mahler M, et al：Limited reliability of the indirect immunofluorescence technique for the detection of anti-Rib-P antibodies. Arthritis Res Ther, 10：R131, 2008 [PMID：19000323]

第1章　自己抗体などの異常からの紹介

4 抗SS-A抗体が陽性ですが，シェーグレン症候群でしょうか？

安部沙織，坪井洋人，松本　功

Point
- 抗SS-A抗体陽性は，必ずしもシェーグレン症候群の診断に直結しない
- シェーグレン症候群の診断には，乾燥症状（腺症状）の聴取と，腺外症状の評価が必要である
- シェーグレン症候群の診断には，多角的な検査の組合わせが必要である

Keyword 　抗SS-A抗体　　口腔内乾燥　　シェーグレン症候群　　腺外症状

はじめに

　　抗SS-A抗体は，シェーグレン症候群（Sjögren's syndrome：SS）や全身性エリテマトーデス（systemic erythematosus：SLE）に関連する自己抗体の1つです．特にSSでは，厚生労働省改訂診断基準の一項目に含まれる所見[1,2]（表1）として，その診断に重要な役割を果たします．このため，抗SS-A抗体が陽性である場合，SSの可能性が考慮されます．しかし，抗SS-A抗体が陽性であることは，必ずしもSSを意味するわけではなく，逆に抗SS-A抗体が陰性であってもSSの可能性を否定することはできません．また，抗SS-A抗体はSS以外のさまざまな自己免疫疾患でも陽性になる場合があります．本項では，抗SS-A抗体陽性例の臨床的意義と，シェーグレン症候群の診断における留意点について解説します．

症例

　80歳女性．数カ月前からの口渇を訴え，かかりつけ医を受診した．検査にて抗SS-A抗体陽性が判明し，"シェーグレン症候群"の可能性が疑われ，専門医へ紹介された．既往歴に高血圧があり，通院加療中であった．

表1 ◆ シェーグレン症候群（SjS）改訂診断基準（厚生労働省研究班，1999年）

1. 生検病理組織検査で次のいずれかの陽性所見を認めること 　A）口唇腺組織でリンパ球浸潤が1/4 mm² 当たり1 focus以上 　B）涙腺組織でリンパ球浸潤が1/4 mm² 当たり1 focus以上
2. 口腔検査で次のいずれかの陽性所見を認めること 　A）唾液腺造影でstage I（直径1 mm以下の小点状陰影）以上の異常所見 　B）唾液分泌量低下（ガムテスト10分間で10 mL以下，またはサクソンテスト2分間2 g以下）があり，かつ唾液腺シンチグラフィーにて機能低下の所見
3. 眼科検査で次のいずれかの陽性所見を認めること 　A）シルマー（Schirmer）試験で5 mm/5分以下で，かつローズベンガルテスト（van Bijsterveldスコア）で陽性 　B）シルマー（Schirmer）試験で5 mm/5分以下で，かつ蛍光色素（フルオレセイン）試験で陽性
4. 血清検査で次のいずれかの陽性所見を認めること 　A）抗SS-A抗体陽性 　B）抗SS-B抗体陽性
【診断】以上1，2，3，4のいずれか2項目が陽性であればシェーグレン症候群と診断する

（文献2より引用）

1 抗SS-A抗体とは

1）抗SS-A抗体には抗Ro52抗体と抗Ro60抗体の2種類がある

　　抗SS-A抗体は2種類の異なる分子量をもつRo抗原（52 kDaと60 kDa）を認識する自己抗体です．この2種類の自己抗体は交差反応を示さず，それぞれに抗Ro52抗体，抗Ro60抗体とも呼ばれますが，現在これら2種類をまとめて抗SS-A抗体と呼ぶのが一般的です．本邦では抗SS-A抗体の測定は，主に化学発光酵素免疫測定法（chemiluminescent enzyme immuno-assay：CLEIA）が広く用いられており，その対応抗原としてRo 60 kDa抗原は含まれますが，Ro 52 kDa抗原は含まれていません．また蛍光酵素免疫測定法（fluorescence enzyme immuno-assay：FEIA）も広く用いられ，こちらはRo 52 kDa，Ro 60 kDaをともに抗原として含んでいます．そのため，抗SS-A抗体陽性という結果だけでは，抗Ro52抗体と抗Ro60抗体を区別することは困難です．本邦においてこれら2種類の異なるRo抗原に対する自己抗体を測定することは困難ですが，近年それぞれに臨床的意義が異なると報告されており[4]，患者背景によって抗SS-A抗体陽性の意味合いを解釈していく必要性があります．

2）抗Ro52抗体と抗Ro60抗体の臨床的意義

　　Ro 52 kDa抗原とRo 60 kDa抗原は細胞内における局在やその機能に違いがあります．Ro52抗原は主に細胞質に存在し，Ro60抗原は核内に存在します[4, 5]．つまり，抗Ro52抗体のみが単独陽性の場合，抗SS-A抗体が陽性であるけれど抗核抗体は陰性，という状況がありうるわけです．また抗Ro52抗体は，シェーグレン症候群だけでなくさまざまな疾患で陽性となることが知られています[6]．抗SS-A抗体を抗Ro52抗体・抗Ro60抗体とそれぞれ区別して測定してみると，それぞれ抗Ro52抗体単独陽性で68％，抗Ro60抗体単独陽性で82％，抗Ro52抗体と抗Ro60抗体両者の陽性で89％の頻度で膠原病疾患の診断を伴い，それ以外は非膠原病性疾患や

偶発的陽性例であったという報告があります[7]．そのため抗Ro52抗体と抗Ro60抗体の両者が存在する場合，より膠原病疾患らしいと考えられそうですが，それらを包括する抗SS-A抗体が陽性であることがSSを含む膠原病疾患の診断に直接結びつかないということがわかると思います．また抗Ro52抗体は診断において有用なだけでなく，SSや皮膚筋炎においての疾患重症度や間質性肺炎の合併と関連することも近年報告されており，臓器障害や予後を反映するマーカーとしての可能性もあると考えられています[8, 9]．

3）抗SS-A抗体の臨床的意義

抗Ro52抗体と抗Ro60抗体の意義を踏まえると，それらを包括する抗SS-A抗体が陽性であることは，多彩な意味合いをもち，その解釈は個々の検討が必要です．抗SS-A抗体陽性における背景疾患の頻度としてはSSや全身性エリテマトーデス（SLE）といった膠原病疾患の頻度が多く報告されています．一方で，基礎疾患が診断されない例もあり，全体の7％程度が特定の疾患に関連しない偶発性の抗SS-A抗体陽性例であることが報告されています[10]．膠原病疾患における抗SS-A抗体陽性率を疾患別にみると，SSで60〜70％，SLEで32％，炎症性筋疾患で19％，強皮症で21％，混合性結合組織病で29％，関節リウマチで15％と報告され，ほかにも原発性胆汁性胆管炎，間質性肺炎や未分類膠原病疾患でも陽性が認められます[3, 4]．特に注目すべき点としては，**SSにおいても約3割が抗SS-A抗体陰性**であることです．さらに，SSの診断に関連する抗SS-B抗体は，そのほとんどが抗SS-A抗体とともに発現するため，抗SS-Aおよび抗SS-B抗体がともに陰性となる血清反応陰性のSSが約3割いることがわかっています[11]．これらの知見から，膠原病疾患の診断において，自己抗体の陽性・陰性という結果だけでは診断に結びつかないことが明らかです．各疾患に特徴的な臨床所見を確認することが，診断を進めるうえで重要であることがわかります．具体的には，**ドライアイ・ドライマウス，発熱，関節症状，筋症状，皮膚病変，肺病変，腎病変**を疑う症状や所見の有無を確認するために病歴聴取や診察を行いましょう．いずれの疾患も診断されない場合には，特定の疾患に関連しない偶発性の抗SS-A抗体陽性である可能性があります．偶発的な抗SS-A抗体陽性は，病的意義をもたないことがほとんどですが，挙児希望のある女性では注意が必要です．抗SS-A抗体は，基礎疾患の有無を問わず新生児ループスのリスク因子であることが知られている自己抗体です．そのため，挙児希望のある抗SS-A抗体陽性の女性患者においては適切なカウンセリングが必要であり，**専門医への紹介が考慮されます**．

❷ シェーグレン症候群とは

1）シェーグレン症候群の診断

抗SS-A抗体のみで診断がなされないとすると，SSの診断はどのように進めるべきでしょうか？ 自己抗体の測定は診断における重要な所見ですが，それに加えて，まず涙腺や唾液腺に由来する乾燥症状である**腺症状**の有無，さらに腺症状以外の全身的な**腺外症状**の有無を確認しましょう．腺症状をスクリーニングするための有効な病歴聴取として，米国リウマチ学会（Amer-

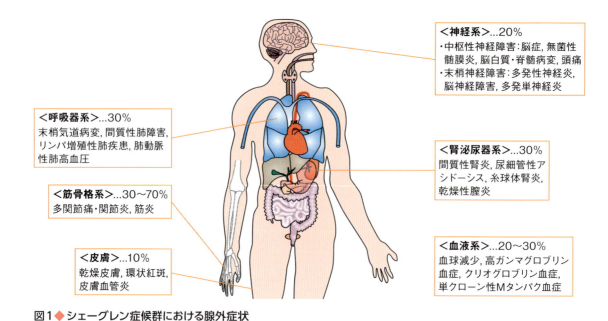

図1 ◆ シェーグレン症候群における腺外症状
文献3, 12を参考に作成

ican College of Rheumatology：ACR）と欧州リウマチ学会（European Alliance of Associations for Rheumatology：EULAR）が提案したSS分類基準の組み入れ項目が参考になります．これには次のような確認事項が含まれます．

《腺症状（乾燥症状）》
- 3カ月以上続く眼の乾燥症状
- 眼に砂が入ったような異物感の反復
- 点眼を1日3回以上使用する
- 3カ月以上続く口渇
- 乾いた食べ物を飲みこむ際に飲み物が必要になる

　これらのうち，いずれか1つでも該当する場合，SSの可能性が示唆されるため，さらなる検査を検討します．腺症状以外の全身性腺外症状は多岐にわたります．特に頻度が高いのは筋骨格系の症状（30〜70％）で，ほかにも間質性肺障害，間質性腎炎・尿細管性アシドーシス，末梢神経障害・中枢神経障害などの重要臓器障害はそれぞれ20〜30％で認められることが報告されています[3, 12]（図1）．さらに，乾燥症状が乏しいケースも一定数存在します．SS患者のうち，自覚的に乾燥症状が乏しい例は約10％，他覚的所見が乏しい例は約24％とされています[13]．そのため，乾燥症状のみでなく，図1に示す全身症状を考慮し，病歴聴取や診察を行うことが重要です．そのうえで，SSが疑われる際には抗SS-A抗体，抗SS-B抗体といった自己抗体の測定に加え，唾液腺・涙腺の評価を行いましょう．診断基準には含まれませんが，抗SS-A抗

体・抗SS-B抗体が陰性のSSにおいて抗セントロメア抗体の陽性率が高かったという報告があります[14]. このため，臨床的にSSが疑われる際には抗セントロメア抗体の追加検査を検討することが有用と考えられています.

2) 診断のための検査

本邦のSS診断基準（表1）において，診断に必要な検査項目は以下の4項目があげられています.

①生検病理組織検査：口唇・または涙腺の生検
②口腔検査：唾液腺造影，唾液分泌量かつ唾液腺シンチグラフィー
③眼科検査：シルマー試験かつローズベンガルテストもしくは蛍光色素試験
④自己抗体検査；抗SS-A抗体，抗SS-B抗体

この診断基準は国際的なほかの分類基準と比較しても感度・特異度ともに優れている基準ではありますが[15]，唾液腺シンチグラフィーや唾液腺造影検査，眼科検査におけるローズベンガルテストが可能な施設が限られているなどといった問題点や，近年報告されている唾液腺超音波検査の記載はなく，今後議論が必要な部分です.

各検査に関してですが，生検病理組織検査は口唇腺生検が一般的で，外来で局所麻酔を用いての施行が可能です. なお病理組織の所見は巣状であり，採取する検体によって病変のばらつきが観察されます. そのため，正確な診断のためには少なくとも4片以上の検体採取が推奨されています[3]. SSの診断における口唇小唾液腺生検は，感度80〜92％，特異度88〜97％と高い診断精度が報告されています[16]. さらに，病理組織検査は診断に寄与するだけでなく，リンパ球浸潤の程度が強いほど将来的な悪性リンパ腫のリスクが高まることが報告されており，病勢や予後を反映する所見としても有用とされています[17]. 口腔検査では，唾液分泌量の測定が簡便なスクリーニング法として用いられます. ACR/EULARのSS分類基準では，無刺激唾液分泌量の測定が推奨されていますが，本邦ではガムテストやサクソンテストといった刺激下での唾液分泌量測定が採用されており，それぞれ10分間に10 mL以下，2分間に2 g以下で陽性となります. 眼科検査では，濾紙を下眼瞼結膜に挟み涙液量を測定するシルマー試験（5分間に5 mm以下で陽性）がスクリーニングとして用いられます. それに加え，角結膜上皮障害の評価としてローズベンガル試験，もしくは蛍光色素試験での評価が必要になります. このように，SSの診断は，自己抗体の測定に加えて，涙腺・唾液腺の評価を目的とした検査を組合わせ，総合的に判断します.

本症例の最終診断
薬剤性口渇

■ 最終診断に至ったプロセス

　本患者は抗SS-A抗体が陽性であり，3カ月以上持続する口渇感を訴えていた．病歴聴取や身体所見上では，腺外病変を疑う所見や，ほかの膠原病疾患を疑う臓器障害は認められなかった．追加の病歴聴取により，昨年夫が他界した頃から食思不振，不安感，気分の落ち込みを認め，かかりつけ医でスルピリド内服を開始されていたことが判明した．口渇は内服開始後から強く自覚していた．SSに対する精査では，口腔検査では唾液分泌量の低下を認めたが，唾液腺シンチグラフィーおよび唾液腺造影検査は陰性であった．眼科診察でもドライアイの他覚的所見は認められなかった．口唇小唾液腺生検では，導管周囲の巣状リンパ球浸潤をはじめとするSSに特徴的な病理所見は認められなかった．

　以上より，抗SS-A抗体は陽性であったが，SSの厚生労働省改訂診断基準を満たさなかった．病歴より，薬剤性の口渇症状である可能性が考慮され，かかりつけの主治医と相談のうえスルピリドを休薬したところ，徐々に自覚症状が改善した．抗SS-A抗体が偶発性に陽性であった，薬剤性の口渇症状と診断した．

おわりに

　　抗SS-A抗体はシェーグレンをはじめとする自己免疫疾患の診断に重要な役割を果たしますが，その解釈には個別での注意が必要です．本項では，抗SS-A抗体が陽性の際に考慮すべきことと，シェーグレン症候群を疑った際の診断方法に関して説明しました．抗SS-A抗体陽性という結果だけでは自己免疫疾患の診断に結びつかず，またシェーグレン症候群患者のなかにも抗SS-A抗体陰性例がいることは覚えておきましょう．

ひとことパール

自己抗体陽性は必ずしも診断と直結せず，その逆もまた然りです．まずは臨床症状を確認し，総合的に判断しましょう．

◆ 文 献

1）Fujibayashi T, et al：Revised Japanese criteria for Sjögren's syndrome (1999): availability and validity. Mod Rheumatol, 14：425-434, 2004 [PMID：24387718]

2）厚生労働省：シェーグレン症候群（SjS）改訂診断基準, 1999
https://www.mhlw.go.jp/file/06-Seisakujouhou-10900000-Kenkoukyoku/0000089906.pdf（2025年2月閲覧）

3）「シェーグレン症候群の診断と治療マニュアル 改訂第3版」（日本シェーグレン症候群学会／編，竹内 勤, 他／監），診断と治療社, 2018

4）Lee AYS, et al：Anti-Ro60 and anti-Ro52/TRIM21: Two distinct autoantibodies in systemic autoimmune diseases. J Autoimmun, 124：102724, 2021 [PMID：34464814]

5）Wada K & Kamitani T：Autoantigen Ro52 is an E3 ubiquitin ligase. Biochem Biophys Res Commun, 339：

415-421, 2006［PMID：16297862］

6）Lee AYS：A review of the role and clinical utility of anti-Ro52/TRIM21 in systemic autoimmunity. Rheumatol Int, 37：1323-1333, 2017［PMID：28417151］

7）Mazeda C, et al：Anti-SSA Ro52 and anti-Ro60 autoantibodies: association with clinical phenotypes. Clin Exp Rheumatol, 42：1474-1479, 2024［PMID：38530658］

8）Retamozo S, et al：Anti-Ro52 antibody testing influences the classification and clinical characterisation of primary Sjögren's syndrome. Clin Exp Rheumatol, 30：686-692, 2012［PMID：22704838］

9）Sugita T, et al：Clinical importance of anti-Ro52 antibody in polymyositis and dermatomyositis. Mod Rheumatol, 35：118-125, 2024［PMID：38804908］

10）Simmons-O'Brien E, et al：One hundred anti-Ro (SS-A) antibody positive patients: a 10-year follow-up. Medicine (Baltimore), 74：109-130, 1995［PMID：7760718］

11）Longobardi S, et al：Autoantibodies identify primary Sjögren's syndrome in patients lacking serum IgG specific for Ro/SS-A and La/SS-B. Ann Rheum Dis, 82：1181-1190, 2023［PMID：37147113］

12）Ramos-Casals M, et al：EULAR recommendations for the management of Sjögren's syndrome with topical and systemic therapies. Ann Rheum Dis, 79：3-18, 2020［PMID：31672775］

13）Kachaner A, et al：Comparison between primary Sjögren's disease patients with high or low level of dryness. RMD Open, 9：e003291, 2023［PMID：37899092］

14）Park Y, et al：Distinct clinical characteristics of anti-Ro/SSA-negative primary Sjögren's syndrome: data from a nationwide cohort for Sjögren's syndrome in Korea. Clin Exp Rheumatol, 37 Suppl 118：107-113, 2019［PMID：31376264］

15）坪井洋人，他：Sjögren症候群．日本内科学会雑誌，103：2507-2519，2014

16）Shiboski CH, et al：2016 American College of Rheumatology/European League Against Rheumatism Classification Criteria for Primary Sjögren's Syndrome: A Consensus and Data-Driven Methodology Involving Three International Patient Cohorts. Arthritis Rheumatol, 69：35-45, 2017［PMID：27785888］

17）Chatzis L, et al：A biomarker for lymphoma development in Sjogren's syndrome: Salivary gland focus score. J Autoimmun, 121：102648, 2021［PMID：34029875］

第1章 自己抗体などの異常からの紹介

5 ANCAが陽性ですが, ANCA関連血管炎でしょうか?

廣部圭祐

> **Point**
> - ANCA関連血管炎の診断は自己抗体だけで判断しない
> - 血管炎としての病態・臓器障害があるかに注目して診察する
> - ANCAが偽陽性になるパターンや二次性血管炎の鑑別を知っておく

Keyword 関連血管炎　自己抗体　血管炎　mimicker

はじめに

　ANCA（anti-neutrophil cytoplasmic antibody：好中球細胞質抗体）はANCA関連血管炎の病態にかかわる自己抗体で，主に小型血管炎の臨床像を呈します．ANCA関連血管炎には顕微鏡的多発血管炎（microscopic polyangiitis：MPA），多発血管炎性肉芽腫症（granulomatosis with polyangiitis：GPA），好酸球性多発血管炎性肉芽腫症（eosinophilic granulomatosis with polyangiitis：EGPA）が含まれ，これらの診断や活動性評価のマーカーとして用いられます．膠原病の診療において自己抗体プロファイルは重要な臨床情報の1つではあるものの，それ単独で診断に結びつくことはありません．例えばANCA陰性の血管炎，感染症による偽陽性，薬剤や腫瘍による二次性血管炎なども考慮するべきポイントで，患者さんの適切な病態解釈に結びつけるためのアプローチは一筋縄ではいかないところがあります．本項ではすでにANCAが陽性となっている症例をもとに，膠原病内科医の視点からどのように捉えなおしていくかを概説します．

❶ 症例の具体例で考えてみよう

　不明炎症の精査のため内科入院中の患者さんでPR3-ANCA陽性が判明したため，ANCA関連血管炎の疑いで膠原病内科にコンサルトとなりました．内科から申し送りとなった経過のサマリは以下のようなものでした．

症例

【主訴】発熱，倦怠感，食思不振，体重減少

【現病歴】

50歳代女性．2カ月前から徐々に倦怠感と食思不振を自覚するようになった．38℃の発熱が数日間続いたが自然に解熱し，その後はときどき37℃台の微熱があった．倦怠感は改善せず体重が7kg減少したため，1カ月前に近医内科を受診した．血液検査で軽度の貧血と血小板低下，CRP上昇を指摘された．レボフロキサシンを処方されたが微熱をくり返し，1週間前に当院内科に紹介となり精査入院となった．

【生活背景】独居，飲酒：なし，喫煙：なし

【既往・併存症】高血圧，大動脈弁狭窄症（無治療経過観察中）

【アレルギー】既知のものなし

【内服薬】カルシウムチャネル阻害薬　1剤/日

【家族歴】膠原病なし，悪性腫瘍なし，結核なし

【入院時バイタルサイン】

体温36.8℃，心拍数86回/分，血圧120/60 mmHg，呼吸数12回/分，SpO$_2$ 98％（室内気）

【身体所見】収縮期心雑音以外に異常なし

【血液検査（主要なもの）】

白血球4,400/μL，Hb 11.0 g/dL，血小板11万/μL

TP 6.5 g/dL，Alb 3.0 g/dL，AST 20 U/L，ALT 14 U/L，LD 300 U/L，CK 21 U/L，Cr 1.2 mg/dL，CRP 5.0 mg/dL

リウマトイド因子（RF）陰性，抗核抗体 陰性，抗SS-A抗体 陰性，MPO-ANCA 陰性，PR3-ANCA 49.0 U/mL

【尿検査】尿糖（−），尿蛋白（±），尿潜血（＋）

【画像検査】

心電図：正常

心臓超音波：大動脈二尖弁，軽度の大動脈弁逆流があるが過去と著変なし，明らかな疣贅なし

胸部X線：正常

胸腹部造影CT：肺病変なし，腫瘍や膿瘍を疑う占拠性病変なし

【入院後1週間の経過】

血液培養と尿培養は陰性だった．入院1週間後にPR3-ANCAが陽性と判明した．自覚症状は倦怠感と食思不振のみで，微熱が遷延している．ANCA関連血管炎の可能性があるため，膠原病内科にコンサルトとなった．

一般的に行われるような「血液・尿培養」「心臓超音波」「体幹部造影CT」などによるスクリーニング評価では感染症や腫瘍性病変はないようです．やはり膠原病でしょうか？

1）ANCA陽性にアプローチするときの基礎知識

ここから「ANCA陽性」の正体に迫っていきますが，その前にまずはANCA関連血管炎であればどのような疾患像を呈するのか，またANCAが陽性となる鑑別疾患は何かを確認してみ

表1◆ANCA関連血管炎の主な臨床像と症状

全身症状	発熱，体重減少，易疲労感，食欲低下
眼	結膜炎，強膜炎，ぶどう膜炎，角膜潰瘍，視神経炎，眼窩内肉芽腫（充血，複視，視力低下，眼痛，眼球突出）
耳	中耳炎（難聴，耳漏，耳痛，めまい）
鼻	鼻内痂皮，粘膜肥厚，鼻中隔穿孔，鞍鼻，副鼻腔炎（鼻閉，鼻漏，鼻出血）
咽喉頭	潰瘍，肉芽性病変，声門下狭窄（嗄声）
肺	肺胞出血，間質性肺炎，空洞病変，肉芽性病変，喘息（咳嗽，喀血，呼吸困難）
心臓	心筋炎，心膜炎（胸痛）
腎	糸球体腎炎（浮腫，倦怠感）
消化器	虚血性腸炎（腹痛，下血）
中枢神経	肥厚性硬膜炎，脳血管障害（頭痛，視力障害，複視麻痺，意識障害）
末梢神経	多発単神経障害（四肢の感覚障害，運動障害）
筋骨格	関節痛，筋痛
皮膚	紫斑（いわゆる触知可能な紫斑：pulpable purpura），網状皮斑，皮膚潰瘍，皮下結節

（文献1を参考に作成）

表2◆ANCAが陽性となる代表的な原因

感染症	・感染性心内膜炎 ・ウイルス 　HIV，HBV，HCV，パルボウイルスB19，EBVなど ・細菌 　ブドウ球菌，連鎖球菌，腸球菌，バルトネラ，緑膿菌，大腸菌，淋菌，梅毒，カンピロバクター，サルモネラなど ・真菌 　アスペルギルス，ニューモシスチス，ヒストプラズマなど
悪性腫瘍	ホジキンリンパ腫
薬剤	プロピルチオウラシル（約30％でANCA陽性[3]），ミノサイクリン，リファンピシン，TNF阻害薬，クロザピン，ヒドララジン，アロプリノール，D-ペニシラミン，スルファサラジン，コカインなど
その他の疾患	関節リウマチ，全身性エリテマトーデス，全身性強皮症，シェーグレン症候群，自己免疫性肝炎，炎症性腸疾患，Goodpasture症候群，特発性間質性肺炎など

（文献2を参考に作成）

ましょう（表1，表2）.

2）「ANCA関連血管炎疑い」では，広い目で診察を進める

ANCA関連血管炎以外の鑑別疾患の吟味とANCA関連血管炎の診断にかかわる臓器障害の評価を念頭に，診察を進めます．

症例つづき

【病歴聴取】

　陽性症状：発熱，倦怠感，食思不振，体重減少

　陰性症状：意識障害，頭痛，嘔気・嘔吐，視力低下，眼痛，複視，聴力低下，鼻汁，鼻閉，咽頭痛，口腔潰瘍，咳嗽，喀痰，労作時呼吸困難，胸痛，腹痛，下痢，血便，下腿浮腫，筋肉痛，関節痛，皮疹，皮膚潰瘍，口腔潰瘍，四肢の知覚障害・運動障害

生活背景

同居家族：夫と娘と3人暮らし

住居：木造一戸建て

職業：なし，地域ボランティアなど

趣味：ペットの世話

ペット：猫30匹，自宅で捨て猫の保護をしている

海外渡航：20年以上なし

既往：小児期を含めて喘息歴なし

【身体診察】

眼球結膜と眼瞼結膜に異常なし

口腔内潰瘍なし，齲歯なし

耳介に腫脹や発赤なし

副鼻腔に叩打痛なし

鞍鼻なし

体表から触れるリンパ節の病的腫大なし

心音：胸骨有縁第2肋間を最強としたLevine Ⅲの収縮期雑音あり，心膜摩擦音なし

呼吸音：wheezesなし，cracklesなし

腹部：圧痛なし，肝脾腫大なし

関節：腫脹関節や圧痛関節なし

神経：四肢末端に感覚障害なし

筋：下垂手や下垂足なし，徒手筋力テストで筋力低下なし

皮膚：Osler結節なし，Janeway病変なし，紫斑なし，両側の手背に線状の擦過創あり（新旧はさまざまで，「飼い猫に頻繁に引っかかれる」とのこと）

【検査】

KL-6 112 U/mL，可溶性IL-2受容体650 U/mL

HBs抗原 陰性，HCV抗体 陰性，HIV 陰性，梅毒定性 陰性

尿蛋白Cre比0.15 g/gCr

全身性血管炎ではあらゆる臓器がおかされる可能性があります．各臓器での評価や鑑別を詳細に行うためには**他診療科との連携が不可欠**です．今回，眼と耳鼻咽喉領域についてはそれぞれ専門診療科にコンサルトします．

症例つづき

眼科：ぶどう膜炎・強膜炎・上強膜炎なし

耳鼻咽喉科：鼻腔正常，排膿なし，鼻茸なし，咽頭正常

　ここまでの評価で，炎症による全身症状はあるものの，頭頸部・肺・皮膚・神経には小血管炎を示唆する臓器特異的な異常所見はなさそうです．腎臓については腎障害の原因が糸球体腎炎か評価の余地があります．一方で，感染症についてはまだ十分に否定しきれていないように

5　ANCAが陽性ですが，ANCA関連血管炎でしょうか？　47

思われます．特に気がかりなのは感染性心内膜炎の可能性と「猫の飼育とひっかき傷」で，ANCAは実は偽陽性なのではないかと疑いはじめます．

さて，一連の診療のスピード感を意識するにあたって，**血管炎としての重症病態（肺胞出血・急速進行性糸球体腎炎・多発単神経障害など）**があるわけではなく，抗菌薬を急ぐ敗血症でもないだろうことを踏まえ，見切り発車での治療を急がずにまずは診断を丁寧に進めることにします．

ANCAをそれぞれ再検しておきます．腎障害については腎臓内科にコンサルトし，腎生検を予定します．

> ### 🫀 ここがポイント　どこを生検するか
>
> 生検する場合は活動性が疑われる臓器・部位を選択するのがキモです．しかし，気管支鏡による肺生検は十分な診断能がないとされています[4]．現実的には皮膚や腎臓を生検することが多く，肺生検はどちらかといえば腫瘍や感染症など他疾患の除外の意義が大きい場合に検討します．ほかによい候補がない場合などは施設によっては筋生検が行われることがあります[5]．

猫に関する病歴から猫ひっかき病，すなわちバルトネラ感染症についても評価するため，感染症科と連携します．感染症科の推奨をもとに，血液培養を追加で提出し3週間の培養期間を設け，さらに今回は血液のPCR検査を提出することにします．この症例では特にリスクが高そうな感染性心内膜炎についても再度評価します．

症例つづき

経食道超音波検査：疣贅なし

これで一通りの評価を終えました．ANCAや腎生検結果の判明には日数を要しますが，それまでに追加で検査しておくべきことはこれ以上なさそうです．事前確率が最も高いと考えられるバルトネラ感染症を暫定診断として，ドキシサイクリンによる治療を先行し，あとは結果を待つことにしましょう．

症例つづき

1週間後，血中の*Bartonella henselae*のPCR結果が陽性と判明した．翌日に口角下垂が出現しMRI検査で脳梗塞の診断に至り，感染性心内膜炎を疑い同日に心臓血管外科で弁置換術を行った．弁膜の検体から提出したPCR結果も*Bartonella henselae*が陽性であった．腎病理では半月体形

成性糸球体腎炎の所見はなく，再検していたANCAはいずれも陰性であった．結果的に当初の
ANCAは偽陽性として説明可能であった．

　バルトネラ菌は血液培養陰性の感染性心内膜炎の起因菌として3割程度を占めるとされてい
ます[6]．今回の症例では猫の飼育に加え既存の弁膜症もそのリスクになったのだと考えられま
す[7]．なおバルトネラ感染症は特にPR3-ANCAとの関連が指摘されており，バルトネラ菌によ
る感染性心内膜炎で糸球体腎炎を呈した症例のうちの78％がANCA陽性でその多くがPR3-
ANCAだったという報告があります[8]．

本症例の最終診断

　Bartonella henselae による菌血症，感染性心内膜炎

■ 最終診断に至ったプロセス

　上記参照．

---

❷ ANCAとANCA関連血管炎の捉え方

　今回の症例はANCAが陽性と判明しているなかでのアプローチでした．ANCA関連血管炎
をどのように疑うか，また疑ったときにどのように診断に向かっていくかの具体的な様子が症
例経過を通して少しでも伝わればと思います．ANCA関連血管炎の疾患像や鑑別疾患について
は先述しましたので，ここでは検査項目としてのANCAの扱いについてご説明します．

　近年choosing wisely（賢い選択）が謳われるようになり，ANCAについてもどのような場合
に検査を行うべきかについては一定の見解が示されています．国際的コンセンサスとして提唱
されているのは，表3の通りです[9]．やはり小血管炎としての臓器障害を呈しているかが重要
視されることがわかるかと思います．

　さらにこのコンセンサスでは検査方法についても推奨があります．概要を抜粋したものを表
4に示します．

　多くの施設では，検査項目名はEIA法（ELISA）では「MPO-ANCA」「PR3-ANCA」，ⅡF
法では「P-ANCA」「C-ANCA」と表記されていると思われます（ご所属の施設の検査部にご
確認ください）．**基本的には前者を提出するのが望ましいです**．

　なお，「ANCA陰性のANCA関連血管炎」という概念が存在し，検査特性による偽陰性また
は未知のANCA抗原の可能性などが考えられています．実質的には，「ANCA抗体価以外のあ
らゆる臨床所見が（ANCA関連血管炎らしい）小血管炎を呈している」病態といえます．日本
人におけるMPO-ANCAの陽性率はMPAで約97％，GPAで約55％，EGPAで50％とされ，
PR3-ANCAではMPAで約3％，GPAで約46％，EGPAで1％未満です[10]．一方でANCA陰

5　ANCAが陽性ですが，ANCA関連血管炎でしょうか？　　49

表3 ◆ ANCAを測定すべき徴候
糸球体腎炎（特に急速進行性糸球体腎炎）
肺胞出血（特に肺腎症候群）
全身症状を伴う皮膚血管炎
多発肺結節
上気道の慢性破壊性病変
慢性副鼻腔炎または中耳炎
声門下狭窄
多発単神経炎またはその他の末梢神経障害
眼窩内腫瘤
強膜炎

（文献9を参考に作成）

表4 ◆ ANCAの検査方法の推奨
● MPO-ANCAおよびPR3-ANCAの抗原特異的アッセイ（酵素免疫測定法：EIA）を選択する
● 両者が陰性だが依然として小血管炎の疑いが強い場合は間接蛍光抗体法（ⅡF）やほかの測定法を選択する
● ANCA陽性のみでは疾患の診断とならない．抗体価は参考になる

（文献9を参考に作成）

性となるのはMPAの約1％，GPAの約10％で，EGPAでは半数を占めます．すなわちEGPAではしばしばANCA陰性となるわけですが，臨床像として喘息や好酸球増多など特徴的な要素をもつため，EGPAにおいては診断の困難さにはあまり影響しません．むしろ専門科の下でEGPAを強く疑っている場合はANCAの結果は参考程度のイメージでよいかもしれません（もちろん可能な限り病理診断を得る努力はします）．**いずれにせよ重要なのは，小血管炎としての臓器障害・病態を呈しているかに注目することです．**

 ここがポイント　単一臓器とANCA

腎生検で血管炎所見があり他臓器に病変がない場合は，腎限局型ANCA関連血管炎と分類することがあります．一方でANCA陽性で間質性肺炎単独の場合に肺限局型の血管炎と捉えるかについてのコンセンサスは得られていません．そのうち実際にMPAを発症するのは約20〜40％とされている[11]こともふまえ，それまでは特発性間質性肺炎として扱われていることが多いと思われます．また中耳炎はANCA関連血管炎性中耳炎（otitis media with ANCA-associated vasculitis：OMAAV）と呼ばれることがあり難治性中耳炎を呈します．**顔面神経麻痺や肥厚性硬膜炎が約20〜30％に合併するため注意が必要です**[12]．

おわりに

膠原病診療において自己抗体は参考所見の1つであり，それのみで診断することはありません．ANCA陽性であっても偽陽性や二次性のものに注意しつつ，あくまで血管炎としての病態を呈しているかについて，病歴聴取や身体診察，臓器障害の評価をもとに診断に迫っていくこ

とが重要です．特殊な感染症などを最初のスクリーニングで見つけることはなかなか難しいですが，何か「ん？」と引っかかるポイントがあれば，それが診断の糸口になるかもしれません．今回の症例は猫の飼育歴という目立つフックがありましたが，膠原病診療の視点をもったアプローチのしかたの一例として皆様の参考になれば嬉しく思います．

ひとことパール

ANCAは特に感染症で偽陽性が多い．

◆ 文　献

1）「ANCA関連血管炎診療ガイドライン2023」（厚生労働科学研究費補助金難治性疾患政策研究事業 針谷正祥，他／編），診断と治療社，2023

2）Moiseev S, et al：2020 international consensus on ANCA testing beyond systemic vasculitis. Autoimmun Rev, 19：102618, 2020 ［PMID：32663621］

3）Balavoine AS, et al：Antineutrophil Cytoplasmic Antibody-Positive Small-Vessel Vasculitis Associated with Antithyroid Drug Therapy: How Significant Is the Clinical Problem? Thyroid, 25：1273-1281, 2015 ［PMID：26414658］

4）Schnabel A, et al：Efficacy of transbronchial biopsy in pulmonary vaculitides. Eur Respir J, 10：2738-2743, 1997 ［PMID：9493653］

5）Lacou M, et al：Muscle biopsy in anti-neutrophil cytoplasmic antibody-associated vasculitis: diagnostic yield depends on anti-neutrophil cytoplasmic antibody type, sex and neutrophil count. Rheumatology (Oxford), 60：699-707, 2021 ［PMID：32789447］

6）Houpikian P & Raoult D：Blood culture-negative endocarditis in a reference center: etiologic diagnosis of 348 cases. Medicine (Baltimore), 84：162-173, 2005 ［PMID：15879906］

7）Raoult D, et al：Diagnosis of 22 new cases of Bartonella endocarditis. Ann Intern Med, 125：646-652, 1996 ［PMID：8849149］

8）Vercellone J, et al：Bartonella Endocarditis Mimicking Crescentic Glomerulonephritis with PR3-ANCA Positivity. Case Rep Nephrol, 2018：9607582, 2018 ［PMID：30210883］

9）Bossuyt X, et al：Position paper: Revised 2017 international consensus on testing of ANCAs in granulomatosis with polyangiitis and microscopic polyangiitis. Nat Rev Rheumatol, 13：683-692, 2017 ［PMID：28905856］

10）Sada KE, et al：Classification and characteristics of Japanese patients with antineutrophil cytoplasmic antibody-associated vasculitis in a nationwide, prospective, inception cohort study. Arthritis Res Ther, 16：R101, 2014 ［PMID：24758294］

11）Bando M, et al：MPO-ANCA positive interstitial pneumonia: Current knowledge and future perspectives. Sarcoidosis Vasc Diffuse Lung Dis, 38：e2021045, 2022 ［PMID：35115752］

12）Harabuchi Y, et al：Clinical characteristics, the diagnostic criteria and management recommendation of otitis media with antineutrophil cytoplasmic antibody (ANCA)-associated vasculitis (OMAAV) proposed by Japan Otological Society. Auris Nasus Larynx, 48：2-14, 2021 ［PMID：32768313］

第1章　自己抗体などの異常からの紹介

6　抗リン脂質抗体が陽性ですが，抗リン脂質抗体症候群でしょうか？

安田充孝

Point
- 抗リン脂質抗体は「機能的検査」と「免疫学的検査」によって測定する
- APSの新分類基準は臨床試験における患者分類で用いられることが想定されている
- APSの治療は抗リン脂質抗体のプロファイルによって強度が異なる

Keyword　抗リン脂質抗体症候群　　札幌クライテリア・シドニー改変APS分類基準
ACR/EULAR APS新分類基準

はじめに

　　抗リン脂質抗体症候群（antiphospholipid syndrome：APS）は抗リン脂質抗体（antiphospholipid antibody：aPL）の存在下で起こる自己免疫性血栓症ならびに妊娠合併症と定義されます．aPLは血栓症や妊娠合併症の発症に関して病原性のある自己抗体とされており，全身性エリテマトーデス（systemic lupus erythematosus：SLE）の分類基準にも採択されている点から，APSはSLEの類縁疾患であるともいえます[1]．一方で，aPLをどのような症例で，どのタイミングで測定すべきなのか，また一度陽性となったaPLをいつまでフォローすべきかなど，実臨床上で解釈に困る自己抗体の1つであることは否めません．さらに2023年には米国リウマチ学会・欧州リウマチ学会（ACR/EULAR）から新しいAPSの分類基準が発表されるなど[2]，近年のアップデートがめまぐるしい領域でもあります．本項では実際に遭遇するかもしれないAPS疑い症例の検討を通して，aPLの検出方法，新旧APS分類基準の比較やaPL陽性例のマネジメントについて概説します．

> **症例：微小脳梗塞あり，抗リン脂質抗体陽性の40歳代男性**
>
> 　40歳代男性．めまいを自覚した際に近医脳神経外科で微小な脳梗塞を指摘されたが，急性期病変ではなくめまいとの関連性は低いと判断された．軽度の肥満と健診で中性脂肪高値を指摘された既往はあるものの高血圧や糖尿病といった脳梗塞のリスク因子は有しておらず，原因検索目的に抗リン脂質抗体を測定されたところ抗カルジオリピン抗体（aCL）陽性と判明し，抗リン脂質抗体症候群の疑いで当科へ紹介となった．

　　さて，この症例は果たしてAPSと診断すべきなのでしょうか？

表1 ◆ 抗リン脂質抗体症候群（APS）の分類基準

臨床基準
1. 血栓症 　画像診断，あるいは病理学的に確認された血管壁の炎症を伴わない動静脈あるいは小血管の血栓症
2. 妊娠合併症 　a. 妊娠10週以降で，他の原因のない正常形態胎児の死亡，または 　b. ①子癇，重症の妊娠高血圧腎症または②胎盤機能不全による妊娠34週以前の正常形態胎児の早産，または 　c. 3回以上続けての妊娠10週以前の流産（母体の解剖学的異常，内分泌学的異常，父母の染色体異常を除く）

検査基準
1. International Society of Thrombosis and Hemostasis のガイドライン[4]に基づいた測定法でループスアンチコアグラントが12週間以上の間隔をおいて2回以上検出される
2. 標準化されたELISA法において，中等度以上の力価の（＞40 GPL or MPL，または＞99パーセンタイル）IgG型またはIgM型の抗カルジオリピン抗体が，12週間以上の間隔をおいて2回以上検出される
3. 標準化されたELISA法において，中等度以上の力価の（＞99パーセンタイル）IgG型またはIgM型の抗β_2-グリコプロテインI抗体が，12週間以上の間隔をおいて2回以上検出される

（文献3より筆者が翻訳）

❶ APSの分類基準

　APSの分類基準として現在まで幅広く用いられているのが2006年に発表された札幌クライテリア・シドニー改変APS分類基準（以下，札幌クライテリア）です[3]．臨床基準と検査基準の2つからなり，画像診断などにより証明された動静脈血栓症あるいは妊娠合併症のうち1項目以上が存在し，かつ検査基準のうち1項目以上が12週以上の間隔をあけて2回以上証明されるときにAPSと分類します（表1）．したがって，APSの分類基準を満たすにはaPLは少なくとも2回以上，それも12週以上あけてaPLを測定する必要があります．本症例では脳梗塞が存在するため臨床所見は満たしていますが，aCLは1回陽性となったのみですので札幌クライテリアを用いる場合は初回の検査日から12週以降にaPLを再検してはじめてAPSと分類できるかが判断できるということになります．したがって，aPL陽性例の紹介を受けた場合，まずは「**12週後にaPLを再検して再現性があるかを確認する**」という方針がほぼ自動的に決まります．

　2023年に発表されたAPSの新分類基準は，従来の臨床所見のほかに微小血管病変や心臓弁膜症，血小板減少といった項目が追加され，6つの臨床項目と2つの検査項目で構成されています．それぞれの項目で血栓症リスクの有無や抗リン脂質抗体価などによって点数の重みづけがなされており，臨床項目と検査項目の点数合計がそれぞれ3点以上の場合にAPSと分類されます（表2）．新基準は旧基準と比較して特異度が高くなったことが特徴ですが，臨床試験における患者分類を念頭に置いた基準であり，実臨床では引き続き札幌クライテリアを分類に用いることが可能です．原発性抗リン脂質抗体症候群は厚生労働省が定める指定難病ですが[5]，その指定難病基準は，札幌クライテリアをもとに作成されています（表2）．抗リン脂質抗体が陽性であった場合，血栓症の検索をどこまで行うかについては一定の見解が存在しないのが現状ですが，基本的には血栓症を疑う臨床所見があった場合に抗リン脂質抗体を測定することが重要です．新分類基準における微小血管病変についても臨床症状に応じた画像検査を行うことが重

6　抗リン脂質抗体が陽性ですが，抗リン脂質抗体症候群でしょうか？　　53

表2◆抗リン脂質抗体症候群（APS）のACR/EULAR新分類基準

組み入れ基準：		≧1臨床項目＋1検査項目（抗リン脂質抗体陽性）			
臨床項目	**点数**				**点数**
D1. 静脈血栓塞栓症（VTE）：VTE高リスク	1	D2. 動脈血栓症：心血管疾患（CVD）高リスク			2
VTE高リスクではない	3	心血管疾患（CVD）高リスクではない			4
D3. 微小血管病変：		D4. 産科項目：			
疑い：分岐状皮斑（診察），リベド血管症（診察），急性/慢性aPL腎症（診察 or 検査），肺胞出血（症状 and 画像）のいずれかを認める	2	3回以上連続初期流産（＜10週）and/or 早期胎児死亡（＜16週）			1
確実：リベド血管症（病理），急性/慢性aPL腎症（病理），肺胞出血（気管支肺胞洗浄（BAL）or 画像），心筋疾患（画像 or 病理），副腎出血（画像 or 病理）のいずれかを認める	5	重症所見を伴う妊娠高血圧腎症（PEC）のない胎児死亡（≧16週＜34週）or 重症所見を伴う胎盤循環不全（PI）のない胎児死亡（≧16週＜34週）			1
		重症所見を伴うPEC or 重症所見を伴うPI（＜34週）：胎児死亡の有無を問わず			3
		重症所見を伴うPEC and 重症所見を伴うPI（＜34週）：胎児死亡の有無を問わず			4
D5. 心臓弁膜症：肥厚	2	D6. 血小板減少症（2〜13万/μL）			2
疣贅	4				
検査項目（抗リン脂質抗体）	**点数**				**点数**
D7. ループスアンチコアグラント（LAC）陽性：		D8. 抗カルジオリピン抗体（aCL）/抗β2GPI（aβ2GPI）抗体陽性：			
1回のみ	1	IgM陽性：中・高力価　aCL and/or aβ2GPI			1
持続陽性（少なくとも12週間隔）	5	IgG陽性：中力価　aCL and/or aβ2GPI			4
		高力価　aCL　or　aβ2GPI			5
		高力価　aCL　and　aβ2GPI			7
合計スコア：		臨床項目≧3点 AND 検査項目≧3点であれば，APSと分類する			

（文献2より筆者が翻訳）

要であり，当院でも抗リン脂質抗体が陽性で無症状の場合には全例で血栓症検索を行っているわけではありません．個々の症例にもよりますが，SLEの診断がはっきりしているケースや血栓症をすでに発症しているケースで抗リン脂質抗体が再現性をもって陽性である場合には造影CT，脳MRIと下肢静脈超音波検査などで血栓症検索を行っていることが多いかと思います．

❷ 抗リン脂質抗体の検出方法

抗リン脂質抗体の理解を複雑にしている原因の1つに，aPLの種類と検出方法が複数存在することがあげられます．APSの分類基準に含まれているaPL（criteria aPL）にはループスアンチコアグラント（lupus anticoagulant：LA），抗カルジオリピン抗体（anti-cardiolipin antibody：aCL），抗β2グリコプロテインⅠ（β2-glycoprotein Ⅰ：β2GPI）抗体（anti-bβGPI antibody：aβ2GPI）の3つがありますが，LAとその他のaPLとで検出方法が大きく異なります．詳細な測定原理は省略しますが，LAは「凝固検査」で，その他のaPLはELISA（enzyme-linked immunosorbent assay）法やELISA法以外で測定できる「免疫学的検査」でそれぞれ検出されます．したがって，LAと免疫学的検査は別々にオーダーする必要があります．

1） 抗リン脂質抗体の測定

　新分類基準に準拠した場合，LA検査試薬2種類（dRVVT系LA，APTT系LA）を用い，3ステップ（スクリーニング試験，クロスミキシング試験，確認試験）のすべてを行う必要がありますが，本邦においては保険診療の問題から同時にこれら2つの検査を行うことが困難です．したがって，通常の凝固検査で活性化部分トロンボプラスチン時間（activated partial thromboplastin time：APTT）延長の有無を確認し，APTT延長があった場合に凝固因子欠損を除外する目的でクロスミキシング試験を行い，その後にLA検査試薬2種類を外部委託することになります．また，本邦ではaβ2GPI IgG/IgMのELISAは保険収載されていないため，本邦においては通常の保険診療で新分類基準を用いてAPSを分類することはできません．

　そのため，これまではβ2GPI依存性aCL（ヤマサ醤油株式会社）をaβ2GPI IgGの代替として用いていましたが，CLIAを測定原理としたINOVA社（本邦ではアイ・エル・ジャパン株式会社）の「クアンタフラッシュ APSシリーズ aCL-IgG/IgM，aβ2GPI-IgG/IgMの4項目同時測定：抗リン脂質抗体パネル検査」，CLEIAを測定原理とした株式会社医学生物学研究所（MBL社）の「ステイシア MEBLux™ テスト β2GPI IgG/IgM」，FIAを測定原理としたバイオ・ラッド ラボラトリーズ株式会社の「BioPlex APLS aCL-IgG/IgM，aβ2GPI-IgG/IgMの4項目同時測定」が保険収載されました．

　上記をまとめると，血栓症や妊娠合併症が見られ，ほかの明らかな原因がなくAPSが疑わしい場合はAPTT延長が見られるかどうかのスクリーニング検査を行い，延長が見られる場合はLAを測定し，さらにaPLパネル検査などでaCL-IgG/IgM，aβ2GPI-IgG/IgMを測定します．12週以上あけて2回測定し持続的にaPLが陽性となった場合，APSと分類することが可能になります．

❸ 測定すべきaPLの種類とその臨床的意義

1） aPLは何種類測定すればよいのか？

　本症例はaCL陽性でAPS疑いとされ，紹介となりました．札幌クライテリアには陽性となるaPLの数は問われておらず，一見するとすべてのaPLを測定する必要性はないように思えます．しかし，APSの診療においては，複数のaPLが陽性であること，LAが持続陽性であること，高力価のaPLが持続陽性であることなどが「ハイリスクaPLプロファイル」とされ，特にLA，aCL，aβ2GPIの3つが陽性であるtriple positive例はAPSにおいて最も強力な血栓リスクであると報告されています[6]．これらを踏まえると，原因不明の血栓症やAPTT延長，くり返す流産などAPSが疑わしい症例では機能的検査と免疫学的検査によってcriteria aPLを網羅的に検索することが推奨されるといえます．

本症例の最終診断

ウイルス感染症による一過性のaPL陽性

■ 最終診断に至ったプロセス

　本症例は脳梗塞を疑うMRI所見は見られたものの，aCL陽性を一度指摘されたのみであり初診の時点では分類基準を満たしていなかった．血液検査や尿検査で血球減少，腎障害，尿蛋白，尿潜血などは見られず，抗核抗体や抗dsDNA抗体，抗Sm抗体を含む各種自己抗体も陰性であった．経胸壁心エコー検査でも明らかな異常を認めず，SLEとも分類されないと考えられた．約12週後にaPLパネル検査を施行し，造影CT検査で全身の血栓検索を行う方針としたところ，aCLは陰転化しており，造影CTでも血栓症を示唆する所見は見られなかった．追加で病歴聴取を行ったところ，脳神経外科を受診した日の1週間ほど前にCOVID-19を発症していたことが判明し，ウイルス感染による一時的なaPL陽性[7]をみていた可能性が考えられた．無症状ではあるものの脳梗塞を発症していたことが否定できないため，脂質異常症に対する栄養指導と薬物治療を行いつつ1年後にaPLおよび脳MRIを再検し，新規の血管病変や陽性のaPLがなければ脂質異常症の治療を継続する方針とした．

> **ひとことパール**
>
> aPL陽性例では，12週以降にaPLを再検して再現性があるかを確認する．

❹ APSの治療

　本症例はaPL陰性と判断されたため積極的な血栓症予防は行いませんでしたが，aPLが陽性で血栓症や妊娠合併症発症がない場合，あるいは血栓症を発症した既往がある場合は抗血小板薬や抗凝固薬による血栓症予防がAPS治療の主眼となります．下記に1次予防，2次予防に分けて概説します．

1）1次予防

　1次予防はここでは血栓症既往のないaPL陽性患者に対する血栓予防治療を指します．ガイドラインでは非血栓症既往のaPL陽性患者への一律な抗血栓療法は推奨していませんが，高リスク例（triple positive，aPL高力価例，血栓症リスク要因を複数有する患者）では低用量アスピリン（low-dose aspirin：LDA，75〜100 mg/日）の内服が提案されています．

2）2次予防

a）静脈血栓症で発症したAPS

　静脈血栓症の2次予防としてはワルファリン（PT-INR 1.5〜2.5）が推奨されています．ワルファリンの治療強度については，深部静脈血栓症（DVT）を認めたAPS患者における2つのRCTで検証されています[8, 9]．PT-INR 2.0〜3.0で治療した群とPT-INR 3.0〜4.0の高強度で治療した群の比較では，高強度での治療は血栓予防において有意性を示せず，出血リスクが高いことが示されました．日本人はワルファリンによる出血リスクがより高いことを考慮してガ

イドラインではPT-INRの推奨が1.5〜2.5に設定されています．また近年，心房細動やDVTの治療において直接経口抗凝固薬（direct oral anticoagulant：DOAC）が使用されることが多くなっていますが，APSにおいては3件のRCTでワルファリンとリバーロキサバンの効果が比較されており[10〜12]，リバーロキサバンで血栓症の再発率が高い傾向を示し，aPL 3種陽性（triple positive）の高リスク例では有意に血栓症再発率が上昇していました．このことから，特にtriple positiveのAPS患者においてはリバーロキサバンによる治療を行わず，ワルファリンを用いることが提案されています．

b) 動脈血栓症で発症したAPS

APSの動脈血栓症の2次予防に抗血小板薬と抗凝固薬のどちらを用いるかは長らく議論されてきた課題です．2019年のEULAR recommendationではワルファリン単剤もしくはワルファリンとLDAの併用を推奨していますが，エビデンスレベルはCでありRCTは存在しません．当科からの報告では抗血小板薬の併用はワルファリン単独に対して有意な再発予防効果が見られることを示しています[13]．本報告が本邦の患者における解析であること，日本において欧米よりワルファリンの治療強度が低いことを加味して，本邦のガイドラインではワルファリン単独よりも抗血小板薬（単独もしくは2剤併用）または抗血小板薬とワルファリンの併用を推奨しています．また，LDAとLDA＋ワルファリンの血栓症再発抑制効果を比較した研究では，LDA＋ワルファリン群で有意に血栓症再発抑制効果があり，かつ出血症状は有意差なしであった[14] ことからLDA単独よりもLDA＋ワルファリンが推奨されています．

おわりに

APSは出会う頻度こそ高くないと思われますが，分類基準がaPLの有無に依存しているため，疑ってaPLを測定することではじめて診断できる疾患といえます．本項に目を通していただいた先生方が若年者の原因不明の凝固検査異常や血栓症，くり返す流産などをみた際にAPSを鑑別疾患の1つにあげていただき，患者さんの予後改善につながることを祈念いたします．

> ### ここがポイント　結局抗リン脂質抗体っていつとればいいんですか？
>
> 本文では抗リン脂質抗体症候群の分類や検査法に関して解説しましたが，実臨床においてスクリーニングとしてaPLを測定することはまずないと思われますし，臨床的なアプローチとしてそもそも適切でないように思います．実際にどのような患者さんをみたときにaPLの測定を想起し，APSを疑うべきかということに関しては一定の正解はないかもしれませんが，個人的には1）SLEが疑わしい症例，2）原因不明のAPTT延長がある若年例，3）習慣流産歴のある症例，4）動脈硬化リスクの乏しい脳梗塞やくり返す静脈血栓症，などになると考えています．APSの症例を多く扱う当科でも原発性APSの症例は決して多くなく，やはりSLEに合併したAPSや血栓症がなくaPLのみ持続陽性のSLEが多い印象です．

6　抗リン脂質抗体が陽性ですが，抗リン脂質抗体症候群でしょうか？　　57

◆ 文 献

1) 渥美達也：抗リン脂質抗体症候群の検査と治療. 104：513-518, 2015

2) Barbhaiya M, et al：2023 ACR/EULAR antiphospholipid syndrome classification criteria. Ann Rheum Dis, 82：1258-1270, 2023 [PMID：37640450]

3) Miyakis S, et al：International consensus statement on an update of the classification criteria for definite antiphospholipid syndrome (APS). J Thromb Haemost, 4：295-306, 2006 [PMID：16420554]

4) Devreese KMJ, et al：Guidance from the Scientific and Standardization Committee for lupus anticoagulant/antiphospholipid antibodies of the International Society on Thrombosis and Haemostasis: Update of the guidelines for lupus anticoagulant detection and interpretation. J Thromb Haemost, 18：2828-2839, 2020 [PMID：33462974]

5) 厚生労働省：指定難病の概要、診断基準等、臨床調査個人票（告示番号1〜341）※令和6年4月1日より適用. https://www.mhlw.go.jp/stf/newpage_36011.html

6) Pengo V, et al：Antibody profiles for the diagnosis of antiphospholipid syndrome. Thromb Haemost, 93：1147-1152, 2005 [PMID：15968401]

7) Uthman IW & Gharavi AE：Viral infections and antiphospholipid antibodies. Semin Arthritis Rheum, 31：256-263, 2002 [PMID：11836658]

8) Finazzi G, et al：A randomized clinical trial of high-intensity warfarin vs. conventional antithrombotic therapy for the prevention of recurrent thrombosis in patients with the antiphospholipid syndrome (WAPS). J Thromb Haemost, 3：848-853, 2005 [PMID：15869575]

9) Cohen H, et al：Rivaroxaban versus warfarin to treat patients with thrombotic antiphospholipid syndrome, with or without systemic lupus erythematosus (RAPS): a randomised, controlled, open-label, phase 2/3, non-inferiority trial. Lancet Haematol, 3：e426-e436, 2016 [PMID：27570089]

10) Cohen H, et al：Rivaroxaban versus warfarin to treat patients with thrombotic antiphospholipid syndrome, with or without systemic lupus erythematosus (RAPS): a randomised, controlled, open-label, phase 2/3, non-inferiority trial. Lancet Haematol, 3：e426-e436, 2016 [PMID：27570089]

11) Pengo V, et al：Rivaroxaban vs warfarin in high-risk patients with antiphospholipid syndrome. Blood, 132：1365-1371, 2018 [PMID：30002145]

12) Ordi-Ros J, et al：Rivaroxaban Versus Vitamin K Antagonist in Antiphospholipid Syndrome: A Randomized Noninferiority Trial. Ann Intern Med, 171：685-694, 2019 [PMID：31610549]

13) Ohnishi N, et al：Efficacy of dual antiplatelet therapy for preventing recurrence of arterial thrombosis in patients with antiphospholipid syndrome. Rheumatology (Oxford), 58：969-974, 2019 [PMID：30508199]

14) Okuma H, et al：Comparison between single antiplatelet therapy and combination of antiplatelet and anticoagulation therapy for secondary prevention in ischemic stroke patients with antiphospholipid syndrome. Int J Med Sci, 7：15-18, 2009 [PMID：20046230]

第1章 自己抗体などの異常からの紹介

7 抗ARS抗体が陽性ですが，抗ARS抗体症候群でしょうか？

三宅啓史

> **Point**
> - 抗ARS抗体症候群は多彩な臨床症状を呈する炎症性筋疾患である
> - 抗ARS抗体陽性例でも，非典型的な症状では慎重な再評価が必要である
> - 抗ARS抗体測定結果は偽陽性の可能性を考慮し，臨床像と総合的に判断する

Keyword 抗ARS抗体症候群　顕微鏡的多発血管炎

はじめに

　筋力低下を主訴とする患者では，皮膚筋炎や抗ARS抗体症候群などの炎症性筋疾患が重要な鑑別疾患にあげられます．診断補助として筋炎関連自己抗体の測定が行われることがありますが，自己抗体陽性だからといって必ずしも炎症性筋疾患とは限りません．特に非典型的な臨床像である場合や他疾患の可能性が示唆される場合には，抗体結果に依存せず，診断を慎重に再評価する必要があります．

> **症例**
> 　70歳女性．10日前から悪化する多関節痛と筋力低下を主訴に受診．初診時に抗ARS抗体陽性で，抗ARS抗体症候群が疑われ紹介された．診察上，筋把握痛は認めるものの，活動性の関節炎，レイノー現象，機械工の手などは認めなかった．

1 抗ARS抗体とは

　抗ARS抗体（anti-aminoacyl-tRNA synthetase antibody）は，アミノ酸をtRNAに結合させる酵素であるアミノアシルtRNA合成酵素を標的としています．代表的な抗ARS抗体である抗Jo-1抗体は，ヒスチジルtRNA合成酵素（ヒスチジンをtRNAに結合させる酵素）に対する自己抗体です．同様に，各アミノ酸について，アミノアシルtRNA合成酵素に対する自己抗体が発見されています（表1）．

　抗ARS抗体の測定方法にはいくつかの方法があり，主なものに以下があげられます．

表1◆抗ARS抗体と対応抗原

抗ARS抗体の種類	対応抗原
抗Jo-1抗体	ヒスチジルtRNA合成酵素
抗PL-7抗体	スレオニルtRNA合成酵素
抗PL-12抗体	アラニルtRNA合成酵素
抗EJ抗体	グリシルtRNA合成酵素
抗OJ抗体	イソロイシルtRNA合成酵素
抗KS抗体	アスパラギニルtRNA合成酵素
抗Zo抗体	フェニルアラニルtRNA合成酵素
抗Ha抗体	チロシルtRNA合成酵素
抗CARS抗体	システニルtRNA合成酵素
抗VARS抗体	バリルtRNA合成酵素

（文献1, 2より引用）

《抗ARS抗体の主な測定方法》
- ELISA法（enzyme-linked immunosorbent assay）
- ラインブロット法
- RNA免疫沈降法（RNA-immunoprecipitation assays）

　日常診療では，MESACUP™ anti-ARSテスト（株式会社 医学生物学研究所）を用いてELISA法で抗ARS抗体を測定することが可能です．ただし，この検査では，多数存在する抗ARS抗体のうち，抗Jo-1抗体，抗EJ抗体，抗PL-7抗体，抗PL-12抗体，抗KS抗体の5種類しか測定できないこと，個々の抗ARS抗体に関する詳細な情報は得られないことに留意が必要です．また，RNA免疫沈降法をゴールドスタンダードとすると，**ELISA法による測定ではしばしば偽陽性を呈する**ことが報告されており[3]，測定結果の解釈には注意が必要です．

❷ 抗ARS抗体症候群とは

　抗ARS抗体症候群（anti-synthetase syndrome：ASSD）は，**発熱，筋炎，間質性肺疾患，関節炎，レイノー現象，機械工の手**の6症状を特徴とし[4]，抗ARS抗体の存在によって定義される炎症性筋疾患の一種です[5]．

　ASSDは，1990年にMarguerieらにより定義されて以来[6]，2010年のConnorsらの基準[7]，2011年のSolomonらの基準[8]，2015年のLegaらの基準[9]が提唱されてきました．これらはすべて抗ARS抗体の存在を必須としていますが，具体的な症状の要件に違いがあります（表2）．長らく統一された診断基準・分類基準は存在していませんでしたが，近年，ACR/EULAR Classification of Anti-Synthetase Syndrome（CLASS）プロジェクトにより，新しい分類基準が策定されました．この基準は2024年11月の米国リウマチ学会で発表されましたが，2025年2月時点で論文化されていないため，本項では詳細を割愛します．

表2◆抗ARS抗体症候群の定義

Connorsの基準（2010年）	Solomonの基準（2011年）	Legaの基準（2015年）
抗ARS抗体陽性かつ以下の1つを満たす ● 筋炎（Bohan and Peter's criteriaを満たす） ● 間質性肺疾患（ATS criteriaを満たす） ● 関節炎 ● 原因不明の発熱 ● レイノー症状 ● 機械工の手	抗ARS抗体陽性かつmajor criteriaを2つを満たす または 抗ARS抗体陽性かつmajor criteriaを1つとminor criteriaを2つを満たす ● major criteria： 　・筋炎（Bohan and Peter's criteriaを満たす） 　・間質性肺疾患（ATS criteriaを満たす） ● minor criteria： 　・関節炎 　・レイノー症状 　・機械工の手	抗ARS抗体陽性かつ以下の1つを満たす ● 筋炎 ● 間質性肺疾患 ● 関節炎または関節痛 または 抗ARS抗体陽性かつ以下の2つを満たす ● 原因不明の発熱 ● レイノー症状 ● 機械工の手

（文献10より引用）

本症例の最終診断

顕微鏡的多発血管炎

■ 最終診断に至ったプロセス

紹介受診時の主な所見は以下の通り．

【身体所見】多関節炎（小関節・大関節），筋力低下（近位筋および遠位筋），四肢の感覚鈍麻．

【検査所見】尿潜血（2＋），尿蛋白（2＋），CRP 12 mg/dL，CK 18 U/L．

その後，MPO-ANCA強陽性，腎生検で半月体形成性糸球体腎炎が判明．

筋力低下と多関節炎は抗ARS抗体症候群に合致するものの，多発単神経炎や糸球体腎炎は説明できないため，これらを一元的に説明できる顕微鏡的多発血管炎と診断した．

ひとことパール

特異的とされる自己抗体が陽性であっても，臨床像が非典型的な場合は診断の再検討が必要です．

● おわりに

抗ARS抗体症候群は自己抗体測定が診断の一助となる疾患ですが，非典型例では他疾患との鑑別が重要です．臨床医は検査結果が陽性の場合，検査後確率を過大評価する傾向があります[11]が，特異的な抗体であっても臨床像との整合性がとれない場合には，安易に診断を下さない慎重さが求められます．

ここがピットフォール　筋炎関連自己抗体が陽性になった別の症例

「特異的な自己抗体」とされている筋炎関連自己抗体が陽性であっても，最終的に別の診断に至った症例がほかにもあります．

60歳代男性が四肢筋力低下で受診し，抗Mi-2抗体陽性から皮膚筋炎が疑われました．しかし，皮膚筋炎に特徴的な皮疹はなく，ネフローゼレベルの蛋白尿，心電図で低電位，心エコーで左室肥大と顆粒状の輝度上昇を認めました．腎生検でアミロイドの沈着が確認され，最終的にALアミロイドーシスと診断されました[12]．

この症例も，典型的な臨床像が認められない場合には診断の再評価が必要であることを示しています．

◆ 文　献

1) Mahler M, et al：Idiopathic inflammatory myopathies and the anti-synthetase syndrome: a comprehensive review. Autoimmun Rev, 13：367-371, 2014［PMID：24424190］
2) Muro Y, et al：Two novel anti-aminoacyl tRNA synthetase antibodies: Autoantibodies against cysteinyl-tRNA synthetase and valyl-tRNA synthetase. Autoimmun Rev, 21：103204, 2022［PMID：36191779］
3) Shinoda K, et al：A Comparison of Line Blots, Enzyme-linked Immunosorbent, and RNA-immunoprecipitation Assays of Antisynthetase Antibodies in Serum Samples from 44 Patients. Intern Med, 61：313-322, 2022［PMID：35110513］
4) Sawal N, et al：A narrative review of interstitial lung disease in anti-synthetase syndrome: a clinical approach. J Thorac Dis, 13：5556-5571, 2021［PMID：34659821］
5) Gasparotto M, et al：Pulmonary involvement in antisynthetase syndrome. Curr Opin Rheumatol, 31：603-610, 2019［PMID：31503025］
6) Marguerie C, et al：Polymyositis, pulmonary fibrosis and autoantibodies to aminoacyl-tRNA synthetase enzymes. Q J Med, 77：1019-1038, 1990［PMID：2267280］
7) Connors GR, et al：Interstitial lung disease associated with the idiopathic inflammatory myopathies: what progress has been made in the past 35 years? Chest, 138：1464-1474, 2010［PMID：21138882］
8) Solomon J, et al：Myositis-related interstitial lung disease and antisynthetase syndrome. J Bras Pneumol, 37：100-109, 2011［PMID：21390438］
9) Lega JC, et al：Idiopathic inflammatory myopathies and the lung. Eur Respir Rev, 24：216-238, 2015［PMID：26028634］
10) Zanframundo G, et al：Defining anti-synthetase syndrome: a systematic literature review. Clin Exp Rheumatol, 40：309-319, 2022［PMID：35225224］
11) Whiting PF, et al：How well do health professionals interpret diagnostic information? A systematic review. BMJ Open, 5：e008155, 2015［PMID：26220870］
12) Nishigaichi A, et al：A Case of Amyloid Myopathy Mimicking Anti-Mi-2 Antibody-Positive Myositis. J Gen Intern Med, doi: 10.1007/s11606-024-09012-1 (Online ahead of print), 2024［PMID：39249649］

第1章　自己抗体などの異常からの紹介

8 抗セントロメア抗体が陽性ですが，全身性強皮症でしょうか？

長縄達明，安岡秀剛

Point

● 全身性強皮症（SSc）において抗核抗体は高率に検出され，抗セントロメア抗体はSSc関連自己抗体の1つである

● 抗セントロメア抗体の検出は，レイノー現象や皮膚硬化など臨床症状と組合わせることで，SScの診断や病型の予測に有用である

● SSc診断後は，早期治療介入を見据え，リスク評価に基づく臓器障害のスクリーニングを実施する

Keyword　全身性強皮症　抗セントロメア抗体　早期診断　リスク評価

はじめに

　　全身性強皮症（systemic sclerosis：SSc）は，皮膚および内臓諸臓器の線維化，末梢循環障害，自己抗体産生を特徴とする結合組織疾患です．好発年齢は30～50歳代で，女性に多く認められます．SScは個体差が大きいものの，重篤な臓器病変を伴う症例では生命予後が不良となります．近年，びまん皮膚硬化型の早期例や間質性肺疾患に対して疾患修飾療法が試みられていますが，疾患を完全に制御する薬剤はいまだ開発されていません．SScにおいては，一度生じた線維化は非可逆的なダメージとなるため，線維化が進行する前に早期診断および早期治療介入する方法が試みられています．より早期例を分類するため，2013年に米国リウマチ学会（American College of Rheumatology：ACR）と欧州リウマチ学会（European League Against Rheumatism：EULAR）が作成した分類基準が発表され[1]，さらに皮膚硬化が出現する前の超早期SSc（very early diagnosis of systemic sclerosis：VEDOSS）という概念も提唱されました[2]．これらの基準にはSSc関連自己抗体の項目があり，自己抗体はSScの診断において重要な役割を果たします．近年，臓器障害のリスク評価に基づくスクリーニングが提唱され，自己抗体はそのリスク因子の一つとして位置付けられています．本項では，抗セントロメア抗体の意義を振り返り，SScの診断と臓器障害のスクリーニングにおける役割について，症例提示を通じて解説します．

症例

　60歳代女性．10年くらい前から寒冷刺激で手指の色調変化（白→紫→赤）があり，暖めると改善するのを自覚していた．他院で逆流性食道炎に対してプロトンポンプ阻害薬を内服中．理学所見

で，手指の近位指節間関節までの皮膚硬化と手指の爪郭毛細血管異常を認めた．スクリーニングの血液検査では異常は見られなかったが，追加で抗核抗体を提出したところ1,280倍（discrete/speckle型）と陽性であり，抗セントロメア抗体が陽性であった．

❶ 抗セントロメア抗体とは

　膠原病は1942年にPaul Klempererにより報告された疾患群であり，臨床的にはリウマチ性疾患，免疫学的には自己免疫疾患，病理組織学的には結合組織疾患に分類されており，SScは古典的膠原病のなかに含まれています．SScにおいて，抗核抗体が陽性となるのは約90％とほとんどの症例で陽性になります．SSc関連自己抗体は10種類以上あり，同時に複数の自己抗体が検出されることは稀で互いに排他的であること，一度陽性となった自己抗体は他の自己抗体に変化しないという特徴があります．抗核抗体は間接蛍光抗体法（indirect immunofluorescence staining：IIF）で測定され，染色型と力価の情報を得ることができます．抗核抗体が陽性の場合，個々のSSc関連自己抗体を測定しますが，その測定する方法の代表的なものはELISA（enzyme-linked immunosorbent assay）です．代表的な抗セントロメア抗体，抗トポイソメラーゼI抗体，抗RNAポリメラーゼIII抗体，抗U1-RNP抗体ではELISAでの測定が保険収載されていますが，他の自己抗体を検出するには免疫沈降法による測定法が必要です．また，測定方法には二重免疫拡散法などもあり，自己抗体が陽性という結果をみた場合は，その測定方法まで確認する必要があります．近年，ラインブロット法により測定するEUROLINEや，自己抗原アレイチップを用いたA-Cube®など，自己抗体群を同時に測定する方法も開発されています．

　抗セントロメア抗体は，1980年に報告され，対応抗原はCENP-A，CENP-B，CENP-Cです．主要な自己抗原はCENP-Bで，同抗原に対するELISAにより測定されます．抗セントロメア抗体は抗核抗体の染色型が特徴的であり，IIFで特定することが可能です．本邦では全身性強皮症の患者は約3万人といわれていますが，抗セントロメア抗体は健常者の約0.9％で検出されると報告されており[3]，これは本邦だと約100万人に相当します．また，抗セントロメア抗体が陽性になる疾患としては，SSc以外に原発性胆汁性肝硬変やシェーグレン症候群などがあります．

❷ SScの診断における抗セントロメア抗体の意義

　抗セントロメア抗体はSSc患者のうち約30％で陽性と報告されています[3]．SScにおける抗セントロメア抗体の陽性尤度比（likelihood ratio：LR）は，健常者と比較すると327倍，ほかの膠原病と比較すると12.5倍であることが報告されており，抗セントロメア抗体はSScに対して特異性が高いとされています[3]．また，これまで1980年のACR基準が診断に用いられていましたが，SScの早期例や限局皮膚硬化型SSc（limited cutaneous SSc：lcSSc）の一部の診断が難しく，検出感度が低いという課題がありました[4]．1980年ACR基準に爪郭毛細血管異常と毛細血管拡張症の所見を加えて検討した結果，lcSSc患者の検出感度が34％から89％まで上昇したと報告されています[5]．これを受け，2013年にはACR/EULARが新たな分類基準を策定しま

64　「この患者さんリウマチ・膠原病かも？」と迷ったときの診断のカンどころ

表1◆全身性強皮症（SSc）の分類基準（ACR/EULAR，2013）

項目	副項目	点数
両手指のMCP関節より近位の皮膚硬化	−	9
手指の皮膚所見（高得点をカウント）	手指腫脹（puffy fingers）	2
	MCP関節からPIP関節の皮膚硬化	4
指尖の皮膚病変（高得点をカウント）	指尖部潰瘍	2
	指尖部陥凹性瘢痕	3
毛細血管拡張症	−	2
爪郭毛細血管異常	−	2
肺病変（いずれか）	肺動脈性肺高血圧症 間質性肺疾患	2
レイノー現象	−	3
SSc関連自己抗体（いずれか）	抗セントロメア抗体 抗Scl-70/トポイソメラーゼI抗体 抗RNAポリメラーゼIII抗体	3
合計9点以上で全身性強皮症と分類する		

手指硬化のない場合や，全身性強皮症に類似する疾患（腎性全身性線維症，全身性のモルフィア，好酸球性筋膜炎，糖尿病性浮腫性硬化症，硬化性粘液水腫，肢端紅痛症，ポルフィリア，硬化性苔癬，GVHD，糖尿病性手関節症など）には適応しない.
（文献1より引用）

した（表1）[1]. 本基準には，微小血管障害と自己抗体の項目が取り入れられ，SScの病態がより反映されています. その結果，新基準の感度と特異度はそれぞれ91%，92%と従来の基準と比べて高く，専門医の診断により近いものとなっています.

　SScでは，レイノー現象や爪郭毛細血管異常などの末梢循環障害が皮膚硬化に先行して現れることが知られています[6]. レイノー現象のみの患者を対象とした20年間の前向き研究では，ベースライン時にSSc関連自己抗体と強皮症パターンの爪郭毛細血管異常の両方が認められた患者のうち65.9%が5年後に，約80%が20年後にSScと確定診断されています[7]. 一方で，SSc関連自己抗体をもたず，レイノー現象と非強皮症パターンの爪郭毛細血管所見があった患者では，5年後の追跡調査時にSScを発症したのはわずか1.3%にとどまりました. さらに，レイノー現象のある患者を対象とした5年間の追跡調査では，2013年ACR/EULAR分類基準を満たす患者の割合が，抗核抗体および手指腫脹で79.0%，SSc関連自己抗体と手指腫脹で94.1%，爪郭毛細血管異常と手指腫脹で69.2%，爪郭毛細血管異常とSSc関連自己抗体で82.2%であることが示されました[2]. したがって，レイノー現象の症状がある患者において，手指腫脹と抗核抗体が認められ，キャピラロスコピーで強皮症パターンが確認されるかSSc関連自己抗体が存在する場合は，超早期SSc（VEDOSS）と分類することが提唱されました（図1）. これらの患者群はSScに進展する臨床的妥当性が高いことが確認されており，その識別において抗セントロメア抗体は有用とされています.

　抗セントロメア抗体は，病型分類や臓器障害の予測にも有用とされています. SSc関連自己抗体は，皮膚硬化の範囲によって定義される病型と関連していることが知られています. また，検出された自己抗体によって関連する臓器障害は異なるため，これらを組合わせることで臓器障害の予測に有用であると考えられます[8]（図2）.

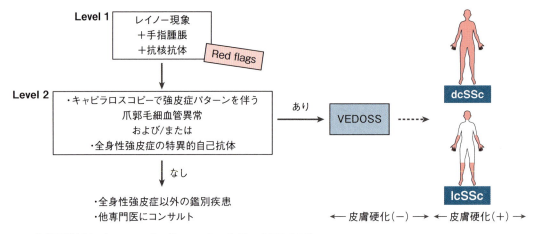

図1◆超早期SSc（very early diagnosis of SSc：VEDOSS）
dcSSc：diffuse cutaneous SSc（びまん皮膚硬化型SSc）
lcSSc：limited cutaneous SSc（限局皮膚硬化型SSc）
（文献2を参考に作成）

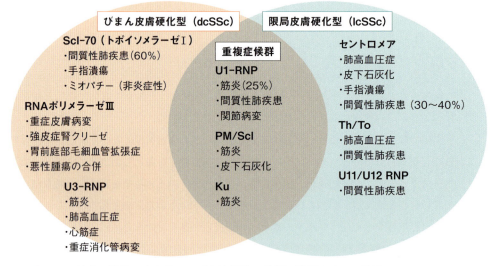

図2◆SSc関連自己抗体の臨床的および血清学的な分類と臓器病変との関連
（文献8を参考に作成）

症例つづき

　レイノー現象，爪郭毛細血管異常，抗セントロメア抗体陽性，手指の皮膚硬化があり，2013年ACR/EULAR基準ではそれぞれ3点，2点，3点，4点の計12点となり，少なくとも9点以上と満たしSScと分類され，総合的にSScと診断した．罹病期間と最大の皮膚硬化の範囲を考慮し，lcSScの可能性が示唆された．また，軽度の労作時呼吸困難や乾性咳嗽はなく，聴診所見でも異常はなかった．血液検査ではNT-pro BNPが軽度高値を示し，胸部X線検査では軽度心拡大，12誘導心電図では右軸偏位が認められた．

❸ 抗セントロメア抗体と臓器障害のスクリーニングとの関連

　SScでは，個々の症例ごとに臓器障害の広がりと重症度が異なるため，SSc診断後には必ず臓器障害のスクリーニングを行います．SScは病変の可逆性が乏しいため，早期治療介入を行うためには早期診断が不可欠です．特に，SSc関連死の主な原因となる間質性肺疾患（interstitial lung disease：ILD）や肺動脈性肺高血圧症（pulmonary arterial hypertension：PAH）の評価は非常に重要です．近年，リスク評価に基づいた臓器障害のスクリーニングが提唱されており，SSc関連自己抗体はそのリスク因子の1つに位置付けられています．

　PAHは，罹病期間の長いlcSScで見られることが多いと報告されています[9]．また，毛細血管拡張や抗セントロメア抗体，抗U1-RNP抗体の存在は，PAH発症のリスクが高いとされています[10]．しかし，これらのリスク因子がなくてもPAHは発症する可能性があり，定期的なスクリーニングを行う必要があります．2022年の欧州心臓病学会・欧州呼吸器学会（ESC/ERS）による肺高血圧症のガイドラインでは，無症候性の場合は，心臓超音波検査，呼吸機能検査，BNP/NT-pro BNPなどのバイオマーカーを用いた定期的な評価を行います[11]．特に，罹病歴が3年以上で，努力肺活量（FVC）が40％以上かつ肺拡散能（DLco）が60％未満の場合は，無症候性PAHの早期検出に有用なDETECTアルゴリズム（図3）の適用が推奨され，同アルゴリズムの1項目に抗セントロメア抗体が含まれています[12]．症候性の場合は，まず心臓超音波検査を実施し，必要に応じて運動負荷心エコー，心肺運動負荷試験，または心臓MRI検査などが追加で行われます．これらの検査で症状の原因が明らかにならない場合，肺高血圧症の除外を目的として右心カテーテル検査の実施が推奨されます．

本症例の最終診断

　限局皮膚硬化型全身性強皮症（lcSSc）＋肺動脈性肺高血圧症（SSc-PAH）

■ 最終診断に至ったプロセス

　呼吸機能検査では％FVCが98％と正常範囲内であり，ILDのリスク因子は認められなかったことから，以降は定期的に呼吸機能検査を行うのみとした．一方で，DLcoは57％と低値を示し，心臓超音波検査では三尖弁逆流速度が3.5 m/sと高値であったことから，肺高血圧症の可能性が示唆された．その後，同院循環器内科で実施された右心カテーテル検査によりPAHと診断され，肺血管拡張薬による治療が開始となった．

● おわりに

　抗セントロメア抗体に関して，SScの診断と臓器病変のスクリーニングという視点から解説しました．SScをもつ患者さんの予後を改善するには，正確な診断とリスク評価に基づく臓器病変のスクリーニングを実施し，早期治療介入につなげることが重要です．

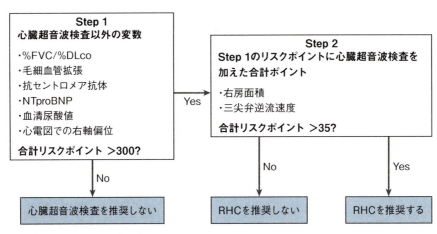

図3 ◆ DETECT アルゴリズム

FVC：forced vital capacity（努力肺活量）
DLco：diffusing capacity for carbon monoxide（肺拡散能）
RHC：right heart catherterization（右心カテーテル）
（文献12を参考に作成）

◆ 文　献

1) van den Hoogen F, et al：2013 classification criteria for systemic sclerosis: an American College of Rheumatology/European League against Rheumatism collaborative initiative. Arthritis Rheum, 65：2737-2747, 2013 [PMID：24122180]

2) Avouac J, et al：Preliminary criteria for the very early diagnosis of systemic sclerosis: results of a Delphi Consensus Study from EULAR Scleroderma Trials and Research Group. Ann Rheum Dis, 70：476-481, 2011 [PMID：21081523]

3) Reveille JD & Solomon DH：Evidence-based guidelines for the use of immunologic tests: anticentromere, Scl-70, and nucleolar antibodies. Arthritis Rheum, 49：399-412, 2003 [PMID：12794797]

4) Preliminary criteria for the classification of systemic sclerosis (scleroderma). Subcommittee for scleroderma criteria of the American Rheumatism Association Diagnostic and Therapeutic Criteria Committee. Arthritis Rheum, 23：581-590, 1980 [PMID：7378088]

5) Lonzetti LS, et al：Updating the American College of Rheumatology preliminary classification criteria for systemic sclerosis: addition of severe nailfold capillaroscopy abnormalities markedly increases the sensitivity for limited scleroderma. Arthritis Rheum, 44：735-736, 2001 [PMID：11263791]

6) Matucci-Cerinic M, et al：Review: evidence that systemic sclerosis is a vascular disease. Arthritis Rheum, 65：1953-1962, 2013 [PMID：23666787]

7) LeRoy EC & Medsger TA Jr：Criteria for the classification of early systemic sclerosis. J Rheumatol, 28：1573-1576, 2001 [PMID：11469464]

8) Saketkoo LA, et al：A comprehensive framework for navigating patient care in systemic sclerosis: A global response to the need for improving the practice of diagnostic and preventive strategies in SSc. Best Pract Res Clin Rheumatol, 35：101707, 2021 [PMID：34538573]

9) Jiang Y, et al：Factors associated with pulmonary arterial hypertension (PAH) in systemic sclerosis (SSc). Autoimmun Rev, 19：102602, 2020 [PMID：32659476]

10) 「全身性強皮症診療ガイドライン 2025年版」（厚労科研 強皮症研究班／編, 日本小児リウマチ学会, 他／協力）, 金原出版, pp121-122, 2025

11) Humbert M, et al：2022 ESC/ERS Guidelines for the diagnosis and treatment of pulmonary hypertension. Eur Heart J, 43：3618-3731, 2022 [PMID：36017548]

12) Coghlan JG, et al：Evidence-based detection of pulmonary arterial hypertension in systemic sclerosis: the DETECT study. Ann Rheum Dis, 73：1340-1349, 2014 [PMID：23687283]

第1章　自己抗体などの異常からの紹介

9 IgG4が高いのですが，IgG4関連疾患でしょうか？

大庭悠貴

Point
- IgG4が高値だからといってIgG4関連疾患とは限らない
- 特に多中心性Castleman病や好酸球性多発血管炎性肉芽腫症などが鑑別となる
- IgG4の値はあくまで1つの参考にし，臨床症状や病理所見をあわせて診断すること

Keyword IgGサブクラス　IgG4関連疾患　IgG4関連腎臓病

はじめに

　IgG4関連疾患（IgG4-related disease：IgG4-RD）は全身の臓器に腫大や結節，肥厚性病変などを引き起こす疾患です．IgGのサブクラスであるIgG4が高いことが発見のきっかけとなることも多い疾患ですが，本項では，本当にIgG4が高いことがIgG4-RDの診断につながるのか，そもそもIgG4とは何なのかについても考えてみたいと思います．

症例

　60歳代男性．X年に人間ドックで高ガンマグロブリン血症を指摘され当院を紹介受診．IgG 8,080 mg/dL，IgG4 2,120 mg/dL，IgA 431 mg/dL，IgM 263 mg/dL，IgE 1,750 U/mL，Cre 0.91 mg/dL，eGFR 65.5 mL/min/1.73m²，CRP 9.3 mg/dL，ferritin 218 μg/L，KL-6 538 U/mL，IL-6 24.5 ng/L，自己抗体はいずれも陰性であった．尿蛋白1＋（0.48 g/gCr），尿潜血2＋（＞50/HPF），CT検査で全身のリンパ節腫脹と両肺野にすりガラス陰影を認めたため，精査加療目的に入院となった．

❶ IgG4関連疾患とは

　IgG4-RDという疾患が判明するまでの歴史は長く，1888年に，Mikuliczが両側性・無痛性の涙腺・耳下腺・顎下腺腫脹を呈する男性例を報告し，リンパ腫や結核など，基礎疾患など原因が明らかでないものをMikulicz病と呼びはじめたことからはじまります．その後1933年にSjögrenが涙腺・唾液腺の異常による乾燥症状を呈し，関節炎を効率に合併する全身性疾患の報告を行ったことを機に，1944年にシェーグレン症候群が提唱され，長らくMikulicz病はシェー

9　IgG4が高いのですが，IgG4関連疾患でしょうか？　69

表1 ◆ 改定IgG4関連疾患包括診断基準（2020）

1. 臨床的および画像的診断 単一*または複数臓器に特徴的なびまん性あるいは限局性腫大，腫瘤，肥厚性病変を認める（*リンパ節のみの単独病変の場合は除く）
2. 血清学的診断 血清学的に**高IgG4血症（135 mg/dL以上）**を認める
3. 病理学的診断 以下の3項目中2つを満たす ①著明なリンパ球，形質細胞浸潤と線維化を認める ②IgG4陽性形質細胞浸潤：**IgG4/IgG陽性細胞比40％**以上かつIgG4陽性形質細胞が**10/HPF**を超える（病理組織所見） ③特徴的な線維化，特に**花筵状線維化**あるいは**閉塞性静脈炎**のいずれかを認める
上記のうち，1＋2＋3を満たすものを確定診断群（definite），1＋3を満たすものを準確診群（probable），1＋2のみを満たすものを疑診群（possible）とする

（文献4 より引用）

表2 ◆ 2019年ACR/EULARのIgG4関連疾患分類基準（除外基準）

1. 臨床所見	3. 画像所見
● **発熱（繰り返す38℃以上の発熱）** ● **ステロイド不応性**	● 明らかな腫瘍や感染症を示唆する所見 ● 急速な画像所見の進行 ● Erdheim-Chester病に合致する長管骨異常 ● 脾腫（長径14 cm以上）
2. 血液所見	**4. 病理所見**
● 原因不明の白血球減少かつ血小板減少 ● 好酸球増多（＞3,000/mm²） ● **ANCA陽性**（PR3-ANCA or MPO-ANCA） ● 抗SS-A/Ro抗体または抗SS-B/La抗体陽性 ● 抗ds-DNA抗体，抗RNP抗体または抗Sm抗体陽性 ● その他の疾患特異的自己抗体 ● クリオグロブリン血症	● 腫瘍浸潤 ● inflammatory myofibroblastic tumor ● ANCA関連血管炎を示唆する所見 　・**著明な好中球浸潤** 　・**壊死性血管炎**，fibrinoid壊死 　・肉芽腫を主体とする炎症 ● 著明な壊死 ● 単球・組織球異常による疾患の病理所見（例：Rosai-Dorfman病）
	5. 既存疾患
	● **多中心性Castleman病** ● Crohn病・潰瘍性大腸炎 ● 橋本病（甲状腺に限局している場合）

（文献5を参考に作成）

グレン症候群の一亜種とされてきました．

2001年にHamanoらにより硬化性膵炎20名において血清IgG4濃度が高いことが示されたこと[1]，また硬化性膵炎患者の尿管や膵臓組織中に多数のIgG4陽性形質細胞が見られたことから[2]，IgG4関連疾患という概念が本邦から発信されました．Mikulicz病患者の涙腺・唾液腺にもIgG4陽性形質細胞の著明な浸潤が確認されたことから，Mikulicz病はIgG4関連疾患として認識されるようになりました．

本邦から，2011年に「IgG4関連疾患包括診断基準」[3]が示され，2020年に改定されました[4]（**表1**）．いずれも臨床所見，血液所見，病理組織所見からなっています．この基準では，**血清IgG4濃度が135 mg/dL以上であること**が含まれており，米国リウマチ学会（American College of Rheumatology：ACR），欧州リウマチ学会（European Alliance of Associations for Rheuma-

エントリー基準

以下のいずれか1つを満たす
膵臓, 唾液腺, 胆管, 眼窩, 腎臓, 肺, 大動脈/後腹膜, 硬膜, 甲状腺

↓

除外基準（表2）

1. 臨床所見（clinical）
2. 血液所見（serological）
3. 画像所見（radiological）
4. 病理所見（pathological）
5. 既存疾患（specific disease exclusions）

↓

組み入れ基準

1. 病理所見	0～ +13
2. IgG4免疫染色所見	0～ +16
3. 血清IgG4濃度	0～ +11
4. 両側の涙腺・耳下腺・舌下腺・顎下腺	0～ +14
5. 胸部	0～ +10
6. 膵臓および胆管	0～ +19
7. 腎臓	0～ +10
8. 後腹膜	0～ +8

血清IgG4濃度

正常あるいは未測定	0
正常値以上, 2倍未満	+4
正常値の2～5倍	+6
正常値の5倍以上	+11

＞20ポイントを**IgG4関連疾患**と分類（感度82.0%, 特異度97.8%）

図1◆2019年ACR/EULARのIgG4関連疾患分類基準
（文献5を参考に作成）

tology：EULAR）による分類基準（表2）における組み入れ基準（inclusion criteria）のなかに血清IgG4濃度が含まれ（図1），本邦の基準が踏襲され，血清IgG4濃度は135 mg/dL以上となっています[5]．

2 そもそもIgG4とは何なのか？

1）IgG4の構造

IgGにはIgG1，IgG2，IgG3，IgG4の4つのサブクラスがあります．いずれも免疫応答，特に感染症やアレルギー反応において重要な役割を果たしますが，Fc受容体のタイプによる親和性や補体活性化能がサブクラスにより異なります．

IgG4はIgGの3～6％程度を占めています．図2に示すように，IgG4の分子は，2つの重鎖と2つの軽鎖がジスルフィド結合によって結合したものです．ヒンジ部で2本の重鎖が結合し，二量体を形成しています．軽鎖と重鎖には，抗原結合部位である可変部と，抗体がエフェクター機能を発揮する際に重要な定常部があり，それぞれFab領域とFc領域に分けられます．ここまでは他のサブクラスと共通しています．IgG4は，この定常部のCH2ドメインのヒンジ部の228番目のプロリンがセリンに置換することで，結合がはずれ単量体となり，Fab-armの交換（Fab arm exchange）が容易に起こるといわれています．これによりそれぞれの可変部が別の抗原を

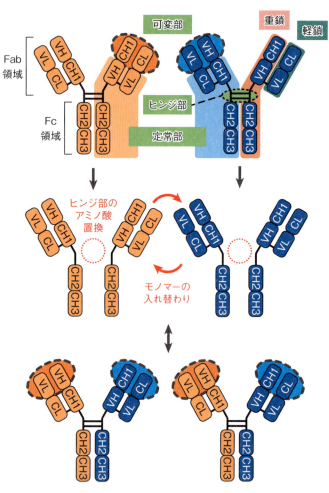

IgG4は他のIgGサブクラスと同様に
2本の重鎖と2本の軽鎖から構成され
抗原結合部位であるFab領域と
エフェクター機能を有するFc領域を有し
1分子が1種類の抗原を認識する

重鎖はヒンジ部の2本のジスルフィド結合で
結合し二量体（ダイマー）を作っている
（homobivalent IgG4）

IgG4のFc領域は他のサブクラスと異なり
補体活性化能がほとんどなく，
抗体依存性細胞傷害も弱い

CH2のヒンジ部のアミノ酸置換によって
重鎖のダイマーが単量体（モノマー）になる
モノマー同士が入れ替わりFab領域が交換される
（Fab exchange）

モノマー間に新たな結合が形成されると
1分子で2つの抗原を認識できる抗体ができる
（bispecific IgG4）

一方で1分子が抗原を架橋することができないため
大きな免疫複合体を作ることはできない

図2 ◆ IgG4の構造とFab armの交換

認識しますが，この新しい分子は大きな免疫複合体を形成することができません．またIgG4のFc領域はFcγ刺激受容体に対して親和性が低いことから，古典的補体経路（2章12参照）の活性化が妨げられ，抗原と抗体の濃度が高い環境でないと**補体の活性化が弱い**といわれています．またほかのIgGのFc領域と結合してしまうため，IgG4には**抗炎症作用**があるのではないかといわれています[6, 7]．

2）IgG4の働き

以上の構造から，IgG4には**抗炎症作用**や**免疫調整作用**があるとされます．これは臨床的に，**アレルギー反応**や**寄生虫感染症**，そして**腫瘍免疫**に関係するとされます[6]．

アレルギー反応においては，IgG4はアレルゲンと競合的に結合しIgE-抗原免疫複合体の形成を妨げたり，Fcγ受容体であるFcγRⅡbと結合し肥満細胞からの脱顆粒やアレルギーの一連の反応を阻止したりします．好酸球性食道炎や好酸球性慢性副鼻腔炎などにおいては，食物回避試験中に症状が軽減している際に，IgG4の沈着が減少することも示されています．

寄生虫感染においては，急性期ではIFNγがIL-10産生を上回り，末梢好酸球数が増加し，Th1/Th2免疫応答のバランスがとれた免疫反応が起こりますが，過剰な免疫反応が起こった際や，慢性感染となった場合に宿主を守るため，Th2免疫反応へ変化し，IL-10がB細胞に直接作用したり，あるいはIL-4によるIgG4スイッチングが促進し，IgG4産生細胞の産生と分化が促進したりします．これにより上述のような抗炎症作用を発揮していると考えられます．

悪性腫瘍においては，腫瘍の免疫寛容を引き起こしてしまう可能性が示唆されています．これも同じくTh2免疫反応によりIgG4が産生されると，胆管癌や悪性黒色腫などでは，血清IgG4濃度が高いと細胞障害性T細胞が減少することがわかっています．IgG4-RDにおいても，クローナルB細胞性リンパ腫や膵悪性腫瘍のリスクが高いことが報告されています．

3）IgG4はどのようにIgG4関連疾患を引き起こすのか？

IgG4-RDでは，IgG4産生形質細胞の浸潤が見られること，そして花筵状線維化，閉塞性静脈炎などの病理像を呈することが特徴です．しかし，IgG4関連疾患におけるIgG4の役割については，実際のところよくわかっていないというのが現状です．IgG4が自己抗原を標的として直接疾患を引き起こすのか，IgG4産生は炎症反応における過程で産生された結果であるのか，IgG4が何かしらの免疫応答を調節した結果発症しているのか，さまざまな仮説があります．

❸ IgG4が高ければIgG4関連疾患と診断してよいか？

血清IgG4の上昇はIgG4関連疾患に特徴的な所見ではありますが，**必ずしもIgG4-RDであるとは限りません**．確かに診断時の血清IgG4値の上昇の程度は，臓器障害度および再発リスクの両方と相関することも報告されており[8]，本邦の日本の大規模コホート調査では，IgG4-RD患者の95％以上で血清IgG4値の上昇が見られたことも報告されています[9]．欧米では血清IgG4値を使用することに懐疑的な意見[10, 11]もありますが，本邦では有用と思われます．ゆえに血清IgG4値は本邦の診断基準に採用され現在まで引き継がれていますが，IgG4-RD以外にも血清IgG4値が高値となる疾患を鑑別にあげることが重要です．

1）IgG4が高値となる疾患には何があるか？

ではIgG4-RD以外に，IgG4が上昇する疾患にはどのようなものがあるでしょうか．Yamamotoらの報告を見ると，IgG4高値を示す疾患で目立つものとして，**多中心性Castleman病**（multicentric Castleman disease：MCD）と，**好酸球性多発血管炎性肉芽腫症**（eosinophilic granulomatosis with polyangiitis：EGPA）があります[12]．これらは実際の臨床現場で鑑別を要する疾患です．IgG4-RDでは，ステロイドへの反応性が良好であることがほとんどですが，なかには反応性が乏しい場合があります．その際には，あらためて検査所見や病理所見を振り返り，これら他の疾患の可能性はないかを検討することが重要です．

a）多中心性キャッスルマン病（MCD）

MCDは良性リンパ増殖性疾患で，高サイトカイン血症による慢性炎症が起こり，発熱，倦怠感，体重減少，脾腫，貧血などの多彩な症状を呈します．**ポリクローナルな高ガンマグロブリ**

9 IgG4が高いのですが，IgG4関連疾患でしょうか？　73

ン血症が検査所見の特徴であり，IgG4 も高値であることが多いです．病理組織でもリンパ球や形質細胞の浸潤を呈し，IgG4/IgG 陽性細胞比も高い比率で示すことがしばしばあり，IgG4-RD の包括診断基準を definite で満たしてしまうことが多く，MCD と IgG4-RD を鑑別することはしばしば困難です[13]．ACR/EULAR の除外基準（exclusion criteria）にも，MCD の除外が含まれています（表2）[5]．

この2つを鑑別するためにはどうしたらよいでしょうか．Sato らは，**MCD では IgG4-RD と比べて，IgA，IL-6，CRP が高値であること，貧血，低アルブミン血症，低コレステロール血症，血小板増多を認めること**，そして病理学的に，**好酸球浸潤を認めず，ヘモジデリン沈着を認めること**，を示しています[14]．Sasaki らも「**眼窩，涙腺，唾液腺または膵臓の病変，アトピー歴，リンパ節病変なし**」かつ「**CRP ≦ 0.8 mg/dL，または IgA ≦ 330 mg/dL**」の組合わせは，IgG4-RD で 97.8 %，MCD では 3.0 ％にしか当てはまらなかったと述べています[13]．

b）好酸球性多発血管炎性肉芽腫症（EGPA）

好酸球性多発血管炎性肉芽腫症（EGPA）は IgG4 関連疾患と間違われやすい疾患の1つで，EGPA でも血清 IgG4 が高値となることが知られています[15]．また EGPA の活動性と血清 IgG4 は相関したことも報告されています[16]．実際に IgG4-RD と EGPA の診断基準を両方満たしながらも，腎生検で小血管の壊死性血管炎を認めたことから EGPA の診断に至った例が本邦から報告されています[17]．先に述べたように，IgG4 もアレルギーに関与することを考えると，EGPA と IgG4 に類似点が見られても不思議ではありません．しかし臨床症状として気管支喘息や好酸球増多を認め，生検で血管外への好酸球浸潤を認めながらも，EGPA は血管炎であり，IgG4-RD は腫瘤性病変を形成するという違いが起こる理由は不明です．

本症例の最終診断

多中心性 Castleman 病

■ 最終診断に至ったプロセス

胸部 X 線，CT では両肺にびまん性にすりガラス影を認め，腹部超音波検査で腹部リンパ節腫大と脾腫を認めた．腎生検では，間質に形質細胞を中心とした炎症細胞浸潤が散見され，IgG4 陽性細胞は 60 ～ 70 %を占めていた（図3A ～ C）．右鼠径リンパ節生検では濾胞構造は保たれ，濾胞間領域の拡大と血管増生を認め，濾胞間には IgG4 陽性形質細胞の増生が目立った（IgG4/IgG 比 80 %）．以上から IgG4-RD と診断され，プレドニゾロン（PSL）30 mg/ 日内服での治療を開始した．しかし治療開始3カ月経過しても CRP 4 mg/dL で下がり止まり，PSL 25 mg/ 日に減量したところ CRP は 7.6 mg/dL まで再上昇した．

本症例は，血清中 CRP，IgA，IgM，IL-6 がいずれも高値であり，リンパ節を再度詳細に検討したところ，IgA も IL-6 も陽性であり，ヘモジデリンの沈着を認めた（図3D ～ E）ことから，IgG4 関連疾患ではなく，多中心性 Castleman 病と診断が修正された．PSL はそのままで抗IL-6 受容体抗体トシリズマブの投与を開始したところ，CRP は陰転化し，ポリクローナルな免疫グロブリンはいずれも低下し，本人の全身倦怠感も消失し，現在に至っている．

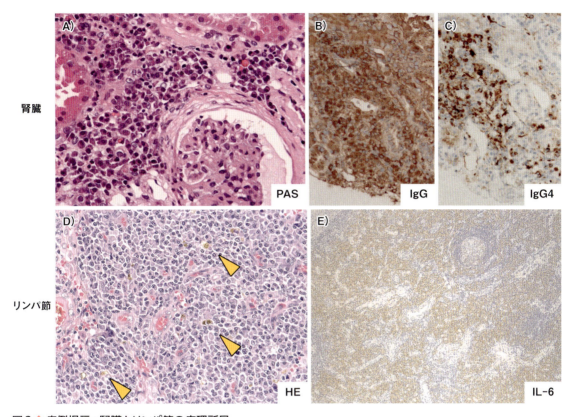

図3 ◆ 症例提示：腎臓とリンパ節の病理所見
A) 腎生検検体のPAS染色．間質に形質細胞を中心とした炎症細胞浸潤を認めた．
B) IgG免疫染色．C) IgG4免疫染色．IgG4/IgG比は70％程度．
D) 鼠径リンパ節生検HE染色．濾胞構造を保ちIgG4陽性形質細胞が増生．ヘモジデリン沈着（）を認める．
E) IL-6免疫染色．びまん性にIL-6が陽性であった．
（すべて自験例）

> **ここがポイント　結局IgG4の値はどのように考えればよいのか**
>
> まずはもちろんですが，IgG4を測定する際には，臨床所見・画像所見などから，IgG4-RDの可能性を疑うようなものがあるかどうかを考えてから行いましょう．そして血清IgG4が高値であった場合には，IgG4-RDにすぐに飛びつくのではなく，MCDやEGPAなど，IgG4が高値になるような疾患の可能性はないか，きちんと病歴聴取と診察を行い，また他のIgGサブクラスや，IgAなど他の免疫グロブリンや血算なども含めて，鑑別することが重要です．そしてIgG4-RDと診断され，治療が開始されたあとも経過をみて矛盾があれば，診断を見直すことも重要です．

おわりに

本項では，IgG4関連疾患の診断のために，血清IgG4の値は参考にはなるが，必ずしも高値

を示すものではなく，またほかの疾患との鑑別を要するものであることを述べました．逆に，血清IgG4が低値であるからといってIgG4関連疾患を否定できるものでもありません．診断にはIgG4の値によらず，合致する臨床症状と病理組織像があるかどうかをあわせて判断すべきです．

ひとことパール

IgG4関連疾患を疑う所見があってはじめてIgG4を測定すること！
IgG4が高値でも，CRPが高い場合は他の疾患も疑うこと！

◆ 文 献

1) Hamano H, et al：High serum IgG4 concentrations in patients with sclerosing pancreatitis. N Engl J Med, 344：732-738, 2001 [PMID：11236777]

2) Hamano H, et al：Hydronephrosis associated with retroperitoneal fibrosis and sclerosing pancreatitis. Lancet, 359：1403-1404, 2002 [PMID：11978339]

3) Umehara H, et al：Comprehensive diagnostic criteria for IgG4-related disease (IgG4-RD), 2011. Mod Rheumatol, 22：21-30, 2012 [PMID：22218969]

4) Umehara H, et al：The 2020 revised comprehensive diagnostic (RCD) criteria for IgG4-RD. Mod Rheumatol, 31：529-533, 2021 [PMID：33274670]

5) Wallace ZS, et al：The 2019 American College of Rheumatology/European League Against Rheumatism classification criteria for IgG4-related disease. Ann Rheum Dis, 79：77-87, 2020 [PMID：31796497]

6) Motta RV & Culver EL：IgG4 autoantibodies and autoantigens in the context of IgG4-autoimmune disease and IgG4-related disease. Front Immunol, 15：1272084, 2024 [PMID：38433835]

7) Maslinska M, et al：The Role of IgG4 in Autoimmunity and Rheumatic Diseases. Front Immunol, 12：787422, 2021 [PMID：35145508]

8) Sasaki T, et al：Risk factors of relapse following glucocorticoid tapering in IgG4-related disease. Clin Exp Rheumatol, 36 Suppl 112：186-189, 2018 [PMID：29846165]

9) Yamada K, et al：New clues to the nature of immunoglobulin G4-related disease: a retrospective Japanese multicenter study of baseline clinical features of 334 cases. Arthritis Res Ther, 19：262, 2017

10) Wallace ZS, et al：IgG4-Related Disease: Clinical and Laboratory Features in One Hundred Twenty-Five Patients. Arthritis Rheumatol, 67：2466-2475, 2015 [PMID：25988916]

11) Carruthers MN, et al：The diagnostic utility of serum IgG4 concentrations in IgG4-related disease. Ann Rheum Dis, 74：14-18, 2015 [PMID：24651618]

12) Yamamoto M, et al：Value of serum IgG4 in the diagnosis of IgG4-related disease and in differentiation from rheumatic diseases and other diseases. Mod Rheumatol, 22：419-425, 2012 [PMID：21953287]

13) Sasaki T, et al：Distinct features distinguishing IgG4-related disease from multicentric Castleman's disease. RMD Open, 3：e000432, 2017 [PMID：28959455]

14) Sato Y, et al：Multicentric Castleman's disease with abundant IgG4-positive cells: a clinical and pathological analysis of six cases. J Clin Pathol, 63：1084-1089, 2010 [PMID：20974624]

15) Yamamoto M, et al：Analysis of serum IgG subclasses in Churg-Strauss syndrome--the meaning of elevated serum levels of IgG4. Intern Med, 49：1365-1370, 2010 [PMID：20647649]

16) Vaglio A, et al：IgG4 immune response in Churg-Strauss syndrome. Ann Rheum Dis, 71：390-393, 2012 [PMID：22121132]

17) Kanda R, et al：A case of eosinophilic granulomatosis with polyangiitis as a mimicker of IgG4-related disease. Mod Rheumatol Case Rep, 4：278-282, 2020 [PMID：33087011]

第1章　自己抗体などの異常からの紹介

10　RF，抗CCP抗体が陰性の関節炎ですが，seronegative RAでしょうか？

髙梨敏史

> **Point**
> - 近年，RFや抗CCP抗体が陰性のseronegative RAが増えており，特に高齢発症RAでその頻度が高い
> - 高齢者のseronegative RAはしばしばリウマチ性多発筋痛症とmimicすることがあるが，病態や治療方針が異なるため，注意が必要である
> - RFや抗CCP抗体陰性の関節痛（関節炎）の鑑別は多岐にわたり，原因により対応が異なるため，慎重に診断を行う

> **Keyword**　高齢発症関節リウマチ　リウマチ性多発筋痛症　巨細胞性動脈炎　偽痛風　悪性腫瘍随伴症候群

はじめに

　関節リウマチ（rheumatoid arthritis：RA）は元来30～40歳代の女性に好発し，典型的にはリウマトイド因子（rheumatoid factor：RF）や抗シトルリン化ペプチド抗体（anti-cyclic citrullinated peptide antibody：抗CCP抗体）が陽性となることが多い疾患です．世界的にRAの罹病率は近年増加してきていることが報告されており[1]，そのなかでもRFや抗CCP抗体が陰性となる**seronegative RA**が特に増えてきていることが報告されています[2]．また，seronegative RAは特に65歳以上で発症する高齢発症RAでその頻度が高いことが報告されており[2,3]，超高齢社会に伴い疾患構造の変化が起こってきていることがその要因として考えられています．Seronegative RAは増加してきていますが，RF陰性，抗CCP抗体陰性の関節痛や関節炎の鑑別疾患は多岐にわたります．原因や診断により，治療の組み立て方は大きく異なるため，適切なアプローチを行い，正しい診断をすることが大切です．本項では，自己抗体陰性の関節痛や関節炎へのアプローチを解説します．

症例

70歳代，女性．

【主訴】朝のこわばり，多関節痛

生来健康（併存症や既往歴はなし）．来院の5日前から朝のこわばりが出現．こわばりと同時期

に頸部，肩，腰，股関節の痛みが出現した．近医整形外科受診し，多関節痛（一部に関節炎）に加えて，血液検査でC反応蛋白（CRP）：5.8 mg/dLと上昇を認めたが，RFや抗CCP抗体は陰性であり，seronegative RAが疑われたため，リウマチ内科宛の紹介状が作成された．1週間後のリウマチ内科外来予約を取得していたが，日に日に症状は増悪し，四肢の関節の痛みも出現し，全身痛で体動困難となり，救急外来した．

【Review of systems】陽性：発熱（37℃前半の微熱）

陰性：頭痛，視力障害，顎跛行，四肢の感覚異常・運動障害，体重減少，皮疹

【生活歴】夫と同居．直近での旅行歴，温泉歴，新規の薬剤やサプリメント使用歴はなし．

【来院時の身体所見】

意識清明 JCS0，E4V5M6，血圧120/75 mmHg，脈拍95回/分，呼吸数12回/分，SpO$_2$（室内気）96％，体温36.9℃

- 頭頸部：眼球結膜黄染なし，眼瞼結膜蒼白なし，鞍鼻なし，浅側頭動脈の怒張なし，顔面皮疹なし，リンパ節腫大なし．
- 胸部：心音純，呼吸音清．
- 腹部：平坦軟，圧痛なし．
- 四肢：左肩は疼痛のために挙上困難，圧痛著明．右股関節に著明な他動時痛あり．右肩，両肘，手関節，膝関節は腫脹はっきりしないが，軽度圧痛あり．
- 皮膚：明らかな皮疹なし，色調変化なし．
- 神経学的所見に明らかな異常はなし．

【各種検査】

- 血算：白血球13,000 / μL（好中球80％，リンパ球10％，単球6％，好酸球3％，好塩基球1％），ヘモグロビン11.8 g/dL，血小板36.8万 / μL
- 生化学：総蛋白6.6 g/dL，アルブミン2.4 g/dL，総ビリルビン0.9 mg/dL，尿素窒素25.2 mg/dL，クレアチニン0.74 mg/dL，AST 25 U/L，ALT 33 U/L，LDH 234 U/L，γGTP 35 U/L，ALP 101 U/L，Na 135 mEq/L，K 3.5 mEq/L，Cl 102 mEq/L
- 免疫：CRP 12.5 mg/dL，IgG 2,011 mg/dL，MMP-3 55 ng/mL，RF陰性，抗CCP抗体陰性，抗核抗体40倍未満，MPO-ANCA陰性，PR3-ANCA陰性，そのほか各種自己抗体陰性
- 尿検査：尿潜血3＋，尿蛋白1＋，顆粒円柱3＋
- 単純X線：明らかな心拡大なし，肺野に異常陰影なし．手足に明らかな骨びらんや関節裂隙の狭小化は認めない．
- 体幹部造影CT：左肩関節，右股関節に脂肪織濃度上昇と一部液体貯留を認める．大血管炎を示唆する所見は認めない．
- 関節エコー：上腕二頭筋腱長頭周囲に液体貯留なし．左肩関節は滑膜炎を認め，一部に液体貯留を認める．明らかな滑膜炎なし．Double contour signや石灰沈着はなし．

本症例の最終診断

劇症型A群β溶血性連鎖球菌感染症（*Streptococcus pyogenes*）に伴う化膿性関節炎，化膿性椎体炎

■ 最終診断に至ったプロセス

本症例は高齢者の急性発症の多関節痛で体動困難をきたし，救急搬送された症例である．左肩関節と右股関節には明らかな関節炎はあるものの，その他の関節は明らかな腫脹はなく，関節エコーでも関節炎は認めなかった．年齢，急性発症，大関節中心の症状，RF陰性，抗CCP抗体陰性などからリウマチ性多発筋痛症も鑑別にあがったが，肩関節，股関節の痛みに左右差が明らかにあることや末梢関節にも痛みがあること，エコー所見から非典型的と判断した．左肩関節，右股関節の軽度の液体貯留に関して，整形外科にコンサルトし穿刺を依頼したが，穿刺は困難であった．また，尿潜血陽性，顆粒円柱も陽性であり，ANCA関連血管炎などの血管炎や糸球体腎炎も鑑別にあげ，各種検査を追加したが，来院当日には確定診断には至らず，鎮痛剤を使用して経過観察する方針とした．

入院翌日に入院時に提出した血液培養2セットからA群β溶血性連鎖球菌（*Streptococcus pyogenes*）が検出された．心エコー（経胸壁，経食道）で疣贅は確認されず，感染性心内膜炎は否定的であった．追加で実施した腰椎MRIで化膿性椎体炎，椎体周囲膿瘍を認めた．尿検査の異常は，菌血症に伴う糸球体腎炎が疑われた．入院後，一時ショックバイタルとなったが，抗菌薬加療で回復し，無事退院となった．

❶ RF陰性，抗CCP抗体陰性の関節痛（関節炎）へのアプローチ

本症例は，高齢発症のseronegative RAやリウマチ性多発筋痛症にmimicした高齢者の劇症型A群β溶血性連鎖球菌感染症の症例でした．菌の侵入門戸は不明でしたが，菌血症をきたし，多発性の化膿性関節炎や化膿性椎体炎をきたし，一時重篤な状態に陥りましたが，適切な抗菌薬加療により救命が可能であった一例です．

高齢発症RAはRFや抗CCP抗体の陽性率が低いだけではなく，急性発症，大関節（肩関節，股関節，膝関節），著明な炎症反応，全身症状（発熱，倦怠感）などを伴うことも多く，若年発症RAとその特徴が大きく異なることが報告されています[4]．また上記の臨床特徴からリウマチ性多発筋痛症との鑑別が困難な例も存在しますが，本症例はseronegative RAでもリウマチ性多発筋痛症でもなく，感染症に伴う化膿性関節炎であり，初期対応を間違えるとさらに重篤な経過をたどった可能性も考えられた症例です．高齢者の場合，菌血症などをきたしても，発熱をしにくかったり，症状がはっきりしないことも多く，基本に立ち返り原因不明の急性発症の関節炎を見た場合には化膿性感染症も念頭に置き，血液培養を含めた検体提出，また本症例では穿刺が困難でしたが，液体貯留がある場合には，穿刺吸引し，原因検索を行うことが重要です．また高齢者の場合，偽痛風や悪性腫瘍随伴症候群に伴う関節炎をきたすこともあり，鑑別を広く考え，精査加療を行うことが大切です．

ひとことパール

血清反応陰性の多関節痛（関節炎）の鑑別の1つに化膿性関節炎もあげる．

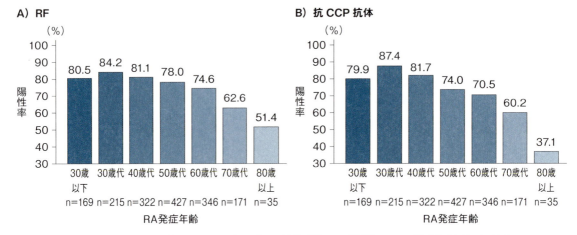

図1 ◆ リウマトイド因子(RF)と抗シトルリン化ペプチド抗体（抗CCP抗体）のRA発症年齢別の陽性率
2016〜2017年に慶應病院に受診歴があるRA患者1,685例のRFと抗CCP抗体陽性率を発症年齢別に解析．RFと抗CCP陽性率はRAの発症年齢が高くなるほど有意に低下する（p < 0.001 for Cochran-Armitage analysis）．
（文献3を参考に作成）

2 鑑別疾患

1) seronegative RA

　RF陰性，抗CCP抗体陰性のRAは一般的には15〜20％程度の頻度ですが，**RAの発症年齢が高くなると自己抗体の陽性率が低下することがわかっています**[3,4]（図1）．RAは発症年齢により臨床特徴が異なることが報告されていて，**特に抗CCP抗体陰性，急性発症，炎症反応高値が高齢発症と強く関連する因子**として抽出されています[3,4]．これら3つを満たす症例を高齢発症RAと定義し，年齢のカットオフを設定すると約70歳（68〜73歳）程度となることが報告されています[4]．高齢発症RAは血清インターロイキン-6の値も高値であることが知られており[5]，骨破壊の進行もしやすいことが報告されています[6]．診断，治療の遅れはフレイルなどにもつながりやすく，フレイルはその後の感染症での入院率や死亡率とも関連するため[7]，早期に診断，早期に治療することが肝要です．治療に関しては，高齢発症RAに関するコンセンサスステートメントが発表されており[8]，今後のさらなるエビデンスの蓄積が望まれます．

2) リウマチ性多発筋痛症

　リウマチ性多発筋痛症は50歳から高齢者に好発し，急性に肩関節や腰帯部，股関節中心に疼痛が出現する疾患であり，倦怠感，体重減少，発熱などの全身症状は40〜50％の患者で認められます．RFや抗CCP抗体の自己抗体は通常は陰性になります．診断にはACR/EULAR（米国リウマチ学会／欧州リウマチ学会）の暫定的分類基準（2012年）が使用されます（**表1**）[9]．治療に関してはプレドニゾロン15〜20 mg/日で開始し，数日から1週間程度で著明な症状の改善を認めることが多いのが特徴です．**15〜20％の患者で巨細胞性動脈炎を合併することがあり注意が必要です**．巨細胞性動脈炎を合併する場合には，リウマチ性多発筋痛症単独と異な

表1◆リウマチ性多発筋痛症暫定分類基準（ACR/EULAR：2012年）

以下基準適応上の3要件：50歳以上，両側肩部痛，CRP/血沈上昇

	エコーありの点数	エコーなしの点数
朝のこわばり（＞45分）	2	2
臀部痛または股関節の可動域制限	1	1
RF，抗CCP抗体が陰性	2	2
肩，股関節以外に関節症状なし	1	1
1つ以上の肩関節に，三角筋下滑液包炎and/or上腕二頭筋の腱鞘滑膜炎and/or肩甲上腕関節の滑膜炎and 1つ以上の股関節に，滑膜炎and/or転子部滑液包炎	1	―
両側の肩関節に，三角筋下滑液包炎or上腕二頭筋腱の腱滑膜炎or肩甲上腕関節の滑膜炎	1	―
判定	5点以上（8点満点）でPMRと分類する	4点以上（6点満点）でPMRと分類する

（文献9を参考に作成）

り，高用量グルココルチコイドで初期治療を行うのが標準治療であり，不十分な治療は脳梗塞や動脈狭窄や動脈瘤などをきたし，生命を脅かす病態であり，しっかりと評価を行う必要があります．seronegative RAが疑われるが，リウマチ性多発筋痛症も否定できないような場合には，**頭痛，発熱，顎跛行，体重減少などの病歴聴取**をしっかり行い，また**末梢関節，上腕二頭筋腱長頭周囲や浅側頭動脈に関しての理学所見やエコー所見を確認し，造影CTでの血管壁の肥厚を含めて精査**を行い，正確な診断を下すことが重要です[10]．

3）偽痛風

　高齢者に比較的多く，急性の単関節炎，慢性の多関節炎，入院中の原因不明の発熱などの際に鑑別にあがります．軸椎歯突起周囲に結晶沈着をきたすcrown dens症候群では，急性の頸部痛，発熱などで体動困難となることもあり，しばしば髄膜炎と鑑別を要することがあります．単純X線での石灰化の確認や関節穿刺により偏光顕微鏡で青く光る結晶を確認することで診断されます．Crown dens syndromeでは単純CTで軸椎歯突起周囲に石灰化を確認します．診断が確定した場合には，非ステロイド性抗炎症薬や穿刺による関節液の排液，冷却，ステロイド関節注射などが有効です．

4）腫瘍随伴症候群

　悪性腫瘍に伴ってさまざまな筋骨格系の症状が出現することがあり，腫瘍随伴症候群（paraneoplastic syndrome）と呼ばれます．悪性腫瘍の消退，再燃により腫瘍随伴症候群の症状も改善や増悪することがあり，その機序として腫瘍から産生されるホルモンやサイトカインなど液性因子や悪性腫瘍に対する免疫反応と考えられています．RAやリウマチ性多発筋痛症と類似した症状，徴候を呈することがありますが，一般的には左右非対称，手関節，下肢に好発などが特徴です．RAやリウマチ性多発筋痛症と診断したが，治療反応性が悪い場合などには腫瘍随伴症候群を念頭に悪性腫瘍の精査も検討すべきです．

おわりに

　高齢化に伴いseronegative RAは増加傾向にありますが，同様の症状をきたし，鑑別が困難な病態も多数存在します．本症例のように化膿性関節炎の場合には，治療方針が全く異なるため，慎重な診断が必要となります．経過をみることで追加の症状が出現し，確定診断に至る症例もあるため，急いで治療を開始せずに，全身検索をしながら，経過をみることも大切です．一番避けなければいけないのは，診断が不確定の状態でステロイドなどを開始してしまうことであり，その後の検査結果に影響を与え，正確な診断をつけることが困難となる恐れがあります．診断に難渋する場合には，専門医への紹介を検討するのがよいでしょう．

> **ここがピットフォール　若年のseronegative関節炎の鑑別**
>
> 　20歳代女性が急性発症の多関節痛で来院．膝の痛みが強く，歩くのも困難であった．顔面には淡い紅斑を認めた．血液検査では汎血球減少を認めた．抗核抗体160倍（homogeneous, speckled），抗dsDNA抗体陰性，RF陰性，抗CCP抗体陰性，そのほかの各種自己抗体も陰性．パルボウイルスB19 IgM抗体陽性であり，同ウイルスによる関節炎と診断．職業を聞くと，保育士でした．
> 　若い人のseronegative関節炎もmimicが存在しますので，ご注意を！病歴聴取，生活歴の聴取は大切です．

◆ 文　献

1) Conrad N, et al：Incidence, prevalence, and co-occurrence of autoimmune disorders over time and by age, sex, and socioeconomic status: a population-based cohort study of 22 million individuals in the UK. Lancet, 401：1878-1890, 2023［PMID：37156255］
2) Matthijssen XME, et al：Increasing incidence of autoantibody-negative RA is replicated and is partly explained by an aging population. Ann Rheum Dis, 81：e69, 2022［PMID：32471904］
   ▶ seronegative RA増加の背景には高齢化社会が影響していることを示した．
3) Takanashi S, et al：Effects of Aging on Rheumatoid Factor and Anticyclic Citrullinated Peptide Antibody Positivity in Patients With Rheumatoid Arthritis. J Rheumatol, 50：330-334, 2023［PMID：36319009］
   ▶ RAの発症年齢，性別，喫煙歴，BMIとRFや抗CCP抗体の陽性率の関連を検討．
4) Uchiyama S, et al：Should we reconsider the definition of elderly-onset rheumatoid arthritis in an ageing society? Mod Rheumatol, 32：323-329, 2022［PMID：34894251］
   ▶ 高齢発症RAと若年発症RAの臨床特徴から比較し，高齢発症RAの年齢カットオフを検討した論文．
5) Chen DY, et al：Proinflammatory cytokine profiles of patients with elderly-onset rheumatoid arthritis: a comparison with younger-onset disease. Gerontology, 55：250-258, 2009［PMID：18849599］
6) Murata K, et al：Elderly onset of early rheumatoid arthritis is a risk factor for bone erosions, refractory to treatment: KURAMA cohort. Int J Rheum Dis, 22：1084-1093, 2019［PMID：30415498］
7) Hanlon P, et al：Frailty in rheumatoidrmdopen-2021-002111 arthritis and its relationship with disease activity, hospitalisation and mortality: a longitudinal analysis of the Scottish Early Rheumatoid Arthritis cohort and UK Biobank. RMD Open, 8：e002111, 2022［PMID：35292529］
   ▶ RA患者において，フレイルはその後の感染症入院や死亡率と関連する．
8) Kojima M, et al：Consensus statement on the management of late-onset rheumatoid arthritis. Mod Rheumatol, 34：1095-1102, 2024［PMID：38511322］
9) Dasgupta B, et al：2012 provisional classification criteria for polymyalgia rheumatica: a European League Against Rheumatism/American College of Rheumatology collaborative initiative. Ann Rheum Dis, 71：484-492, 2012［PMID：22388996］
10) Sugihara T：Treatment strategies for elderly-onset rheumatoid arthritis in the new era. Mod Rheumatol, 32：493-499, 2022［PMID：34791359］

第 2 章

一般検査異常
からの紹介

第2章 一般検査異常からの紹介

1 この患者の腎機能障害は，膠原病が原因でしょうか？

柴田悠平

> **Point**
> - 「膠原病らしさ」を目にしたとき，それが果たしてどの膠原病かを念頭に置く
> - どのような腎機能障害を呈しているか意識する
> - 随伴症状からも鑑別をあげる

Keyword 急性腎障害　慢性腎臓病　尿蛋白　尿潜血　腎生検

はじめに

　腎機能障害のみで直接リウマチ膠原病科へコンサルトすることは少ないかもしれませんが，付随する「膠原病らしい」症状があった場合，「膠原病に伴う腎機能障害疑い」としてコンサルトすることは少なくないと思います．筆者はリウマチ専門医ですが，「腎機能障害をきたしうるリウマチ膠原病」の一般的なことを復習しつつ筆者の経験した症例を通して一緒に学んでいきたいと思います．

> **症例**
> 30歳代男性．
> 遷延する紫斑と顕性蛋白尿のため精査依頼で紹介．

1 腎機能障害とリウマチ膠原病

1）どのようなときに「リウマチ膠原病らしい」と感じるか？

　本項は「腎機能障害」というタイトルですが，ここでは便宜的に腎機能障害を「クレアチニン（Cre）値異常，尿蛋白，尿潜血・尿沈査異常」と定義したいと思います．
　血液検査，尿検査でこれらの異常を認めた場合，どのような症状が伴っていたときに「リウマチ膠原病らしい」と皆さん感じるでしょうか？
　「リウマチ膠原病らしさ」は文献1の特集でも解説されておりますが，筆者のこれまで他科の

表1◆リウマチ膠原病を疑う症状

● 遷延する発熱,炎症反応
● 自己抗体陽性
● 関節痛
● レイノー現象
● 皮疹(紫斑,紅斑)
● 口内炎

(著者作成)

先生からコンサルトされてきた経験から「膠原病らしさ」を想起する症状・所見は表1に示すものがあげられるのではないでしょうか.

各症状からの鑑別は他項に譲りますが,これらの各症状から想起されるリウマチ膠原病を念頭に鑑別をあげていくのがよいでしょう.また自身で診断に至ることができなくとも,想定した疾患についての情報があると,紹介された側としても診療の参考となります(しかしこの情報がアンカリングとなることも少なくないため,気をつけねば,と日々感じております).

ひとことパール

「膠原病」を疑ったとき,自分が疑った「膠原病」がどの疾患であるのかを,念頭に置く習慣をつけよう.

2)腎機能障害を呈するリウマチ膠原病

以下に腎機能障害を呈する代表的なリウマチ膠原病をあげていきたいと思います.

a)全身性エリテマトーデス

膠原病の代表疾患で主要症状の一つにループス腎炎があり,種々の分類基準[2~4]にも含まれています.ループス腎炎は組織学的にⅠ型(正常糸球体),Ⅱ型(メサンギウム増殖性糸球体腎炎),Ⅲ型(巣状糸球体腎炎),Ⅳ型(びまん性糸球体腎炎),Ⅴ型(膜性腎症),Ⅵ型(硬化性糸球体腎炎)型に分類されます[5].Ⅰ,Ⅱ型は予後が良好であり,Ⅲ型,Ⅳ型は腎機能低下,蛋白尿をきたし,Ⅴ型はネフローゼレベルの高度蛋白尿症をきたします.活動性を有するループス腎炎はガイドラインで強力な免疫抑制療法が推奨されています[6].Ⅵ型は慢性腎臓病の管理が主体となり,免疫抑制薬よりも移植などが推奨されています(筆者は未経験です).

b)シェーグレン症候群

涙腺,唾液腺の炎症により乾燥症状をきたす自己免疫疾患ですが(1章4参照),腺外症状のうち腎病変として間質性腎炎,遠位尿細管性アシドーシス,稀ですが糸球体腎炎があげられます.全身性エリテマトーデスと異なり,診断は自己抗体,乾燥症状,唾液腺,涙腺の組織学学的・画像所見に基づいて行われますが[7, 8],臓器合併症についても念頭に置く必要があります.

1 この患者の腎機能障害は,膠原病が原因でしょうか? 85

欧州リウマチ学会のタスクフォースでは，無症候性遠位尿細管アシドーシスを認めた場合はシェーグレン症候群を想起するよう提言されております[9]．

c) 全身性強皮症

日本人では3％程度[10]ではありますが重篤かつ緊急治療を要する臓器合併症として腎クリーゼがあげられます．急性発症の中等度から高度の血圧上昇を伴い，進行性に腎機能が低下します．抗RNPポリメラーゼ抗体陽性，ステロイド使用歴が発症リスクとされています．腎機能障害から全身性強皮症が鑑別になるケースは稀だとは思いますが，急性発症の腎機能障害を認めた場合の基礎疾患としては念頭に置いてもよいでしょう．

d) 血管炎症候群

血管炎症候群はチャペルヒル・コンセンサス会議で分類されており[11]，小〜中動脈を侵す血管炎（顕微鏡的多発血管炎，多発血管炎性肉芽腫症，好酸球性多発血管炎性肉芽腫症，抗基底核抗体病，クリオグロブリン血管炎，IgA血管炎，結節性多発動脈炎）では糸球体腎炎を呈します．半月体形成性の急速進行性糸球体腎炎を呈することが多く，遷延する発熱や炎症反応高値，紫斑（特に触知可能），皮膚潰瘍，多臓器病変（間質性肺炎，肺胞出血，末梢神経障害，消化管出血），自己抗体の有無が鑑別のカギとなります．緊急透析や血漿交換が必要になることも少なくなく，対応可能な施設へのすみやかなコンサルトも重要です．

e) 関節リウマチ

関節リウマチで合併しうる腎病変としてメサンギウム増殖性糸球体腎炎，ＡＡアミロイドーシス，膜性腎症が報告されています[12]．また悪性関節リウマチによる糸球体腎炎も鑑別となり，関節リウマチ症例において皮膚潰瘍，消化管出血，末梢神経障害などの血管炎症状が出現した場合，腎機能障害の有無の評価も重要となります．また，関節リウマチ治療中に見られた腎機能障害の鑑別疾患として，アンカードラッグであるメトトレキサートによる薬剤性腎障害や抗リウマチ薬のブシラミンによる薬剤性膜性腎症があげられます．

f) その他の疾患

抗リン脂質抗体症候群に伴う腎機能障害として腎動静脈血栓症，腎梗塞のほかに，血栓性微小血管症（糸球体および／または細動脈のフィブリン血栓）の急性病変，線維性内膜過形成，組織化された糸球体または動脈／細動脈の微小血栓，線維性動脈／細動脈の閉塞，局所的皮質萎縮などのさまざまな慢性腎小血管病変を呈する抗リン脂質抗体関連腎症があげられます[13]．IgG4関連疾患では尿細管間質性腎炎，後腹膜線維症による腎後性腎不全などがあげられます[14]．疑わないと鑑別にあがらない疾患（と個人的には思います）ので血栓症，流産歴の既往やIgG値などにも注目するのが重要です．

症例つづき

血液検査で各種自己抗体は陰性であった．皮膚生検を実施し，真皮の乳頭下血管叢主体に核破壊

を伴う好中球浸潤が目立ち血管腔の不明化・消失などの壊死性変化を認めた．肉芽腫はなく，免疫染色ではフィブリノーゲンのみが有意な沈着ありIgA，IgG，IgM，C1q，C3c，C4は陰性であった．経過中黒色便もあり，上部消化管内視鏡検査を行い十二指腸に粘膜びらんを認めた，同部位からの生検で粘膜筋板から粘膜下にかけて出血と好酸球，好中球，単核球が混在しフィブリノイド壊死を伴う血管を認めた．粘膜固有層にも同様の炎症細胞浸潤あり，IgA血管炎が疑われた．

> **ひとことパール**
> 他の随伴する症状にも注目し，必要に応じて組織学的検査も追加しましょう．

❷ 患者さんがどのような「腎機能障害」を呈しているか

次に実際にその患者さんがどのような腎機能障害を呈しているのか，そこからも鑑別疾患をあげてみましょう．

1）Cre値異常

a）急性経過

急性腎障害（acute kidney injury：AKI）はKDIGOガイドライン[15]において以下のいずれかを満たす場合と定義されており，急激な腎機能低下と腎組織障害を認める，幅広い疾患スペクトラムを有する病態です（図1）．

① 血清Cre値が48時間以内に0.3 mg/dL以上上昇した状態
② 血清Cre値が前値（7日以内の値）の1.5倍以上に上昇した場合
③ 尿量0.5 mL/kg/時が6時間以上持続した状態

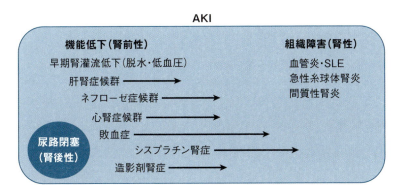

図1 ◆ AKIの疾患スペクトラム
（文献16より引用）

表2◆腎前性と腎性，腎後性の鑑別項目

| | 腎前性 | 腎性 | | | 腎後性 |
		急性尿細管壊死	急性間質性腎炎	糸球体腎炎	
尿沈査	（－）～硝子円柱	顆粒円柱 幅広円柱 尿細管上皮	白血球（好酸球） 白血球円柱	赤血球円柱 顆粒円柱 細胞性円柱	（－）～変形の乏しい赤血球
尿蛋白	（－）	（－）～（＋）	（＋）	（＋）～（3＋）	（－）
血清 UN/Cr 比	＞20	＜15			
尿比重	＞1.020	～1.010			
尿浸透圧（mOsm/kg）	＞500	＜350			
尿 Na（mEq/L）	＜20	＞40			
尿 Cl（mEq/L）	＜50	＞50			
FE_{Na}（%）	＜1	＞2			
FE_{UN}（%）※	＜35	＞35			

※利尿薬投与下ではFE_{Na}ではなくFE_{UN}を参考にする
（文献17を参考に作成）

　成因は腎機能低下による腎前性，腎組織障害による腎性，尿路閉塞による腎後性に分類されます．まずはエコー，CTなどの画像検査により尿路閉塞を示唆する膀胱・尿管拡張，水腎症の有無などを評価し，その後血液・尿所見から腎前性・腎性の鑑別を行います（表2）．

　リウマチ膠原病科で主に問題になるのは糸球体腎炎，間質性腎炎による腎性，IgG4関連疾患（後腹膜線維症）による腎後性ですが，免疫抑制治療中の感染症に伴う全身状態不良による腎前性についても留意する必要があり，単にCre値だけではなく全身状態にも留意する必要があります．

b) 慢性経過

　慢性腎臓病（chronic kidney disease：CKD）は以下の①，②のいずれか，または両方が3カ月を越えて持続した状態と定義されています[16]．

> ① 尿異常，画像診断，血液検査，病理診断で腎障害の存在が明らか，特に0.15 g/gCr以上の蛋白尿（30 mg/gCr以上のアルブミン尿）の存在が重要
> ② GFR＜60 mL/分/1.73 m²

　CKDのみでコンサルトされることは少ないと思いますが，CKDでフォロー中の症例が「膠原病らしさがある」ということでコンサルトがあった場合は，**糸球体腎炎や間質性腎炎の治療歴の聴取は重要**です．

2) 尿潜血・沈査異常

　尿潜血陽性であった場合，糸球体腎炎を示唆する変形赤血球の有無などを確認しましょう．また泌尿器科疾患も鑑別にあがり，画像検査も必要です．顆粒円柱の存在も糸球体腎炎の存在を示唆します（表2）．

表3-1◆成人ネフローゼ症候群の診断基準

1. 蛋白尿：3.5 g/日以上が持続する
   （随時尿において尿蛋白・クレアチニン比が3.5 g/gCr以上の場合も準ずる）
2. 低アルブミン血症：血清アルブミン値3.0 g/dL以下
   血清総蛋白量6.0 g/dL以下も参考になる
3. 浮腫
4. 脂質異常症（高LDLコレステロール血症）

注：
1) 上記の尿蛋白量，低アルブミン血症（低蛋白血症）の両所見を認めることが本症候群の診断の必須条件である．
2) 浮腫は本症候群の必須条件ではないが，重要な所見である．
3) 脂質異常症は本症候群の必須条件ではない．
4) 卵円形脂肪体は本症候群の診断の参考となる．
（文献19より引用）

表3-2◆二次性ネフローゼ症候群の原因疾患

a 自己免疫疾患：ループス腎炎，紫斑病性腎炎，血管炎
b 代謝性疾患：糖尿病性腎症，リポ蛋白腎症
c パラプロテイン血症：アミロイドーシス，クリオグロブリン，重鎖沈着症，軽鎖沈着症
d 感染症：
　溶連菌，ブドウ球菌感染，B型・C型肝炎ウイルス，ヒト免疫不全ウイルス（HIV），パルボウイルスB19，梅毒，寄生虫（マラリア，シストジア）
e アレルギー・過敏性疾患：花粉，蜂毒，ブユ刺虫症，ヘビ毒，予防接種
f 腫瘍：固形癌，多発性骨髄腫，悪性リンパ腫，白血病
g 薬剤：ブシラミン，D-ペニシラミン，金製剤，非ステロイド性消炎鎮痛薬
h その他：妊娠高血圧症候群，放射線腎症，移植腎（拒絶反応，再発性腎炎），collagenofibrotic glomerulonephropathy
i 遺伝性疾患：
　Alport症候群，Fabry病，nail-patella症候群，先天性ネフローゼ症候群（Nephrin異常），ステロイド抵抗性家族性ネフローゼ症候群（Podocin，CD2AP，α-ACTN4異常）

（文献19を参考に作成）

3）蛋白尿

　　蛋白尿はCKDでも認められますが重要な鑑別疾患としてネフローゼ症候群があげられます．ネフローゼ症候群は糸球体係蹄障害による蛋白透過性亢進に基づく大量の尿蛋白漏出と，これに伴う低アルブミン血症を特徴とする症候群です．明らかな原因疾患がないものを一次性，原因疾患をもつものを二次性と分類します（表3）[18]．リウマチ膠原病科で問題となるのはループス腎炎，血管炎症候群です．また先述のブシラミンも原因の鑑別となります（使用頻度は少ないと思いますがD-ペニシラミン，金製剤も古典的な抗リウマチ薬ではあります）．

本症例の最終診断

　　IgA血管炎による二次性ネフローゼ症候群

■ **最終診断に至ったプロセス**

　　尿蛋白は定量で9.27 g/gCr，血液検査ではAlb 3.4 g/dLであり下腿浮腫を伴っていた．尿沈査では赤血球9〜10/HPF，白血球5〜9/HPF，卵円形脂肪体＜1/HPF，変形赤血球（＋）で糸球体腎炎によるネフローゼ症候群が疑われた．腎生検を実施し巣状分節状の管内細胞増多とメサンギウム細胞増生を認めた．糸球体2個に細胞性半月体形成も認めた．蛍光抗体法ではIgAが陽性でIgA血管炎の所見であった．

1　この患者の腎機能障害は，膠原病が原因でしょうか？

🔑 ここがポイント　腎生検について

　病態把握や確定診断のためには欠かせない検査です．しかしその実施には，腎生検に耐えうる全身状態であるかどうかという患者さん側の要素と，腎生検が自施設内で実施可能かどうかという施設側の要素があるかと思います．自分がこれまでに勤務してきた施設では，腎生検を腎臓内科に依頼するところもあれば泌尿器科に依頼するところもあり，施設によって異なっておりました．腎臓専門医とリウマチ専門医のダブルボードの先生方は自前でやってらっしゃるという話も耳にします．読者の先生のなかにはリウマチ科，腎臓内科それぞれ片方の科しかない施設で勤務されているかもしれません．治療介入前に腎生検が実施できるのが病態把握，確定診断の観点からは望ましいですが，実施にこだわって治療の機会を逸するのは望ましくありません．腎臓内科の先生方からはお叱りを受けてしまいそうですが，腎生検が実施困難な場合は，臨床診断で治療を行うのもやむをえないと個人的には考えております．

❸ 専門医にコンサルトするタイミングは？

　身も蓋もない言い方になりますが，「主治医が一瞬でも疑った瞬間」がコンサルトするタイミングとなります．ただ前述の通り，施設によってはリウマチ膠原病科のみで常勤の腎臓内科が不在あるいは透析室がないこともあります．そのような施設の場合ですと急速進行性糸球体腎炎のように緊急透析や抗基底膜抗体病のように血漿交換が必要な症例の対応が難しいことがあります．当院も日本リウマチ学会専門医が複数おりますが単科病院のため他科連携が不可欠な症例の場合はリウマチ膠原病科，腎臓内科の両方が揃っている総合病院もしくは大学病院へ"さらに"コンサルトしております．地域によっては専門外であっても自分が主治医として治療をしなければならない場合もあるかもしれません．自分も腎臓内科の常勤医が不在で透析室がない施設でANCA関連血管炎による糸球体腎炎の治療経験がありますが，「腎臓専門医がいてくれれば……」と思わずにはいられませんでした．しかし病態の把握ができずただただ状態が悪化していくのを見守り続けることは避けたいところです．

● おわりに

　腎機能障害を伴う膠原病は複数あり，患者さんがどのような症状を呈しているのか，また腎機能障害はどのようなものであるかに着目して鑑別をあげていくことが重要と考えます．本項が皆様の明日からの診療の一助となりましたら幸いです．

◆ 文　献

1）「Gノート Vol.8 No.1 リウマチ膠原病"らしさ"を捉える！」（吉田常恭／編），羊土社，2021
　　▶ タイトルのとおり「リウマチ膠原病"らしさ"」を捉えるにはうってつけです．

2） Hochberg MC：Updating the American College of Rheumatology revised criteria for the classification of systemic lupus erythematosus. Arthritis Rheum, 40：1725, 1997 [PMID：9324032]
　▶ 1997年のACR分類基準.

3） Petri M, et al：Derivation and validation of the Systemic Lupus International Collaborating Clinics classification criteria for systemic lupus erythematosus. Arthritis Rheum, 64：2677-2686, 2012 [PMID：22553077]
　▶ SLICCの分類基準.

4） Aringer M, et al：2019 European League Against Rheumatism/American College of Rheumatology classification criteria for systemic lupus erythematosus. Ann Rheum Dis, 78：1151-1159, 2019 [PMID：31383717]
　▶ 2019年のACR/EULARの分類基準.

5） Weening JJ, et al：The classification of glomerulonephritis in systemic lupus erythematosus revisited. Kidney Int, 65：521-530, 2004 [PMID：14717922]

6） Fanouriakis A, et al：EULAR recommendations for the management of systemic lupus erythematosus: 2023 update. Ann Rheum Dis, 83：15-29, 2024 [PMID：37827694]

7） Fujibayashi T, et al：Revised Japanese criteria for Sjögren's syndrome (1999): availability and validity. Mod Rheumatol, 14：425-434, 2004 [PMID：24387718]
　▶ 厚生労働省のシェーグレン症候群の分類基準. 日常診療でよく用いる.

8） Shiboski CH, et al：2016 American College of Rheumatology/European League Against Rheumatism classification criteria for primary Sjögren's syndrome: A consensus and data-driven methodology involving three international patient cohorts. Ann Rheum Dis, 76：9-16, 2017 [PMID：27789466]
　▶ ACR/EULARの分類基準. 自己抗体が診断に必須とはならない.

9） Brito-Zerón P, et al：Early diagnosis of primary Sjögren's syndrome: EULAR-SS task force clinical recommendations. Expert Rev Clin Immunol, 12：137-156, 2016 [PMID：26691952]

10） Hashimoto A, et al：Clinical features of 405 Japanese patients with systemic sclerosis. Mod Rheumatol, 22：272-279, 2012 [PMID：21874591]

11） Jennette JC, et al：2012 revised International Chapel Hill Consensus Conference Nomenclature of Vasculitides. Arthritis Rheum, 65：1-11, 2013 [PMID：23045170]

12） Helin HJ, et al：Renal biopsy findings and clinicopathologic correlations in rheumatoid arthritis. Arthritis Rheum, 38：242-247, 1995 [PMID：7848315]

13） Gaspar P, et al：Epidemiology of antiphospholipid syndrome: macro- and microvascular manifestations. Rheumatology (Oxford), 63：SI24-SI36, 2024 [PMID：38320589]

14） 佐伯敬子, 他：IgG4関連腎臓病診断基準2020. 日本腎臓学会誌, 63：187-19, 2021

15） KDIGO Clinical Practice Guideline for Acute Kidney Injury. Kidney International Supplements, 2：1-138, 2012
　https://kdigo.org/wp-content/uploads/2016/10/KDIGO-2012-AKI-Guideline-English.pdf

16） 「AKI（急性腎障害）診療ガイドライン2016」〔AKI（急性腎障害）診療ガイドライン作成委員会／編〕, 東京医学社, 2016

17） 「内科救急診療指針2022」（日本内科学会専門医制度審議会 救急委員会／編）, 総合医学社, 2022
　▶ 基礎的なポイントがまとめられており, 内科専門医, 総合内科専門医を受験予定の先生方は最新版を読んでおくとよいと思います.

18） 「エビデンスに基づくCKD診療ガイドライン2023」（日本腎臓学会／編）, 東京医学社, 2023

19） 「エビデンスに基づくネフローゼ症候群診療ガイドライン2020」〔成田一衛／監, 厚生労働科学研究費補助金難治性疾患等政策研究事業（難治性疾患政策研究事業）難治性腎障害に関する調査研究班／編〕, 東京医学社, 2020

第2章　一般検査異常からの紹介

2 この患者のHb低下は，膠原病と関連がありますか？

司馬　熙

> **Point**
> - 複数の病態が絡むとフローチャートでは対応しきれず，3C（critical, common, curable）の視点でもアプローチするとよい
> - criticalには重症感染症，TMA，輸血後溶血，commonにはAIHA，薬剤性，curableにはビタミンB_{12}不足がある
> - 栄養素欠乏は性感染症と同じく，一つ診断したらほかにも隠れている可能性を考慮する
> - 過去資料を正しく得る労を惜しまない

Keyword 溶血性貧血　破砕赤血球（赤血球破砕症候群）　機械的血管内溶血　人工弁周囲逆流

はじめに

　多様な原因が存在する貧血のなかでも，膠原病科には溶血性貧血の相談が集まります．溶血性貧血は，診療においてフローチャートを頼りに進めても，どこか腑に落ちない感覚を抱くことはないでしょうか．その要因の一つとして，多岐にわたる分類があげられ，初学者にとって取っつきにくい疾患であることがあげられます．溶血性貧血は，直接クームス試験（direct antiglobulin test：DAT）の結果，溶血が生じる場所（血管内・血管外），および先天性・後天性など，多様な観点から分類されます．まずは，これらを覚えるだけでも容易ではありません．さらに，クームス陰性の自己免疫性溶血性貧血（autoimmune hemolytic anemia：AIHA）の存在，血管内溶血と血管外溶血の合併，あるいは遺伝性疾患が感染症を契機に初めて症状を呈する場合など，診療は必ずしも明快には進みません．加えて，溶血が進行することで葉酸欠乏を伴ったり，感染症や骨髄障害を背景に，非典型的な血液検査結果を示したりすることもあります．溶血性貧血に直面した際，DATや膠原病に関連する自己抗体を含む多岐にわたる検査を実施しても，結果が判明するまで病態の本質に迫るのは容易ではありません．本項では，そのような曖昧な状況から一歩踏み出し，溶血性貧血の理解を深め，より的確な診療をめざすことを目標とします．

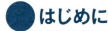

症例

　80歳代女性．右大腿骨人工骨頭ステム周囲骨折の保存加療のため当院に入院した．骨折部から

の出血による大腿血腫があり，整形外科が輸血で対応していた．人工弁があるため内科はヘパリンによる抗凝固療法で併診していた．赤血球製剤合計8単位の輸血を受け，最終は2日前であった．第18病日，間接ビリルビン優位のビリルビン高値，LDH高値の大球性貧血が出現し，溶血性貧血が疑われた．抗SS-A抗体陽性と直接クームス試験弱陽性から自己免疫性溶血性貧血（autoimmune hemolytic anemia：AIHA）の疑いで，当科にコンサルトされた．

【既往歴】慢性心不全，永続性心房細動，僧帽弁狭窄症に対する僧帽弁置換術後（人工弁，20年前），高血圧症

【入院後の内服薬】ランソプラゾール，アムロジピン，クエン酸鉄

【血液学検査】WBC 11,000/μL（好中球数86％，リンパ球4％，単球7％，好酸球2％），RBC 197×10⁴/μL，Hb 6.6 g/dL，Ht 21.4％，MCV 108.6，Plt 21×10⁴/μL，RDW-SD 82.0 fL，RDW-CV 23.6％，Ret 7.54％，網状赤血球数 148,000/μL，網状赤血球産生指数1.8％

【生化学検査】Alb 2.2 g/dL，CK 108 U/L，AST 18 U/L，ALT 9 U/L，LDH 520 U/L，T-Bil 2.1 mg/dL，D-Bil 0.8 mg/dL，ALP 130 U/L，γ-GT 110 U/L，ビタミンB₁₂ 1,419 pg/mL，葉酸 4.3 ng/mL，Cu 73 μg/dL

【凝固検査】APTT 44.1秒，PT 11.5秒

【免疫学的検査】CRP 5.88 mg/dL，ハプトグロビン（型判定不能）2 mg/dL，直接クームス試験弱陽性，IgG 1,118 mg/dL，IgA 257 mg/dL，IgM 113 mg/dL，C3 114 mg/dL，C4 30.6 mg/dL

【過去の自己免疫学的検査】RF 15 U/mL，ANA 40倍（Speckled 40倍，Cytoplasmic＋），抗SS-A抗体 146 U/mL

　　溶血性貧血に対して，ハプトグロビンは感度・特異度ともに高いものの，肝疾患・輸血・低栄養によって低下したり，炎症を反映して上昇したりすることがあるため，解釈には注意を要します[1, 2]．本症例はビタミンB₁₂欠乏など大球性貧血の一般的な原因は否定的であり，輸血後かつ網状赤血球増加の影響を受けたMCV値を考慮して，溶血性貧血と判断します．しかし，このタイミングでAIHAが発症する可能性はあるのでしょうか？

　　入院患者に発生した新規のイベントの場合，「① **原疾患の悪化**，② **医療者の介入による有害事象**，③ **全く別の新規の事象**」に分けて考えます．②はDo No Harmの原則に背くことであり，輸血や薬剤の影響を漏れなく検討する必要があります．

❶ 3Cを切り口とした溶血性貧血のアプローチ

　　溶血性貧血の原因は，3C（critical, common, curable）の病態で分けて考えると実践的です．それぞれの代表的な疾患・状態について私見を交えてお示しします（表1）．

1）critical

a）重症感染症による血管内溶血

　　発熱，意識障害，ショックで来院したと思ったら，血液検査ができないほど強烈な血管内溶

表1 ◆ 溶血性貧血の3C

critical		
重症感染症による血管内溶血[3~5]	**血栓性微小血管症（TMA）**[5]	**輸血による溶血性副作用**
● *Clostridium perfringens* ● *Haemophilus influenzae* ● 輸入感染症（マラリア，バベシア） ● *Bartonella henselae*	● 血栓性血小板減少性紫斑病（TTP） ● 溶血性尿毒症症候群 　・感染関連　　・補体関連 ● 二次性TMA 　など ※播種性血管内凝固症候群（DIC）は鑑別疾患であると同時に合併しうる	● 急性溶血性輸血副作用 ● 遅発性溶血性輸血副作用
common		
AIHAとその周辺疾患	**発作性夜間ヘモグロビン尿症**	**薬剤性**
● 自己免疫性溶血性貧血（AIHA） ● 寒冷凝集素症 ● 発作性寒冷ヘモグロビン尿症	※再生不良性貧血や骨髄異形成症候群（myelodys-plastic syndromes：MDS）と診断されていた患者に合併・相互移行することがある．これらを包括した骨髄不全という概念がある	● 薬剤起因性免疫性溶血性貧血 ● 薬剤性TMA ● 酸化剤＋G6PD欠損症／異常ヘモグロビン症
curable		
ビタミン欠乏	**中毒**	**巨大血腫の再吸収**[6]
● ビタミンB_{12}，葉酸，ビタミンC ● Refeeding症候群	● 鉛中毒，ヒ素中毒など ● 銅中毒（Wilson病）	

血を起こし，血液培養が陽性となる前に，半日以内に致死的になってしまう病原微生物の一つに *Clostridium perfringens* があります．肝胆道感染症が感染巣になることが多く，ガス像を伴う肝膿瘍が有名です[7]．早期診断・劇的救命のために，検査技師と連携して，**血液を遠心分離して形成される白血球の層（buffy coat）のグラム染色**を観察すると，グラム陽性桿菌を確認できる可能性があります．

b）血栓性微小血管症（TMA）

血栓性微小血管症（thrombotic microangiopathy：TMA）とは血小板減少，微小血管障害性溶血性貧血（microangiopathic hemolytic anemia：MAHA），血小板血栓による臓器障害を3徴候とする症候群です．**TMAを見たらまずは血栓性血小板減少性紫斑病**（thrombotic throm-bocytopenic purpura：**TTP）か否かを考えます**．後天性TTPは致死的ですが，早期の血漿交換が予後を改善するため，臨床的に疑えばempiricに開始します[5]．患者の20％が初期は免疫性血球減少症と誤診されており，注意が必要です．誤診のリスク因子に軽症貧血やDAT陽性，破砕赤血球少数～陰性があります[8]．

c）輸血による溶血性副作用[9]

輸血後24時間以上して発症する遅発性溶血性輸血副作用は見逃されている可能性があります．通常1週間以内に発症しますが，直近の輸血歴は1カ月まで遡る必要があります．直接クームス試験（DAT）は基本的に陽性になりますが，輸血後早期（数日）や症状がない間は陰性になることもあります．

2）common

a）自己免疫性溶血性貧血（AIHA）

厚生労働省の疫学調査によると溶血性貧血の1/3がAIHAであり，さらにAIHAの半数は温式AIHAだったという報告があります[10]．AIHAに血小板減少が併存すると（Evans症候群），TTPとの鑑別が必要となります．AIHAでは直接抗グロブリン抗体（DAT）が基本的に陽性となりますが，DATの結果のみを根拠にAIHAかどうか判断するのは危険です．DAT陽性の原因は，AIHAのほかにも，薬剤起因性免疫性溶血性貧血，溶血性輸血副作用や高γグロブリン血症，手技によるエラーとして過度の遠心分離，検査の遅れ，検体の凝固などがあります[11, 12]．さらに，DAT陰性の温式AIHAが1割あると言われています[10]．

b）薬剤性

薬剤性は高頻度ではないですが，常に意識すべきというメッセージを込めてcommonに分類しました．薬剤起因性免疫性溶血性貧血の原因は，アモキシシリン，セフトリアキソン，スルファメトキサゾール・トリメトプリムなどの抗菌薬，アセトアミノフェンやイブプロフェンなどの鎮痛薬，アザチオプリンなどの免疫抑制薬など幅が広いです[13]．TMAの原因も同様に多数の薬剤があげられます[14]．また，ジアミノジフェニルスルホンや抗マラリア薬など酸化剤による赤血球代謝障害から非免疫性の溶血性貧血を発症することがあります．グルコース-6-リン酸脱水素酵素（G6PD）欠損症や酸化を受けやすい異常ヘモグロビン症が背景にあることが典型ですが，それらがなくても起こる可能性があります[15, 16]．

3）curable

a）ビタミン欠乏

病態別に鑑別を網羅する有名な語呂合わせに「VINDICATE-P」があります．Vは一般的にvascularを指しますが，筆者は「V：vitamin」を意識しています．ビタミンB_{12}欠乏が意識障害，血小板減少，破砕赤血球を伴う溶血性貧血を呈すると，TTPと間違えられて血漿交換が行われることがあります（pseudo TMA）．しかし決定的な鑑別点として，ビタミンB_{12}欠乏では「無効造血のため網状赤血球数が減少する」「LDHが著増する（＞3,000 IU/L）」ことは記憶に値します[17, 18]．葉酸欠乏もpseudo TMAを起こします[19]．また，**栄養素欠乏は性感染症と同じく，1つ診断したらほかにも隠れている可能性を考えます**．例えば，ビタミンB_{12}補充で改善しない溶血性貧血に壊血病（ビタミンC欠乏）が隠れていた報告があります[20]．

膠原病による溶血性貧血は病態が多彩で，いつくかのカテゴリにまたがります．例としては，全身性エリテマトーデス（SLE）・シェーグレン症候群・関節リウマチがAIHAを，SLE・全身性強皮症・抗リン脂質抗体症候群（APS）が二次性TMAを発症します[14, 21]．

では，本症例に戻りましょう．「① 原疾患の悪化，② 医療者の介入による有害事象，③ 全く別の新規の事象」の枠組みでも検討します．①の血腫増大の可能性はありえますが，支持療法

しかないため優先順位は下がります．②では遅発性溶血性輸血副作用がcriticalです．被疑薬の候補にあがる薬剤の使用はありません．③ではシェーグレン症候群を背景にAIHAが発症することは考えられます．血液検査では，急性腎障害や血小板減少は認めず，TMAの可能性は高くなさそうですが，臓器障害のなかでも心筋虚血がないことは確認しておきます．

② 溶血は電子カルテ内で起きているんじゃない！ 現場に足を運ぶんだ！

症例つづき

【身体所見】見た目はぐったり．発熱なし．呼吸数20/分，SpO$_2$ 92％（室内気）．心音：S1↑（機械音）S2→S3（＋）S4（＋），2LSB：拡張期雑音LevineⅢ/Ⅵ．両下腿にpitting edema＋＋/＋＋．右大腿には皮下出血あり，径は本人や看護師いわくここ数日は変わらない．尿道カテーテルが留置されており，褐色尿が見える．

【心電図】入院時と変化なし．尿定性検査：蛋白（＋/−），潜血（2＋），ウロビリノーゲン（1＋），尿沈渣：赤血球1〜4/HPF

【再検した血液検査】トロポニンI基準値内，直接クームス試験陰性．患者血清中の不規則抗体検査はすべて陰性

患者は心不全になっています．重篤感があり，人工弁患者のため感染性心内膜炎はハイリスクです．感染性心内膜炎は稀に溶血性貧血を起こすことが知られていますし，疾患そのものがcricicalです[22]．血腫拡大の有無はCTで確認します．尿検査で定性の潜血と沈渣の赤血球で乖離があり，血管内溶血によるヘモグロビン尿を疑います．技師さんに確認したいことは，血液塗抹標本での破砕赤血球の有無です．一方，テクニカルエラーだったのか，再検した直接クームス試験が陰性であったことから，遅発性溶血性輸血副作用やAIHAの可能性は下がりました．すでに膠原病関連の自己抗体は提出しました．

症例つづき

【末梢血スメア】奇形赤血球（＋/−）と報告されており，問い合わせると破砕赤血球を0.5％以上1％未満認めた．

【経胸壁心臓超音波検査】拡張能が低下していたが，明らかな疣贅や弁周囲の逆流を認めなかった．

【CT検査】大腿の血腫の大きさは2日前と比べて不変だった．

1）「破砕赤血球あり」以上の情報を引き出せ

破砕赤血球は自動血球分析装置では巨大・大型血小板と区別できない場合があり，**必ず目視を依頼**します．赤血球全体の1％以上あるとTMAが疑われますが[23]，健常人の塗抹標本でも，作成時の手技によっては0.2〜0.3％の破砕赤血球が見られることがあります[24]．また，破砕赤血球の形態は多彩であり，検査技師と直接議論すると有益な情報が得られることがあります．

例えば，TTP/HUSに特異的なつの型・ヘルメット型赤血球，酸素ストレスを疑うHeinz小体やbite cellなどです[15, 25, 26]．しかし，くり返しますが，破砕赤血球の有無でフローチャートに依存することは危険です．TTPの初期段階では破砕赤血球がないこともあり，ビタミンB_{12}欠乏やMDSなどの無効造血でも破砕赤血球は出現しえます[23, 27]．

2）赤血球破砕症候群という概念

物理的または機械的な力によって赤血球が損傷・破壊される状態を指し，その原因は病巣の血管の太さに応じて大きく2つに分類されます．微小血管で障害されるのがMAHAで，先述の通りTMAに必須の現象です．珍しいMAHAに行軍ヘモグロビン尿症候群があり，剣道など激しい運動の病歴を聴取できるかが鍵になります[28]．一方，心臓や大血管で障害されるものに，弁置換術後，腱索断裂，大動脈弁狭窄症などがあります[29]．大動脈にデバイスがあったり構造的に乱流が生じたりしても同様の現象が起こります[30]．

本患者の過去の血液検査をとり寄せると，LDHや総ビリルビンの上昇を伴う軽度の貧血が時折見られました．そこで，人工弁関連のsubclinicalな溶血が以前からあったことを疑いました．

> **その後の経過**
>
> うっ血性心不全をきたしているため，慎重に赤血球輸血を行った．翌日，経食道心臓超音波検査では疣贅はなく，僧帽弁の人工弁周囲逆流（paravalvular leak：PVL）を認めた．鉄や葉酸の補充を継続し，溶血性貧血の再増悪はなかった．詳細な病歴聴取ではシェーグレン症候群を疑う症状はなく，後日判明したSLEやAPSの特異抗体の結果は陰性であった．

ここがポイント 弁関連の機械的血管内溶血 (mechanical intravascular hemolysis：MIH)[31, 32]

臨床像は無症状から黄疸やうっ血性心不全をきたす重症まで幅広く，僧帽弁形成術後の5～10％に生じます．機序としてはPVLが最多で，そのほかに人工弁の構造的劣化，感染性心内膜炎などがあります．術後3カ月で発症することが多いですが，弁の劣化が原因の場合は遅れて発症します．一度MIHを起こすと代償で心拍出量が増加し，赤血球への機械的ストレスが大きくなり，さらにMIHが悪化するという悪循環になりえます．PVLの確定診断において，胸壁や肺の影響を受けない経食道心臓超音波検査の方が経胸壁心臓超音波検査より優れています．

治療は弁そのものへのアプローチのほかには，軽症であれば葉酸や鉄剤の補充を基本とします．有症状であれば輸血，エリスロポエチン，β遮断薬などが選択肢となります．

本症例の最終診断

人工弁周囲逆流

■ 最終診断に至ったプロセス

右大腿血腫での出血で心拍出量が増大したことを引き金に，PVLによる溶血性貧血が顕在化したと考えた．遅発性溶血性輸血副作用が心配だったが，過去の医療情報を取り寄せることでMIHを疑うことができ，輸血に踏みきることができた．

◆ 文　献

1) Cascio MJ & DeLoughery TG：Anemia: Evaluation and Diagnostic Tests. Med Clin North Am, 101：263-284, 2017 [PMID：28189170]

2) Barcellini W & Fattizzo B：Clinical Applications of Hemolytic Markers in the Differential Diagnosis and Management of Hemolytic Anemia. Dis Markers, 2015：635670, 2015 [PMID：26819490]

3) Uppal A, et al：A 61-year-old-man with massive intravascular hemolysis. Chest, 136：1424-1427, 2009 [PMID：19892684]

4) Shurin SB, et al：Pathophysiology of hemolysis in infections with Hemophilus influenzae type b. J Clin Invest, 77：1340-1348, 1986 [PMID：3485660]

5) 安積秀一，他：TMAの診断と治療．日本血栓止血学会誌，34：641-653，2023

6) William Aird：HEMOLYTIC MARKERS POST HEMATOMA. Rattibha, 2023
https://en.rattibha.com/thread/1676289374047051792

7) Suzaki A & Hayakawa S：Clinical and Microbiological Features of Fulminant Haemolysis Caused by Clostridium perfringens Bacteraemia: Unknown Pathogenesis. Microorganisms, 11：824, 2023 [PMID：37110247]

8) Page EE, et al：Thrombotic thrombocytopenic purpura: diagnostic criteria, clinical features, and long-term outcomes from 1995 through 2015. Blood Adv, 1：590-600, 2017 [PMID：29296701]

9) Panch SR, et al：Hemolytic Transfusion Reactions. N Engl J Med, 381：150-162, 2019 [PMID：31291517]

10) 厚生労働科学研究費補助金 難治性疾患政策研究事業 特発性造血障害に関する調査研究班（研究代表者 三谷絹子）：自己免疫性溶血性貧血診療の参照ガイド 令和4年度改訂版．2023
http://zoketsushogaihan.umin.jp/file/2022/Autoimmune_hemolytic_anemia.pdf（2025年3月閲覧）

11) Zantek ND, et al：The direct antiglobulin test: a critical step in the evaluation of hemolysis. Am J Hematol, 87：707-709, 2012 [PMID：22566278]

12) Parker V & Tormey CA：The Direct Antiglobulin Test: Indications, Interpretation, and Pitfalls. Arch Pathol Lab Med, 141：305-310, 2017 [PMID：28134589]

13) Maquet J, et al：Drug-induced immune hemolytic anemia: detection of new signals and risk assessment in a nationwide cohort study. Blood Adv, 8：817-826, 2024 [PMID：37782770]

14) Leisring J, et al：Clinical Evaluation and Management of Thrombotic Microangiopathy. Arthritis Rheumatol, 76：153-165, 2024 [PMID：37610060]

15) Toyoshima T, et al：Dapsone-induced Heinz-body haemolytic anaemia. BMJ Case Rep, 16：e256775, 2023 [PMID：37802591]

16) Langer AL：Oxidative hemolysis due to phenazopyridine in the absence of G6PD deficiency. Blood, 144：2155, 2024 [PMID：39541104]

17) Walter K, et al：Therapeutic dilemma in the management of a patient with the clinical picture of TTP and severe B12 deficiency. BMC Hematol, 15：16, 2015 [PMID：26634125]

18) Koshy AG & Freed JA：Clinical features of vitamin B12 deficiency mimicking thrombotic microangiopathy. Br J Haematol, 191：938-941, 2020 [PMID：32945532]

19) Kitamura K, et al：Pseudo Thrombotic Microangiopathy Caused by Folic Acid Deficiency. Am J Med：S0002-9343(24)00808-8, 2024 [PMID：39681263]

20) Shaikh H, et al：Vitamin C deficiency: rare cause of severe anemia with hemolysis. Int J Hematol, 109：618-

621, 2019［PMID：30666502］

21）Jäger U, et al：Diagnosis and treatment of autoimmune hemolytic anemia in adults: Recommendations from the First International Consensus Meeting. Blood Rev, 41：100648, 2020［PMID：31839434］

22）枝元真人，他：溶血性貧血を呈した感染性心内膜炎の1例．日本病院総合診療医学会雑誌，19：196-202，2023

23）Zini G, et al：2021 update of the 2012 ICSH Recommendations for identification, diagnostic value, and quantitation of schistocytes: Impact and revisions. Int J Lab Hematol, 43：1264-1271, 2021［PMID：34431220］

24）Lesesve JF, et al：Laboratory measurement of schistocytes. Int J Lab Hematol, 29：149-151, 2007［PMID：17474889］

25）菅原新吾：赤血球形態異常のとらえ方．Medical Technology，51：1282-1286，2023

26）大川有希：相談 (13) 破砕赤血球とは小さいサイズのものだけをいうのですか？ Medical Technology，45：928-931，2017

27）Leaf RK, et al：Case 11-2022: An 80-Year-Old Woman with Pancytopenia. N Engl J Med, 386：1453-1461, 2022［PMID：35417641］

28）西岡里香，他：尿細管への鉄沈着を認めた剣道行軍ヘモグロビン尿症候群の1例．106：1191-1198，2017

29）井山 諭，加藤淳二：赤血球破砕症候群．日本臨牀，75：506-509，2017

30）上野正裕：大動脈解離術後遠隔期に人工血管高度屈曲による溶血性貧血をきたした1例．日本心臓血管外科学会雑誌，44：275-278，2015

31）Cannata A, et al：Mechanical Hemolysis Complicating Transcatheter Interventions for Valvular Heart Disease: JACC State-of-the-Art Review. J Am Coll Cardiol, 77：2323-2334, 2021［PMID：33958130］

32）Alkhouli M, et al：Cardiac prostheses-related hemolytic anemia. Clin Cardiol, 42：692-700, 2019［PMID：31039274］

第2章　一般検査異常からの紹介

3　この患者の白血球減少は，膠原病と関連がありますか？

和田　琢

Point
- 「白血球減少＝膠原病と関連」と決めつけてはいけない
- 白血球減少単独の場合は鑑別診断が重要
- 消化管に問題がある場合は栄養障害による白血球減少も鑑別に入れる

Keyword　白血球減少症　　好中球減少症　　栄養障害　　銅欠乏症

はじめに

　白血球減少は全身性エリテマトーデス（SLE）やシェーグレン症候群などの膠原病でよく見られる症状ですが，その原因が膠原病に由来するかどうかの判断は必ずしも容易ではありません．白血球減少の原因にはさまざまな要素が関与しており，膠原病以外の要因を見逃すリスクもあります．本項では，膠原病患者に白血球減少が生じた際の診断アプローチについて考察します．

症例

　60歳代女性．
　30年前にSLE，強皮症，皮膚筋炎のオーバーラップ症候群と診断された．グルココルチコイドによる治療を受け，プレドニゾロン2 mg/日で疾患活動性はコントロールされていた．
　しかし，強皮症による囊腫様腸管気腫症や偽性イレウスのため，経口摂取のみでは十分な栄養を確保できず，10年前から中心静脈ポートを用いた中心静脈栄養を併用．3週間前に嘔吐が生じ，偽性イレウスの増悪と急性腎障害が認められたため入院し，絶食と補液を行い，その後循環動態の安定と腎障害の改善が見られた．
　しかし入院中にADLが低下し，リハビリテーションが必要となった．入院3週間後，白血球数が4,000個/μL台から1,680個/μL（好中球数420個/μL，リンパ球数1,070個/μL）まで減少していた．顔面紅斑，関節炎，漿膜炎はなく，抗dsDNA抗体や血清補体にも異常はなかった．

❶ 白血球減少を確認したときに最初にすべきこと

　血液検査で白血球減少を認めたときに，まずすべきことは，**分画の確認**と**緊急性の判断**です．白血球減少において臨床的に問題となるのは**好中球減少**と**リンパ球減少**です．好中球減少は細菌感染症，リンパ球減少はウイルス感染症のリスクが高くなります．

　好中球減少については500個/μLを重症，**200個/μL未満を無顆粒球症**として緊急な対応が必要となります[1]．好中球減少についてはG-CSF製剤のように好中球数を増加させる薬剤がありますが，日本癌治療学会によるG-CSF製剤適正使用ガイドラインにより，抗癌薬使用や発熱性好中球減少症〔好中球数が500/μL未満，あるいは1,000/μL未満で48時間以内に500/μL未満に減少すると予測される状態で，腋窩温37.5℃以上（または口腔内温38℃以上）の発熱を生じた場合〕での使用が勧められています[2]．そのため，本症例のように，抗がん薬治療が行われず発熱も認めていない場合は，**まず原因検索を行うこと**が優先されます．

　一方，リンパ球減少は1,000/μL未満のことを指しますが，感染徴候がなければ，基礎疾患（免疫不全症など），使用薬剤（グルココルチコイド，免疫抑制薬），免疫グロブリン値などを参考に，個々の症例に応じた感染対策（基本的には新型コロナウイルス感染症に準じた感染対策）を行っていくことが一般的です[3]．

❷ 白血球減少は膠原病によるものか？

1）膠原病による白血球減少の可能性

　自己免疫機序による白血球減少は，SLEやシェーグレン症候群でしばしば見られます．SLEにおいては，白血球減少症の有病率は22〜41.8％，リンパ球減少症は15〜82％，好中球減少症は20〜40％と報告されています[4]．SLEによる白血球減少症は典型的には他の臨床徴候を組合わせた複合疾患活動性（SLE disease activity index：SLEDAI）と相関します[5]．そのため，発熱や紅斑，関節炎，漿膜炎，腎炎，神経障害，抗dsDNA抗体の存在，低補体血症などの臨床徴候が同時に認められればSLEとの関連が疑われますが，**単独で生じた場合はほかの原因を検討する**ことが重要です．また，シェーグレン症候群による白血球減少も頻度の高い腺外病変の1つですが，程度が軽いことが多く，治療適応となることは少ないです．白血球減少単独で生じることもありますが，関与を証明することは困難であるため，まずはほかの病態を除外することが基本となります．

2）膠原病以外の白血球減少の鑑別疾患

a）薬剤性

　白血球原因としてまず考えるべき原因は薬剤性です．リンパ球減少症はグルココルチコイドや免疫抑制薬によることが多いですが，好中球減少症，特に無顆粒球症を引き起こしうる薬剤は多岐にわたります．UpToDate®に紹介されている好中球減少，無顆粒球症の原因となりうる薬剤を**表1**に示します[6]．抗甲状腺薬による無顆粒球症が広く知られておりますが，リウマチ

表1 ◆ 無顆粒球症を引き起こす代表的な薬剤

甲状腺治療薬（チオナミド類）	抗生物質
● メチマゾール	● マクロライド系
● カルビマゾール	● トリメトプリム・スルファメトキサゾール
● プロピルチオウラシル	● クロラムフェニコール
抗炎症薬	● サルファ剤
● スルファサラジン	● 合成ペニシリン系
● 非ステロイド性抗炎症薬（NSAIDs）	● バンコマイシン
● 金製剤	● セファロスポリン系
● レフルノミド	● ダプソン
● メトトレキサート	**抗マラリア**
● ペニシラミン	● アモジアキン
● フェニルブタゾン	● クロロキン
● アンチピリン	● ヒドロキシクロロキン
● ジピロン	● キニン
	抗真菌薬
精神作用薬	● アムホテリシン B
● クロザピン	● フルシトシン
● フェノチアジン系統薬	**抗ウイルス薬**
● 三環系および四環系抗うつ薬	● オセルタミビル
● コカイン/ヘロイン（レバミゾール含有）	● ガンシクロビル
	● アシクロビル
消化器系薬剤	**抗てんかん薬**
● スルファサラジン	● カルバマゼピン
● ヒスタミン H_2 受容体拮抗薬	● フェニトイン
循環器系薬剤	● エトスクシミド
● 抗不整脈薬（プロカインアミド, フレカイニド）	● バルプロ酸
● チクロピジン	**利尿薬**
● ACE 阻害薬（エナラプリル, カプトプリル）	● サイアザイド系
● プロプラノロール	● アセタゾラミド
● ジピリダモール	● フロセミド
● ジゴキシン	● スピロノラクトン
皮膚科薬剤	**スルホニルウレア薬**
● ダプソン	● クロルプロパミド
● イソトレチノイン	● トルブタミド
その他	**鉄キレート剤**
● クロルフェニラミン	● デフェリプロン

（文献6を参考に作成）

領域ではスルファサラジンによる無顆粒球症はしばしば経験します．白血球減少が認められた際には，まずは3カ月以内に新たに投与を開始した薬剤を確認することからはじめます[7]．膠原病の場合，免疫抑制薬による白血球減少が高頻度に発生するため，治療継続の是非は専門医の判断が必要です．

表2◆好中球減少を引き起こす微生物

ウイルス	細菌
● コロナウイルス	● *Salmonella Typhi*
● ヒト免疫不全ウイルス	● Shigella 属
● Epstein-Barr ウイルス	● Brucella 属
● サイトメガロウイルス	● *Francisella tularensis*
● A型肝炎ウイルス	● *Mycobacterium tuberculosis*
● 麻疹ウイルス	**リケッチア**
● 風疹ウイルス	● *Rickettsia akari*
● 水痘ウイルス	● *Anaplasma phagocytophilum*
● デング熱ウイルス	● *Rickettsia rickettsii*
● コロラドダニ熱ウイルス	**寄生虫**
● 黄熱ウイルス	● リーシュマニア
● サシチョウバエ熱ウイルス	● マラリア原虫

（文献8を参考に作成）

b）感染症

　白血球減少のなかでもリンパ球減少はインフルエンザや新型コロナウイルスを含め，ウイルス感染症を中心に感染症全般で認められます[3]．白血球減少を認めた際は，発熱や呼吸器症状などの感染症の徴候を確認します．一方，好中球減少についてはウイルス感染のなかでも，特に膠原病患者は免疫抑制療法の影響で，サイトメガロウイルスやEpstein-Barrウイルス感染による白血球減少が生じやすいため，これらのウイルス感染症の確認が重要です．その他の感染症は本邦では稀なものが多いですが，参考までにUpToDate®に紹介されている好中球減少を引き起こしうる感染症を表2に示します[8]．

c）血液疾患

　悪性リンパ腫，骨髄異形成症候群，白血病など，多くの血液疾患により白血球減少を発症します．多くの場合は貧血や血小板減少症を伴い，発熱，血清LD値高値，血清可溶性インターロイキン2受容体値高値などの血液疾患を強く示唆する所見の有無を確認します．まずは他の白血球減少の鑑別を行ったうえで，骨髄検査などの精査が必要かについて，血液内科医と相談します．

d）栄養障害

　ビタミンB_{12}，葉酸，銅はDNAの合成と細胞増殖に不可欠であり，これらが欠乏することにより，骨髄からの白血球産生が抑制され，白血球減少を引き起こすことがあります．健常人において，通常の食生活でこれらが欠乏することは比較的稀ですが，自験例でも極端な偏食によりこれらが欠乏している症例を経験しており，また高齢者では消化管吸収不良により生じることは珍しくないので，食生活について確認しつつ，疑わしければこれらの検査を行いましょう．ビタミンB_{12}と葉酸が欠乏する場合は，大球性貧血を発症することが有名で，血球の産生が全般的に低下するため，汎血球減少を呈することが多いです．ビタミンB_{12}欠乏症は抗内因子抗

3　この患者の白血球減少は，膠原病と関連がありますか？　　103

体による悪性貧血が有名ですが，実臨床では胃全摘による内因子欠乏や，消化管手術後の盲係蹄症候群，制酸薬の使用が頻度としては多いです[9]．葉酸欠乏症は摂取または吸収障害以外に，関節リウマチなどの治療で使われるメトトレキサートは，葉酸拮抗薬であり葉酸欠乏による血球減少を高頻度に引き起こします[10]．**銅欠乏症は吸収不良が生じる消化管疾患**で起こりえます．また，亜鉛の過剰摂取が銅の吸収を低下させ，銅欠乏症が生じることがあります[11]．

本症例の最終診断

銅欠乏症による白血球減少症

■ 最終診断に至ったプロセス

本症例は基礎疾患にSLEがあったが，白血球減少時にはSLEの再燃を示唆する徴候を認めなかった．血球減少についても緊急性は高くなかったことから，原因精査を優先させる方針とした．グルココルチコイドを使用していたが，ほかの免疫抑制薬は服用していなかった．新規薬剤はないため，薬剤性は否定的と考えた．感染症についてはサイトメガロウイルス抗原，EBウイルスDNAは陰性で，発熱や呼吸器症状なども認めず，医療スタッフ以外の接触はなく，医療スタッフもコロナウイルス感染症などを疑わせる徴候はなかったことから，ウイルス感染症は積極的には疑わなかった．急性の経過であること，基礎疾患に消化管吸収異常を認めていたこと，長期的に中心静脈栄養に依存していたことから，栄養障害の可能性を疑った．ビタミンB_{12}，葉酸は正常値であったが，血清銅値が$10 \mu g/mL$（基準値：$70 \sim 132 \mu g/mL$）と低値を示していた．原因として，中心静脈栄養に微量元素が含まれていなかったこと，絶食により入院前に多少行われた経口摂取が絶たれたことで，銅の摂取がなくなったことが原因と考えられた．その後，中心静脈栄養に微量元素製剤を混注した結果，7日後には白血球減少が改善した．

ひとことパール

薬剤性，感染症，栄養障害など膠原病に起因しない白血球減少もあります．先入観をもたず，冷静に鑑別診断を行いましょう．

● おわりに

膠原病の臨床徴候は多彩ですが，白血球減少症に限らず，臨床症状や検査異常を認めた際に，**膠原病の疾患活動性を反映したほかの徴候を認めないか**が重要なポイントとなります．緊急性にもよりますが，今起こっている臨床徴候が膠原病以外の要因があるのではないかという目線は，非専門医であっても臨床医として常にもっておくべき視点だと思います．**診断の過程を説明し，決定を急がない姿勢をもつことが重要です**．くれぐれも患者さんには「膠原病によるも

のだ」と決めつけた説明してはならず，勝手にグルココルチコイドの増量などは行わないようにし，**膠原病内科医と密な連携がとれる体制を整える**ことが非常に重要です．

🦊 ここがポイント　銅欠乏症には「ココア」が有効？

　外来に通院していた別の患者さんで，経過中に好中球有意の白血球減少を呈した症例を経験しました．原因がわからず血液内科にコンサルトし，その患者さんは厳格な菜食主義による銅欠乏症であったことが判明しました．私たちがふだん銅を測定する機会はほとんどありませんので，実際には意外と多いのかもしれません．血液内科専門医はその患者さんに対して「ココア」を勧めて，その後すみやかに改善しました．PubMed®で検索式（"copper deficiency" [Title/Abstract] OR "copper deficiency" [MeSH Terms]）AND（"cocoa" [Title/Abstract] OR "cocoa" [MeSH Terms] OR "chocolate" [Title/Abstract]）で検索した結果，銅欠乏症に対するココアの有用性を示した英語論文が1報見つかりました[12]．エビデンスは十分ではないかもしれませんが，もし銅欠乏症の症例を経験した際には，勧める食品の候補としてあげてもよいかと思います．また，市販のココアは糖分を多く含みますので，勧める場合は糖質の少ない「純ココア」の方がよいと思います．

◆ 文　献

1）Boxer LA：How to approach neutropenia. Hematology Am Soc Hematol Educ Program, 2012：174-182, 2012 ［PMID：23233578］

2）「G-CSF適正使用ガイドライン 2022年10月改訂 第2版」（日本癌治療学会／編），金原出版，2022

3）Davids MS：Approach to the adult with lymphocytosis or lymphocytopenia. UpToDate, 2024

4）Carli L, et al：Leukopenia, lymphopenia, and neutropenia in systemic lupus erythematosus: Prevalence and clinical impact--A systematic literature review. Semin Arthritis Rheum, 45：190-194, 2015 ［PMID：26170228］

5）Lu W, et al：The Clinical Characteristics of Leukopenia in Patients with Systemic Lupus Erythematosus of Han Ethnicity in China: A Cross-Sectional Study. Rheumatol Ther, 8：1177-1188, 2021 ［PMID：34151412］

6）Coates TD：Drug-induced neutropenia and agranulocytosis. UpToDate, 2024

7）Nancy Berliner：Approach to the adult with unexplained neutropenia. UpToDate, 2024

8）Coates TD：Infectious causes of neutropenia. UpToDate, 2024

9）Green R, et al：Vitamin B(12) deficiency. Nat Rev Dis Primers, 3：17040, 2017 ［PMID：28660890］

10）「関節リウマチにおけるメトトレキサート（MTX）使用と診療の手引き2023年版」（日本リウマチ学会MTX診療ガイドライン小委員会／編），羊土社，2023

11）Altarelli M, et al：Copper Deficiency: Causes, Manifestations, and Treatment. Nutr Clin Pract, 34：504-513, 2019 ［PMID：31209935］

12）Tokuda Y, et al：Cocoa supplementation for copper deficiency associated with tube feeding nutrition. Intern Med, 45：1079-1085, 2006 ［PMID：17077570］

第2章 一般検査異常からの紹介

4 この患者の白血球増多は，膠原病と関連がありますか？

大庭悠貴

> **Point**
> - 好中球の増多を基準に含む膠原病は成人スチル病である．その他の炎症でも好中球は増加しうる
> - 好酸球の増多を基準に含む膠原病は好酸球性血管炎性肉芽腫症である
> - 白血球増多が膠原病を疑う契機になる疾患はあるが，白血球増多は特異的な所見ではなく，ほかの疾患の鑑別も十分に行うことが重要である

Keyword 白血球増多　成人スチル病　好酸球性多発血管炎性肉芽腫症

はじめに

　白血球の増多，すなわちleukocytosisは，炎症や免疫反応の非特異的なマーカーとなる重要な所見です．正常値は4,000〜9,000/μL程度ですが，個人によってばらつきがあります．
　白血球増多の原因はさまざまです．何らかの疾患によらず生理学的に増えることもあります．例えば，身体的あるいは精神的にストレスがかかることによって起こることもありますし，激しい運動や喫煙などの習慣によっても起こります．また妊娠・出産時に白血球増多が見られることもご存知の通りです．細菌・ウイルス・真菌などの感染症，急性・慢性白血病・リンパ腫などの血液疾患，その他の固形腫瘍，そして炎症性疾患や自己免疫性疾患なども関与します．
　本項では，白血球の各分画と，その増多と膠原病との関係を考えてみたいと思います．

症例

　80歳男性．X年2月より採血上好酸球の増多を認めていた．3月に全身に褐色調の皮疹が出現し，その後1週間で下肢浮腫が出現した．5月までに体重が54 kgから71 kgまで増加し労作時呼吸困難まで出現したため当院へ紹介され，ネフローゼ症候群の診断で精査加療目的で入院した．入院時は両側腋窩・鼠径に可動性良好で弾性軟のリンパ節を触知した．両下肢は大腿から浮腫が著明であった．
【血液検査】白血球 8,400/μL，好中球 67％，好酸球 25.0％，総蛋白 5.9 g/dL，Alb 1.9 g/dL，UN 33 mg/dL，Cre 3.03 mg/dL，CRP 0.4 mg/dL，ESR＞110 mm/時，IgG 1,575 mg/dL，IgA 519 mg/dL，IgM 103 mg/dL，IgE 7,712 mg/dL，補体は高値，ANCAをはじめ自己抗体はすべて陰性
【尿検査】蛋白 4＋（9.35 g/gCr），潜血 1＋（＞50 /HPF）

表1 ◆ 各疾患の診断基準における白血球数の立ち位置

疾患	「白血球数」の立ち位置
全身性エリテマトーデス（SLE）	白血球減少
混合性結合組織病（MCTD）	**全身性エリテマトーデス様所見として** 白血球減少（4,000/μL以下）
シェーグレン症候群	**ESSDAIにおける血液障害として** 好中球減少，リンパ球減少（白血球の値の記載はなし）
大動脈炎症候群	**参考所見** 白血球の値の記載はなし
結節性多発動脈炎	**参考となる検査所見** 白血球増加（10,000/μL以上）
多発血管炎性肉芽腫症（GPA）	**参考となる検査所見** 白血球の値の記載なし
好酸球性多発血管炎性肉芽腫症（EGPA）	**主要臨床所見** 好酸球増加（末梢血白血球の10％以上，または1,500/μL以上）
成人スチル症	**大項目** 白血球増多（$\geqq$10,000/mm^3，顆粒球$\geqq$80％）
ベーチェット病	**検査所見** 炎症反応としての白血球数の増加（値の記載なし）

① 白血球の種類とその増多が示唆する膠原病

　各診断基準において白血球の数を含むものを**表1**に記載しました．白血球の増多を診断や分類の基準に含む膠原病は2つだけで，そのほかは参考所見として含んでいるものがあります．分画ごとにみていきましょう．

1）好中球

　白血球増多で，最も一般的なものが好中球増多（neutrophilia）です．無症状の健常人であっても，好中球の数には幅があります．好中球増多は平均値よりも少なくとも2標準偏差（SD）以上白血球が増えている状態を指します．

　好中球の産生亢進は，前述の通り，骨髄増殖性腫瘍などの悪性疾患などによる自律的なものと，感染や炎症などの反応的なものである場合があります．もちろん関節リウマチなどの膠原病による炎症でも増多しえますが，特異的な所見ではありません．また循環している好中球の半分は，血管内皮細胞に可逆的に接着しており，接着を弱める作用が加わると，白血球増多を起こしえます．この現象を最もよく眼にするのは，ステロイドによる白血球の遊走（leukocyte trafficking）での白血球増多ではないかと思います．

　診断基準に好中球増多を含んでいる膠原病は，**成人スチル病**です．成人スチル病は発熱，多関節炎，皮疹を特徴とする全身性炎症性疾患です．成人発症が95％で，血液検査では肝機能障害やフェリチン高値などが特徴です．そのなかで白血球や好中球の増多も7〜8割に見られることが報告されています[1]．

　成人スチル病の診断には，1992年の山口の分類基準[2]が現在でも用いられており（**表2**）．大

4　この患者の白血球増多は，膠原病と関連がありますか？　　107

表2◆成人スチル病の分類基準

	山口の分類基準（1992）	Fautrel の分類基準（2002）	Cush の分類基準（2000）
感度/特異度	96.2％/92.1％	80.6％/98.5％	no data
大項目	1. 少なくとも1週間持続する39℃を超える発熱 2. 2週間続く関節痛・関節炎 3. 定型的な掻痒を伴わないサーモンピンク疹 4. 白血球増多（≧10,000/mm³, 好中球≧80％）	1. 39℃を超えるspike fever 2. 関節痛 3. 一過性の紅斑 4. 咽頭炎 5. 末梢血多核球≧80％ 6. 糖化ferritin＜20％	1. 39℃以上の1日周期の発熱 2. Still皮疹 3. 白血球≧12,000かつESR＞40 mm/hr 4. リウマトイド因子・抗核抗体ともに陰性 5. 手関節の強直 **各2点**
小項目	1. 咽頭痛 2. リンパ節腫大 3. 肝腫大または脾腫 4. 肝機能障害 5. 抗核抗体およびリウマトイド因子陰性	1. 斑状丘疹性発疹 2. 白血球増多 （≧10,000/mm³）	1. 35歳未満の発症 2. 関節炎 3. 先行する咽頭痛 4. 細網内皮系の異常（リンパ節腫大や脾腫）あるいは肝酵素の上昇 5. 漿膜炎 6. 頸部・体幹部の強直 **各1点**
診断	大項目2項目を含む5項目以上	大項目4項目以上 または大項目3項目＋2小項目	Definite AOSD：6カ月の観察期間で10点以上 Probable AOSD：12週の観察期間で10点以上
除外項目	感染症, 悪性腫瘍（特にリンパ腫）,その他の膠原病		

（文献2〜4を参考に作成））

項目2項目を含む5項目以上を有することが基準ですが，その大項目のなかに**白血球増多（白血球10,000 /mm³以上，好中球80％以上）**が含まれています．ほかにFautrelの分類基準[3]，Cushの分類基準[4]などもありますが，これらにも白血球増多が含まれています．ただし成人スチル病の診断においては，感染症や悪性腫瘍，その他の膠原病もきちんと鑑別することが重要です．

2）好酸球

好酸球は顆粒球の1つであり，喘息をはじめとするアレルギー疾患にかかわりが強く，特に寄生虫感染から身体を守るのに関与します．主要塩基性タンパク質（major basic protein：MBP）や好酸球カチオン性タンパク質（eosinophil cationic protein：ECP）などの顆粒を有しており，これらの顆粒を放出して周囲組織の改変を起こし，炎症の波及を防ぐ働きをしています．これらの塩基性タンパク質が貯蔵されており，エオシン（eosin）に染まることから好酸球と呼ばれています．好酸球は白血球のうち0〜7％を占めており，500/µL以上になると増多と捉えます．

好酸球が増える膠原病の代表は，**好酸球性多発血管炎性肉芽腫症**（eosinophilic granulomatosis with polyangiitis：EGPA）です．1984年に提唱されたLanhamらのChurg-Strauss症候群（CSS）の分類基準[5]でも，1990年の米国リウマチ学会（ACR）のCSS分類基準[6]でも），2022年にACRが出したEGPAの分類基準[7]でも，一貫して好酸球数の増多が基準項目に含ま

108　「この患者さんリウマチ・膠原病かも?」と迷ったときの診断のカンどころ

表3 ◆ 好酸球性多発血管炎性肉芽腫症（EGPA）の各分類基準

Lanham らの分類基準（1984）

項目
気管支喘息
末梢血液中好酸球数 1,500/μL 以上
2カ所以上の臓器の全身性血管炎

ACR/EULAR の EGPA 分類基準（2022）

臨床基準	
閉塞性気道疾患	+3 点
鼻茸	+3 点
多発単神経炎または運動性ニューロパチー	+1 点
検査基準	
好酸球増加＞ 1,000/μL	+5 点
血管外好酸球優位の炎症 / 骨髄での好酸球	+2 点
cANCA または PR3 – ANCA 陽性	-3 点
顕微鏡的血尿	-1 点

ACR の Churg – Strauss 症候群の分類基準（1990）

項目
気管支喘息：喘鳴，呼気の笛様音
好酸球増多：白血球の 10 ％以上
神経症状：単神経炎（多発性を含む）または多発神経炎（groove and stocking 分布）
X 線：移動性または一過性浸潤影，固定陰影は含まない
副鼻腔症状：急性，慢性の副鼻腔痛，圧痛，X 線上の副鼻腔影など
組織像：動脈，細動脈，細静脈を含む生検で血管外での好酸球浸潤

厚生労働省の分類基準

主要臨床所見
①気管支喘息あるいはアレルギー性鼻炎
②好酸球増多
③血管炎による症状：発熱（38度以上，2週間以上），体重減少（6カ月以内に6 kg 以上），多発性単神経炎，消化管出血，多関節痛（炎），筋肉痛（筋力低下），紫斑のいずれか1つ以上
臨床経過の特徴
主要臨床所見の①，②が先行し，③が発症する
主要組織所見
①周囲組織に著明な好酸球漫潤を伴う細小血管の肉芽腫性またはフィブリノイド壊死性血管炎の存在
②血管外肉芽腫の存在
診断カテゴリー
確実（definite）
（a）主要臨床所見3項目を満たし，主要組織所見の1項目を満たす場合
（b）主要臨床所見3項目を満たし，臨床経過の特徴を示した場合
疑い（probable）
（a）主要臨床所見1項目および，主要組織所見の1項目を満たす場合
（b）主要臨床所見3項目を満たすが，臨床経過の特徴を示さない場合
参考所見
(1) 白血球増加（≧1万/μL），(2) 血小板増加（≧40万/μL），(3) 血清 IgE 増加（≧600 U/mL）(4) MPO – ANCA 陽性，(5) リウマトイド因子陽性，(6) 肺浸潤陰影

（文献5〜8を参考に作成）

第2章 一般検査異常からの紹介

4 この患者の白血球増多は，膠原病と関連がありますか？

れています（表3）．本邦では，1998年から現在まで厚生労働省の好酸球性多発血管炎性肉芽腫症診断基準が使われていますが，ここでも**好酸球増多（末梢血白血球の10％以上，または1,500/μL以上）**が含まれています．好酸球は組織にすみやかに移行するとされていますが，脱顆粒がなければ組織や臓器障害を起こすことはないため，末梢血での好酸球増多は，組織での好酸球性炎症の存在を必ずしも意味しません．したがって，厚生労働省の基準にもあるように喘息や好酸球増多があるのみではdefiniteにはならず，血管炎による症状があるかどうかを判断することが重要です．

またEGPAの診断においては，好酸球増多の鑑別が重要であることはご存知の通りです．好酸球増多症候群（hypereosinophilic syndrome：HES）はよく鑑別にあげられる疾患ですが，ほかにも好酸球性血管性浮腫，好酸球性筋膜炎，PIE症候群などもあります．特に慢性好酸球性白血病などの血液腫瘍の鑑別は難しいとされており，好酸球増多を認めた場合は骨髄の検査も必要です．

3）リンパ球

リンパ球は骨髄および，リンパ節，脾臓，胸腺などの二次リンパ組織で分化・成熟が成されます．末梢血のリンパ球の増多（lymphocytosis）は，この骨髄や二次リンパ組織からの産生の亢進やリンパ増殖性疾患におけるアポトーシスの障害などで起こりますが，原因により機序は異なります．リンパ球の増多は4,000/μL以上といわれています．リウマチ・膠原病疾患で，末梢血のリンパ球の増多を特徴とするものはありませんが，シェーグレン症候群においては，ESSDAI（EULAR Sjögren's Syndrome Disease Activity Index）における血液障害として，リンパ球の減少が含まれています[9]．

4）その他（単球・好塩基球）

単球は白血球の3～8％を占める，最も大きな白血球です．細菌などの異物を細胞内にとり込み抗原提示を行います．血管外に移動するとマクロファージや樹状細胞に分化して免疫反応を起こします．単球の増多は好中球増多に伴う場合があり，感染症，慢性単球性白血病などの悪性腫瘍などで見られます．慢性炎症で増加することもありますが，一般に単球増多を特徴とした膠原病疾患はありません．

好塩基球は白血球の1％未満と最も少ない白血球です．好塩基球はIgE受容体の発現や，活性時のヒスタミンの分泌など肥満細胞と機能が類似しており，アレルギーに関与して増えることがありますが，一般に好塩基球増多を特徴とした膠原病疾患はありません．

❷ 白血球増多をみたらどうすればよいのか？

白血球増多は，膠原病に特異的に見られるものではありません．白血球増多はあくまで何かしらの炎症が存在しているものと捉え，初診時であっても再発が疑われるときであっても，ほかの所見から膠原病の可能性を疑うことが重要です．

| 本症例の最終診断 |

意義不明の単クローン性免疫グロブリン血症（monoclonal gammopathy of undetermined significance：MGUS）

■ 最終診断に至ったプロセス

　好酸球増多は認めたが気管支喘息や副鼻腔症状を認めなかった．急速進行性糸球体腎炎が疑われたため，経皮的腎生検を施行したところ，多数の半月体を疑うボウマン嚢上皮細胞の増生を認め，好酸球浸潤や肉芽腫・フィブリノイド壊死は認めなかった．EGPAの基準も満たしていなかったが，ANCA陰性血管炎を疑いプレドニゾロン投与，血漿交換，リツキシマブ投与を行った．しかし腎機能は改善することなく経過した．初診時に血液および尿中からIgG-κ型のM蛋白が検出されたため骨髄検査も施行した．形質細胞は3.0％で異形成は乏しかったことから，意義不明の単クローン性免疫グロブリン血症（monoclonal gammopathy of undetermined significance：MGUS）と診断された．このことから，好酸球増多はMGUSに偶発的に観察された所見であり，腎病理所見も，係蹄壁の壊死変性の所見も明らかでないことから半月体ではなく，巣状分節性糸球体硬化症のcollapsing variantと診断した．免疫抑制治療に反応が乏しかったことからすみやかに減量を開始し，減塩のみで尿蛋白は減少し腎機能の悪化も止まったため退院した．

● おわりに

　本項では，白血球増多の視点から膠原病の可能性を疑うことができるかについて考えました．白血球増多が膠原病を疑う契機になる疾患はありますが，はじめに述べた通り白血球増多は特異的な所見ではありません．診断にあたっては，ほかの疾患の鑑別も十分に行うことが重要です．

◆ 文　献

1) Asanuma YF, et al：Nationwide epidemiological survey of 169 patients with adult Still's disease in Japan. Mod Rheumatol, 25：393-400, 2015［PMID：25382730］

2) Yamaguchi M, et al：Preliminary criteria for classification of adult Still's disease. J Rheumatol, 19：424-430, 1992［PMID：1578458］

3) Fautrel B, et al：Proposal for a new set of classification criteria for adult-onset still disease. Medicine (Baltimore), 81：194-200, 2002［PMID：11997716］

4) Cush JJ：Adult-onset Still's disease. Bull Rheum Dis, 49：1-4, 2000［PMID：11100625］

5) Lanham JG, et al：Systemic vasculitis with asthma and eosinophilia: a clinical approach to the Churg-Strauss syndrome. Medicine (Baltimore), 63：65-81, 1984［PMID：6366453］

6) Masi AT, et al：The American College of Rheumatology 1990 criteria for the classification of Churg-Strauss syndrome (allergic granulomatosis and angiitis). Arthritis Rheum, 33：1094-1100, 1990［PMID：2202307］

7) Grayson PC, et al：2022 American College of Rheumatology/European Alliance of Associations for Rheumatology Classification Criteria for Eosinophilic Granulomatosis with Polyangiitis. Ann Rheum Dis, 81：309-314, 2022［PMID：35110334］

8) 厚生労働省：好酸球性多発血管炎性肉芽腫症の診断基準, 1998 年
https://www.mhlw.go.jp/file/06-Seisakujouhou-10900000-Kenkoukyoku/0000089895.pdf

9) Seror R, et al：EULAR Sjogren's syndrome disease activity index: development of a consensus systemic disease activity index for primary Sjogren's syndrome. Ann Rheum Dis, 69：1103-1109, 2010［PMID：19561361］

第2章　一般検査異常からの紹介

5　この患者の血小板減少は，膠原病と関連がありますか？

永瀬芙美香

> **Point**
> - 血小板減少症をみたら膠原病を含め鑑別疾患を広く考え，網羅的にアプローチする
> - 血小板減少症をみる際は，膠原病らしさを見逃さないよう，ポイントを押さえた病歴聴取・身体診察を心がける
> - 膠原病に伴う血小板減少症にはさまざまな病態があり免疫性血小板減少症（ITP）の頻度が最も高いが，薬剤や感染症などその他の原因も忘れない

> **Keyword**　血小板減少症　免疫性血小板減少症（ITP）　血栓性微小血管障害（TMA）
> 全身性エリテマトーデス　抗リン脂質抗体症候群　感染症

はじめに

　血小板減少症は，日常診療でしばしば遭遇する病態の1つであり，その原因は多岐にわたります．軽症から重症まで程度はさまざまであり，感染症や薬剤，栄養不足などのほかに，膠原病や血液疾患といった基礎疾患に関連することも少なくありません．膠原病に関連する血小板減少症は，免疫性血小板減少症（immune thrombocytopenia：ITP）などの自己抗体による免疫機序や，血栓性微小血管障害（thrombotic microangiopathy：TMA）などの血管病変を介した病態などが考えられます．しかし，ほかの原因も多く存在するため，診断は慎重に行う必要があります．本項では，血小板減少症を呈した患者における臨床的な判断ポイント，鑑別診断のアプローチ，膠原病との関連について述べていきます．

> **症例**
> 60歳代女性．
> 【主訴】全身倦怠感，微熱
> 【既往歴】
> 　全身性エリテマトーデス（SLE）：プレドニゾロン（PSL）5 mg/日およびミコフェノール酸モフェチル，ベリムマブで治療中．SLE発症時は糸球体腎炎と白血球減少，関節炎を認めていたが，前回かかりつけ医の受診時にはそれらの徴候はなく低疾患活動性を維持できていた．
> 　高血圧：内服はなし．

【現病歴】

　数日前から全身倦怠感と微熱が出現した．近医を受診し，血液検査を受けたところ，血小板数70,000／μLと低下していた．SLEの再燃が懸念され，かかりつけの膠原病科へ紹介受診となった．

【身体所見】

　血圧130/85 mmHg，脈拍90回／分，整，体温37.8℃，点状出血や粘膜出血はない．頸部リンパ節は軽度の腫脹があり．腹部は平坦軟，脾腫は触知しない．左下腹部に軽度の圧痛あり．

【検査所見】

　血液検査：赤血球数 正常範囲，白血球数4,500／μL，血小板数70,000／μL（前回受診時180,000／μL），CRP 1.03，尿検査・腎機能・肝機能ともに異常なし，PT・APTT正常．

【追加の病歴聴取】

　新規薬剤の開始は前回受診時からない．食事内容は肉や野菜をバランスよくとるように心がけており特に食生活の変更もない．ここ数年間渡航歴はない．随伴症状として倦怠感とともに軽度の腹痛と水様便があったが，SLE発症時に認めていた症状の再燃はなかった．

【追加の検査】

　血算を再検し，末梢塗抹標本を確認し偽性血小板減少症は否定され，その他の血球異常は認めなかった．自己抗体・SLE関連マーカーは補体（C3，C4）正常，抗dsDNA抗体陰性，抗リン脂質抗体症候群の抗体パネル陰性．発熱をきたし，腹痛，水様便のエピソードから感染症を考慮し検査を追加したところ，フィブリノーゲン220 mg/dL（正常下限），でDダイマー1.5 μg/mL（軽度上昇）と播種性血管内凝固症候群（DIC）には至っていないと思われ，肝炎ウイルス陰性，HIV検査陰性，サイトメガロウイルス（CMV）抗原検査陽性，CMV-DNA定量高値が判明した．

1 膠原病と血小板減少症

1）膠原病における血小板減少症

　膠原病のなかで10万／μL以下の血小板減少症の頻度で最も多いのはSLE（51％），2番目に多いのが混合性結合組織病（mixed connective tissue disease：MCTD）（23％）であったという報告があります[1]．一方，全身性強皮症（systemic sclerosis：SSc），多発性筋炎／皮膚筋炎，関節リウマチ，シェーグレン症候群における血小板減少症の頻度は5％程度と少ないことから[2]，血小板減少をみた際には，膠原病のなかでもSLEらしさ，MCTDらしさ，APSらしさがないかを特に注意して診療することが重要です．表1に各膠原病を疑うべき主な臨床所見をまとめました[3〜9]．詳細な病歴聴取，身体診察で膠原病を疑い，検査前確率が高い場合に各自己抗体を測定し診断の参考にします．

2）膠原病に伴う血小板減少症の病態

　膠原病患者では，さまざまな病態・機序で血小板減少症を引き起こします．代表的なものは病態から大きく4つに分けることができます．末梢での血小板の破壊・消費の亢進による免疫性血小板減少症（ITP），凝固反応の活性化により誘導される血栓性微小血管障害（TMA），播

表1 ◆ 血小板減少症において膠原病を疑う臨床所見

疾患名	臨床所見	検査所見
全身性エリテマトーデス（SLE）	日光過敏症，紅斑，口腔内潰瘍，関節痛・関節炎，全身症状（倦怠感，発熱），漿膜炎	尿蛋白陽性，白血球，リンパ球減少，低補体血症（C3，C4低下） 抗核抗体陽性 自己抗体（抗Sm，抗SSA，抗dsDNA抗体）
抗リン脂質抗体症候群（APS）	網状皮斑，原因不明の血栓症（静脈または動脈），妊娠高血圧腎症また胎盤機能不全	APTT延長，梅毒RPR偽陽性 自己抗体（ループスアンチコアグラント，抗カルジオリピン抗体IgG，IgM，抗β2糖タンパク質IIgG，IgM）
混合性結合組織病（MCTD）	レイノー現象，手指・手背腫脹，関節炎（SLE様，SSc様，多発性筋炎様の症状が混在）	白血球，リンパ球減少 抗核抗体陽性 抗U1RNP抗体
全身性強皮症（SSc）	レイノー現象，手指硬化，手指潰瘍，爪病変，皮膚硬化，胃食道逆流症，間質性肺炎	抗核抗体陽性 自己抗体（抗トポイソメラーゼI，抗RNAポリメラーゼIII，抗セントロメア抗体，抗U1RNP抗体など）
シェーグレン症候群	レイノー現象，眼・口腔内乾燥症，唾液腺腫脹，関節痛，倦怠感	白血球，リンパ球減少 γグロブリンのポリクローナルな増加 抗核抗体陽性 抗SSA，抗SSB抗体

（文献3〜9を参考に作成）

種性血管内凝固症候群（disseminated intravascular coagulation：DIC），骨髄での巨核球低形成による血小板産生障害である無巨核球性血小板減少症（amegakaryocytic thrombocytopenia：AMT），骨髄や脾臓で血球成分をT細胞やマクロファージが貪食する血球貪食症候群（hemophagocytic syndrome：HPS）です．それぞれの病態に合併しやすい代表的な膠原病と参考となる検査所見を表2にまとめました[2]．

膠原病に伴う血小板減少症の原因として最も頻度が高いのはITPで，SLEだけでなくMCTDやシェーグレン症候群にも見られます[2]．膠原病に伴うTMAでは，ADAMTS13活性が著減してインヒビターが陽性となる病型と血管内皮障害が病態の中心でADAMTS13活性が減少しない病型が見られ[10]，SLEでは前者が，SScでは後者が多いです．低頻度ではありますがSLEでは，AMTを伴い，骨髄での巨核球低形成による血小板産生障害を引き起こすことがあります[11]．

3) その他の膠原病患者における血小板減少症の鑑別

膠原病患者では，感染症，薬剤，悪性腫瘍の骨髄浸潤などその他の原因の血小板減少症も少なくありません[12]．膠原病治療における免疫抑制下での真菌感染，抗酸菌感染，ウイルス感染などの日和見感染症も血小板減少症の原因となります．本症例は後述するようにサイトメガロウイルス感染症でしたが，サイトメガロウイルス感染症は高頻度であり血球減少のみが診断の手がかりとなることもあるため必ず鑑別にあげます．

また，さまざまな薬剤が血小板減少症を引き起こしますが，膠原病患者ではシクロホスファミド，メトトレキサート，アザチオプリンなどの細胞障害性免疫抑制薬による骨髄抑制，ST合剤を含む抗菌薬による薬剤誘発性免疫血小板減少症などが代表的です．

表2◆膠原病に伴う血小板減少症の病態ごとの鑑別

	ITP	TMA	DIC	HPS	AMT
合併する代表的な膠原病	SLE MCTD シェーグレン症候群 APS	SLE MCTD SSc		SLE MCTD	SLE
血栓症	なし	微小血栓（中枢神経，腎）	なし	なし	なし
貧血	ときに鉄欠乏性，自己免疫性溶血性貧血を併発することあり	溶血性	ときに鉄欠乏性	産生障害	なし
好中球	変動なし	増加が多い	一定の傾向なし	低下が多い	変動なし
末梢血塗抹	血小板減少のみ	破砕赤血球増加，ときに赤芽球出現	血小板減少のみ	3系統の血球減少	血小板減少のみ
血清LDH	正常	上昇	正常	上昇	正常
凝固時間	正常	正常	延長	正常	正常
線溶系マーカー	正常	正常〜軽度上昇	上昇	正常〜軽度上昇	正常
骨髄所見	巨核球軽度減少〜増加	巨核球・赤芽球増加	巨核球増加	血球貪食像	巨核球高度の減少〜消失
その他の検査所見		一部でADMATS13活性著減（＜0.5％）・インヒビター陽性		血清フェリチン著増	

ITP：immune thrombocytopenia（免疫性血小板減少症）
TMA：thrombotic microangiopathy（血栓性微小血管障害）
DIC：disseminated intravascular coagulation（播種性血管内凝固症候群）
HPS：hemophagocytic syndrome（血球貪食症候群）
AMT：amegakaryocytic thrombocytopenia（無巨核球性血小板減少症）
（文献2より引用）

本症例の最終診断

サイトメガロウイルス感染症に伴う血小板減少

■ **最終診断に至ったプロセス**

①血小板減少症の重症度・鑑別診断

一般的に血小板数が150,000／μL以下で血小板減少症と診断され，50,000／μL未満は重症と判断する[13]．血小板数が正常であっても過去の数値よりも50％以上減少しているような場合も早めに評価が必要である．

本症例では，重症ではないものの過去の数値より50％以上の減少が見られる血小板減少症であり，血小板減少症に着目しながら早急に鑑別診断をすすめる（表3）[14, 15]．鑑別疾患は多くあるが，もともと血小板減少症をきたしていなかった患者が新規に血小板減少症をきたしている場合にはまず後天性の原因を考える．

表3 ◆ 血小板減少症の鑑別疾患

骨髄巨核球減少または消失	後天性　骨髄巨核球正常〜増加	先天性　骨髄巨核球正常〜増加
後天性	**免疫性**	**血小板接着異常**
● 感染症： ウイルス（風疹，水痘，EBV，CMV，ハンタウイルス，HIV，パルボウイルスB19，デング熱，肝炎ウイルス，アデノウイルス，ムンプス），マイコプラズマ，エーリキア症，マラリア ● 免疫介在性破壊： 自己免疫疾患，T細胞性大型顆粒リンパ球障害，一部の慢性ITP ● 毒素/薬剤： アルコール，化学療法；長期使用後の薬剤（サイアザイド系利尿薬，クロラムフェニコール，エストロゲン，プレドニゾロン，プロゲステロン），電離放射線 ● 栄養不足 ビタミンB$_{12}$または葉酸の欠乏 ● 骨髄置換 白血病，転移性癌，多発性骨髄腫，肉芽腫，骨髄線維症 ● 骨髄異形成症候群 ● 再生不良性貧血* ● 発作性夜間血色素尿症*	● 原発性免疫血小板減少症 ● 二次性免疫血小板減少症（原発性以外のITPすべて） ● 疾患： 全身性エリテマトーデス，関節リウマチ，リンパ増殖性疾患，抗リン脂質抗体症候群，甲状腺疾患，固形腫瘍，自己免疫性溶血性貧血/Evans症候群 ● 医薬品：ヘパリン（HIT）など ● 感染：HIV，*H. pylori*，HCV，VZV ● 新生児同種免疫性血小板減少症 ● 血小板輸血	● Bernard-Soulier症候群 ● 血小板型von Willebrand病 ● von Willebrand病2B型 ● Montreal血小板症候群 ● Pseudo-von Willebrand病
	血栓性細小血管症	**分泌異常**
	● 血栓性血小板減少性紫斑病（TTP） ● 溶血性尿毒症症候群（HUS） ● 播種性血管内凝固症候群（DIC）	● 灰色血小板症候群 ● Wiskott-Aldrich症候群 ● GATA1関連血小板減少症 ● Hermansky-Pudlak症候群（7types） ● Chédiak-Higashi症候群
	その他	
	● HELLP症候群 ● 機械的損傷（血液透析，人工弁，悪性高血圧，血管炎など） ● Kasabach-Merritt症候群	**細胞骨格異常**
		● MYH9関連疾患 ● ACTN1関連血小板減少症 ● TUBB1関連血小板減少症
	無効な巨核球生成	
	● 感染：HIV，CMVなど	**悪性腫瘍傾向を伴う家族性血小板障害（FPD-PM）**
	異常分布	● RUNX1関連血小板減少症 ● ETV6関連血小板減少症 ● ANKRD26関連血小板減少症
先天性	● 脾腫（慢性肝疾患，小児鎌状赤血球症，ヘモグロビン血症，慢性感染症，骨髄増殖性疾患，リンパ腫，貯蔵性疾患） ● 低体温症 ● 大量輸血 ● 妊娠性血小板減少症	**その他**
● 橈骨欠如血小板減少症（TAR症候群） ● 先天性無巨核球性血小板減少症（CAMT） ● 先天性常染色体劣性小型血小板性血小板減少症（CARST）またはFYB関連血小板減少症 ● 骨髄不全症候群（先天性角化不全症，Fanconi貧血，Shwachman-Diamond症候群）		● CYCS関連血小板減少症

EBV：Ebstain-Barr virus（EBウイルス）

CMV：cytomegalovirus（サイトメガロウイルス）

HIV：human immunodeficiency virus（ヒト免疫不全ウイルス）

ITP：immune thrombocytopenia（免疫性血小板減少症）

HCV：hepatitis C virus（C型肝炎ウイルス）

VZV：varicella-zoster virus（水痘帯状疱疹ウイルス）

TAR症候群：thrombocytopenia-absent radius（橈骨欠如血小板減少症）

CAMT：congenital amegakaryocytic thrombocytopenia（先天性無巨核球性血小板減少症）

CARST：congenital autosomal recessive small- platelet thrombocytopenia（先天性常染色体劣性小型血小板性血小板減少症）

TTP：thrombotic thrombocytopenic purpura（血栓性血小板減少性紫斑病）

HUS：hemolytic uremic syndrome（溶血性尿毒症症候群）

DIC：disseminated intravascular coagulation（播種性血管内凝固症候群）

*他の血液学的異常も伴うことが多いため，追加の診断が必要.

（文献14，15を参考に作成）

表4◆血小板減少症をみた際に追加する病歴聴取・診察・検査

病歴聴取・身体所見	検査
病歴聴取	血液検査
● 過去の血小板数 ● 既往歴 ● 輸血歴 ● 家族歴 ● 出血症状（鼻出血，歯肉出血，月経過多，消化管出血などの有無） ● 血栓傾向の歴（頻回流産，静脈血栓など） ● 薬剤歴：新規薬剤，市販薬，ワクチン，ヘパリンの使用歴 ● 感染性曝露：渡航歴やHIV感染の危険因子 ● 先行感染のエピソードの有無 ● 食事内容：ビーガン（ビタミンB_{12}欠乏の可能性），亜鉛摂取（銅欠乏の可能性） ● その他の随伴症状	● 末梢血液検査 ● 末梢血塗抹標本 ● プロトロンビン時間（PT） ● 活性化部分トロンボプラスチン時間（APTT） ● フィブリノゲン ● FDP ● D-ダイマー ● フェリチン ● 肝機能（Alb含む） ● 腎機能検査 ● ウイルス関連検査（肝炎ウイルスやサイトメガロウイルス抗原など）* ● 膠原病関連抗体（抗dsDNA抗体，抗カルジオリピン抗体など）* ● ビタミンB_{12}や葉酸* ● 可溶性IL-2R* ● 骨髄穿刺* ● ADAMTS活性*（保険未収載）
身体診察	画像検査
● 皮膚粘膜出血の有無（皮膚や口腔粘膜や下肢などを確認） ● 肝臓，脾臓，リンパ節腫大の有無 ● 貧血の有無（眼瞼結膜を確認） ● 黄疸の有無（眼球結膜を確認）	● 腹部エコー（肝脾腫の有無）* ● CT（リンパ節腫大や固形腫瘍の確認）*

＊マークの項目は必要に応じて
（文献13，15，16を参考に作成）

②追加の病歴聴取・身体所見・検査

　鑑別疾患を思い浮かべながら，原因を絞るために追加の病歴聴取や身体所見を確認する[13, 15, 16]（表4）．特に新規薬剤に関しては時間関係が重要であり，血小板減少の2週間以内の新規薬剤またはその他の物質曝露に注意を払う[13]．追加の血液検査においては，必ず血算を再検し，本当に血小板数が減少しているか（偽性血小板減少ではないか）を確認し，あわせて末梢血塗抹標本で血小板を含む血球の異常がないかを確認することが重要である．赤血球や白血球の形態異常が認められる場合に特定の病状を示唆している可能性がある．特に膠原病領域では，TMAの合併による破砕赤血球の有無は注意が必要である．また本症例のように随伴症状が手がかりになることもあり，発熱やその他の感染徴候がある場合にはDICおよび敗血症なども考慮に入れつつ，症状に応じて検査項目を追加する．本症例では微熱，水様便，腹痛を認め，免疫抑制下であったことからサイトメガロウイルス腸炎を疑い検査を追加し陽性と判明し診断に至った．またSLEや抗リン脂質抗体症候群（antiphospholipid syndrome：APS）などの膠原病の症状や所見を認める場合には，膠原病に伴う血小板減少症を疑う（詳細は❶の1）を参照）．本症例では症状や検査所見からSLEの疾患活動性は落ち着いていると考えられ，膠原病に伴う血小板減少症の可能性は低いと考えられた．

5　この患者の血小板減少は，膠原病と関連がありますか？

ここがポイント

　SLEをはじめとする膠原病では血球減少（血小板減少症を含む）が疾患活動性を反映していることがあるため，発症時や治療経過中に血球減少があった患者なのか以前の情報をたどりましょう．血球に限らず，どのような臓器障害（腎臓や肺や関節など）をコントロールすべき患者なのかを把握しておくのは膠原病を診療していくうえできわめて重要です（図1）[15]．

おわりに

　本項では血小板減少症をみた際の診断アプローチと膠原病との関連についてまとめました．血小板減少症に遭遇した際に，薬剤や感染症などに加え膠原病も忘れずに原因として想起し，適切な病歴聴取・診察・検査を行うことが重要です．本項の内容が膠原病と血小板減少症に関する理解や臨床現場での診断・治療の一助になれば幸いです．

 ここがポイント　平均血小板容積（MPV）と幼弱血小板比率（IPF）

　血小板減少の鑑別の際に参考になるのが，平均血小板容積（mean platelet volume：MPV）と幼弱血小板比率（immature platelet fraction：IPF）です．

　MPVは7〜11 fLが正常であり，血小板サイズが大きい場合には，ITPなどの血小板破壊や何らかの先天性疾患における骨髄産生増加を示唆しています．逆に血小板サイズが小さいということは先天性疾患に典型的に見られる血小板産生障害を示唆します[15]．IPFで用いられる幼弱血小板は産生直後のRNAをもったものであり止血能が高く，血小板減少症の鑑別，回復期の予想に加えて，出血傾向評価や急性冠動脈疾患再閉塞リスクなどにも使われます．正常範囲は1.3〜9.0％であり[17]，IPF低下は骨髄での血小板産生が減少，IPF増加は骨髄での血小板産生が増加していることを示しています．IPFが10％以上に増加している際には骨髄での血小板産生が増加し，末梢での血小板破壊を疑います[18]．

◆ 文　献

1) 桑名正隆：膠原病に伴う免疫性血小板減少症．血液フロンティア，22：1643-1650，2012
2) 桑名正隆：膠原病に伴う血小板減少症．臨床雑誌内科，114：241-243，2014
3) Wallace DJ & Gladman DD：Clinical manifestations and diagnosis of systemic lupus erythematosus in adults. UpToDate, 2023
4) Dall'Era M：Clinical Features of Systemic Lupus Erythematosus.「Firestein & Kelley's Textbook of Rheumatology, 12th ed.」（Firestein GS, et al, eds），pp1404-1428, Elsevier, 2024
5) Erkan D & Ortel TL：Antiphospholipid syndrome: Diagnosis. UpToDate, 2024
6) Barbhaiya M, et al：Antiphospholipid Syndrome.「Firestein & Kelley's Textbook of Rheumatology, 12th ed.」（Firestein GS, et al, eds），pp1451-1466, Elsevier, 2024

7) Graf J：Overlap Syndromes.「Firestein & Kelley's Textbook of Rheumatology, 12th ed.」(Firestein GS, et al, eds), pp1563-1578, Elsevier, 2024

8) Boin F, et al：Clinical Features and Treatment of Scleroderma.「Firestein & Kelley's Textbook of Rheumatology, 12th ed.」(Firestein GS, et al, eds), pp1493-1532, Elsevier, 2024

9) St. Clair EW & Leverenz DL：Sjögren's Syndrome.「Firestein & Kelley's Textbook of Rheumatology, 12th ed.」(Firestein GS, et al, eds), pp1273-1297, Elsevier, 2024

10) Matsuyama T, et al：Heterogeneous pathogenic processes of thrombotic microangiopathies in patients with connective tissue diseases. Thromb Haemost, 102：371-378, 2009 [PMID：19652889]

11) Kuwana M, et al：Autoantibody to c-Mpl (thrombopoietin receptor) in systemic lupus erythematosus: relationship to thrombocytopenia with megakaryocytic hypoplasia. Arthritis Rheum, 46：2148-2159, 2002 [PMID：12209520]

12) 石井智徳：膠原病における血球減少症. 日本内科学会雑誌, 103：1586-1592, 2014

13) Arnold DM & Cuker A：Diagnostic approach to thrombocytopenia in adults. UpToDate, 2024

14) Vergara ME, et al：Evaluation of Anemia, Leukopenia, and Thrombocytopenia.「Hematopathology, 3rd ed.」(Jaffe ES, et al, eds), pp205-249, Elsevier, 2024

15) Park J：Hematology.「Harriet Lane Handbook, 23rd ed.」(Anderson CC, et al, eds), pp365-407, Elsevier, 2023

16) 冨山佳昭：血小板減少. medicina, 51：448-451, 2014

17) Schmoeller D, et al：Mean Platelet Volume and Immature Platelet Fraction in Autoimmune Disorders. Front Med (Lausanne), 4：146, 2017 [PMID：28932736]

18) Abe Y, et al：A simple technique to determine thrombopoiesis level using immature platelet fraction (IPF). Thromb Res, 118：463-469, 2006 [PMID：16253312]

第2章　一般検査異常からの紹介

6 この患者の低ALT血症は、膠原病と関連がありますか？

髙橋幹弘

> **Point**
> - ALT低値は低栄養・サルコペニアのサロゲートマーカーとして期待されており，自立性喪失（loss of independence）と死亡イベント増加（特に循環器疾患・呼吸器疾患による）と関連があり，注目すべきである
> - ALT低値の介入可能な原因にビタミンB_6欠乏が存在する．特にパーキンソン病へのL-dopa投与はビタミンB_6欠乏をきたし，ALT低値と相関する
> - パーキンソン病では線条体手（strial hand）といわれる，関節リウマチ（RA）による変形のミミックとなる所見が存在し，RAと誤診される可能性があり注意が必要である

Keyword low ALT　ビタミンB_6　L-dopa　線条体手（strial hand）

はじめに

　アラニンアミノトランスフェラーゼ（alanine aminotransferase：ALT）は肝障害のスクリーニングに使用される，最も普遍的なバイオマーカーの1つです．ALT上昇は肝細胞障害を反映し，常に確認されてきました．しかし，ALTはアミノ酸代謝や糖新生に重要な酵素の1つであり，近年ALT低下が低栄養・サルコペニアと関連し，ADLの低下や死亡イベント（循環器疾患・呼吸器疾患による）と相関する可能性が複数報告されています．本項ではALT低値に注目したことで，手指変形患者の鑑別に寄与した一例を紹介します[1, 2]．

症例　～紹介状より～

「平素より大変お世話になっております．
　6X歳女性．数年前より徐々に進行した左手指変形の方のご紹介になります．
　患者様は高血圧・高脂血症にて，内科外来でフォローしておりました．数年前より徐々に左手指の変形を認めるようになり，専門外ながら，スワンネック変形のようなRAの変形を疑っております．炎症反応上昇もなく様子をみておりましたが，一度リウマチ科専門外来を受診したいと希望されましたので，ご紹介させていただきました．
　また，1年前より採血上のALTが基準値より低く，同時期より変形の進行が目立ってきたように思われました．この見慣れない検査値の異常もリウマチ・膠原病疾患に伴うものなのでしょうか？
　ご多忙のところ大変恐縮ですが，ご高診のほどよろしくお願いいたします．」

1）病歴

【現病歴】

　3年ほど前から，徐々に左手の指が曲がりはじめるようになった．年齢のせいと思い様子をみていたが，少しずつ曲がりが強くなってきたが，1年前から落ち着いてきてはいる．発症時から今まで，朝の動かしづらさ・張りなどは感じたことはない．指全体に鈍い痛みがあるが，関節だけではない．一度整形の先生に指のレントゲンを撮ってもらって，骨は食べられてないから大丈夫と言われた．指先を冷やして色が変わった覚えはない．

（ほか，乾燥症状やSLEの分類項目，膠原病・血管炎・自己炎症性疾患を示唆する病歴は認めなかった）

【既往歴】高血圧，脂質異常症，パーキンソン病，大腸ポリープ

【服薬歴】アムロジピン，メバロチン®，デュオドーパ®

【家族歴】リウマチ・膠原病の家族歴なし，結核・肝炎なし，血液疾患なし

【生活歴】飲酒：なし，喫煙：なし，職業：中学校教師，旅行歴：なし，動物・昆虫接触歴：覚えなし

2）身体〜検査所見

【身体所見】

　TJC（腫脹関節）：0, SJC（圧痛関節）：0. DIP関節は屈曲, PIP関節は伸展, MCP関節は屈曲.

【検査値】WBC 6,000/μL, Hb 13 g/dL, PLT 18×10^4/μL, TP 7.0 g/dL, Alb 4.0 g/dL, AST 14 U/L, ALT 2 U/L, LDH 140 U/L, ALP 120 U/L, γ-GTP 25 U/L, BUN 17.0 mg/dL, Cre 0.7 mg/dL, CRP 0.01未満, ESR 15 mm/h, RF陰性, CCP抗体陰性, ANA 40倍未満, P-ANCA陰性, C-ANCA陰性

❶ ALTとは

　ALT（L-alamine：2oxoglutarate aminotransferase）は糖新生とアミノ酸代謝に重要な酵素です．ALTの上昇は肝障害を示すバイオマーカーとして活用されていますが，近年の研究にて，ALT低値が高齢化・低栄養・サルコペニアを反映し，死亡イベント（特に循環器疾患・呼吸器疾患による）やloss of independence（自立性の喪失：要介護度3〜5への悪化）の増加と相関していることが報告されており，ALT上昇だけでなく低下に関しても注目していくことが望ましいです[1,2]．

　また，ALTにはビタミンB$_6$の活性型であるピリドキサールリン酸（pyridoxal phosphate：PALP）と結合するホロ酵素と結合していないアポ酵素の2パターンで存在し，ホロALTのみがPALPを補酵素として酵素活性をもち，L-アラニン・α-ケトグルタル酸→グルタミン酸・ピルビン酸に変換します．このホロALTの酵素活性を測定することで，ALTの検査数値を測定しているため，ビタミンB$_6$欠乏では見かけ上ALTが低値になることが報告されています．ビタミンB$_6$自体が低栄養やサルコペニアの結果でもあり，またビタミンB$_6$欠乏が死亡イベントや循環器疾患との関連も報告されており，ALT低値における上記相関とビタミンB$_6$の影響も今後の研究が待たれます[1〜3]．

ビタミンB_6の欠乏によりALT低値をきたすことが報告されている代表例として，パーキンソン病におけるL-dopa治療があげられます．L-dopaはcatechol-o-methyl transferase（COMT）により3-o-methyldopaに代謝され，メチオニン回路を活性化し，ホモシステインが産生され，ホモシステインの代謝にビタミンB_6が消耗されてしまいます．日内変動・オフ症状のコントロールに難渋するパーキンソン病ではレボドパ/カルビドパ水和物注腸療法（levodopa-carbidopa intestinal gel infusion：LCIG）が選択され，結果としてL-dopa投与量が増え，ビタミンB_6欠乏が生じることが報告されています．このLCIG時のビタミンB_6欠乏のスクリーニングとしてALT低値の可能性が報告されており，レボドパの投与量増加とビタミンB_6，ALT低値が相関しています[4]．

ほかにALT低値となる要因には，腎不全があります．腎不全はビタミンB_6の欠乏や尿毒症物質によるビタミンB_6活性の低下，および透析などによるALT・ビタミンB_6の低下，他のビタミンB_6以外の可能性により，腎機能障害が進行するほどAST・ALTともに低値となることが報告されています[5]．

❷ パーキンソン病患者に見られる線条体手

また，10年以上の経過をもつパーキンソン病患者では，線条体手（striatal hand）と呼ばれる，RAの変形に類似したジストニアによる肢位をとることがあります．本症例ではMCP関節が屈曲，PIP関節が伸展，DIP関節が屈曲し，RA患者のスワンネック変形のように見えますが，関節破壊は認められません．本症例においてもパーキンソン病でより優位に症状が出ていた左手にのみ，炎症反応を伴わずに異常肢位がとられており，パーキンソン病に伴う所見で問題ないと思われました．また，1年前よりパーキンソン病の治療が強化・変更され，それに伴い進行が収まっていることも線条体手を示唆する病歴と思われます[6]．

本症例の最終診断

ALT低値→パーキンソン病へのL-dopa治療に伴うビタミンB_6欠乏
左手指変形疑い→線条体手（striatal hand）

■ 最終診断に至ったプロセス

本症例でもパーキンソン病の発症が10年以上前であったことが確認された．日内変動やオフ症状のコントロールに難渋し，1年前からLCIGが導入され，結果としてレボドパ投与量が増加し，潜在的なビタミンB_6欠乏と同時にALTが低下していたと思われる[4]．

ビタミンB_6を直接補充することはL-dopaの代謝を亢進し頭蓋内に届くドパミンを低下させてしまう可能性もあり（カルビドパ併用時には考慮しなくてもよいとする文献もある[7]），COMT阻害薬であるオピカポンを併用してもらうことで，L-dopa投与量の減弱とホモシステインの減少を進め，ビタミンB_6の改善をめざした．1カ月後，ALT値も正常値まで改善した[4]．

ここがポイント　ALT低値はリウマチ膠原病疾患と関連はないのか？

　炎症性腸疾患（inflammatory bowel disease：IBD）にて，疾患活動性と低栄養両者とlow ALTが相関関係にあった233,451名の後方視研究があります．

　また，ビタミンB_6にはTNF-$α$やIL6などのサイトカイン抑制など免疫関連の働きが報告されており，関節リウマチ（RA）や全身性エリテマトーデスにおいてビタミンB_6欠乏との関連が研究されており，controvertialな結果が報告されています．直接ALT低値との関連が調べられているのはIBDのみです[8〜11]．

 ここがポイント　パーキンソン病があれば，関節炎疾患は否定的でよいのか？

　RA患者ではパーキンソン病の発症リスクがRA非発症患者より低くなる報告が存在していますが，悩ましいことにパーキンソン病はRAや強直性脊椎炎などの関節炎疾患の発症リスクとなることが報告されています．つまりもう診断済みのRA患者に隠れているパーキンソン病の潜在は多くありませんが，パーキンソン病患者に潜在した関節炎患者は一定数存在することになります．線条体手など神経疾患によるミミックの存在もあり両者の鑑別は難しい症例も存在します．関節の炎症所見と関節エコーでの滑膜炎の所見からseronegative RAとしてフォロー中の方もいます[12〜14]．

ALT低値では，時に潜在的にビタミンB_6が欠乏している可能性がある．特にパーキンソン病患者ではレボドパ製剤に注意．

10年以上経過したパーキンソン病では，RAに類似した線条体手（striatal hand）という異常肢位をとりうる．

● おわりに

　検査値では異常高値のみに注目しがちであるが，高齢患者への医療需要を踏まえ，低栄養やサルコペニアなどを反映した異常低値に関しても注意深く評価していくことが望まれる．ALT低値は今後高齢患者を評価するうえで重要なバイオマーカーとなる可能性があり，今後の文献も含め注目していきたい．また，ALT低値を見かけた際には比較的介入可能なビタミンB_6欠乏を想起し，レボドパ製剤など可逆的な原因がないか確認することが望ましい．

◆ 文 献

1) Yamazaki H, et al：Association of low alanine aminotransferase with loss of independence or death: A 5-year population-based cohort study. J Gastroenterol Hepatol, 34：1793-1799, 2019 [PMID：30761612]

2) Saito Y, et al：Low alanine aminotransferase levels are independently associated with mortality risk in patients with atrial fibrillation. Sci Rep, 12：12183, 2022 [PMID：35842444]

3) Mullins GR, et al：Undetectable Alanine Aminotransferase during Hospitalization. Clin Chem, 62：535-536, 2016 [PMID：26921353]

4) Ikenaka K, et al：Decreased hepatic enzymes reflect the decreased vitamin B6 levels in Parkinson's disease patients. Pharmacol Res Perspect, 12：e1174, 2024 [PMID：38287715]

5) Ray L, et al：A comparative study of serum aminotransferases in chronic kidney disease with and without end-stage renal disease: Need for new reference ranges. Int J Appl Basic Med Res, 5：31-35, 2015 [PMID：25664265]

6) Ashour R, et al：Striatal deformities of the hand and foot in Parkinson's disease. Lancet Neurol, 4：423-431, 2005 [PMID：15963445]

7) Yasuda H, et al：Vitamin B6 Deficiency Anemia Attributed to Levodopa/Carbidopa Intestinal Gel Therapy for Parkinson's Disease: A Diagnostic Pitfall for Myelodysplastic Syndrome with Ring Sideroblasts. Intern Med, 61：3719-3722, 2022 [PMID：35569990]

8) Shafrir A, et al：Low ALT Is Associated with IBD and Disease Activity: Results from a Nationwide Study. J Clin Med, 13：1869, 2024 [PMID：38610634]

9) Liu Y, et al：Association between vitamin B6 levels and rheumatoid arthritis: a two-sample Mendelian randomization study. Front Nutr, 11：1442214, 2024 [PMID：39464681]

10) Sande JS, et al：Vitamin B-6 Status Correlates with Disease Activity in Rheumatoid Arthritis Patients During Treatment with TNF*a* Inhibitors. J Nutr, 149：770-775, 2019 [PMID：31050750]

11) Minami Y, et al：Intakes of vitamin B6 and dietary fiber and clinical course of systemic lupus erythematosus: a prospective study of Japanese female patients. J Epidemiol, 21：246-254, 2011 [PMID：21515941]

12) Li D, et al：Association Between Rheumatoid Arthritis and Risk of Parkinson's Disease: A Meta-Analysis and Systematic Review. Front Neurol, 13：885179, 2022 [PMID：35645965]

13) Yeh FC, et al：Positive association of Parkinson's disease with ankylosing spondylitis: a nationwide population-based study. J Transl Med, 18：455, 2020 [PMID：33256841]

14) Kang J, et al：Rheumatoid Arthritis and Risk of Parkinson Disease in Korea. JAMA Neurol, 80：634-641, 2023 [PMID：37126341]

第2章　一般検査異常からの紹介

7 この患者のLDH上昇は，膠原病と関連がありますか？

村上義彦

> **Point**
> ● コントロール良好な関節リウマチの急激な増悪時には，悪性腫瘍の存在を考慮する必要がある
> ● 悪性腫瘍ではLDH上昇を伴うことが多いが，DICなどの凝固異常もある場合，播種性骨髄癌腫症（DCBM）も鑑別にあがる

> **Keyword**　LDH　乳酸脱水素酵素　悪性腫瘍　播種性骨髄癌腫症（DCBM）

はじめに

　関節リウマチ（RA）の平均発症年齢は51.3歳，平均患者年齢は63.9歳と高齢化しており悪性腫瘍を合併するRA患者も増加傾向にあります[1]．本項では，コントロール良好であったRAの60歳代男性に急激な多関節腫脹・疼痛が発現し，LDH上昇をきっかけに播種性骨髄癌腫症（disseminated carcinomatosis of bone marrow：DCBM）と最終診断された症例を題材に，LDH値異常の鑑別について解説します．

> **症例**
> 　60歳代男性．10年前から手指を中心に多関節痛があり2年前に近医受診，抗CCP抗体78.1 U/mLと高値だったがNSAIDs内服のみで経過観察されていた．1年前に乾性咳嗽がありKL-6 1,216 U/mLと高値で間質性肺炎の疑いで当院リウマチ科外来へ紹介された．右下肺野網状影がありRA＋間質性肺炎と診断しアザチオプリン50 mg 1回1錠，1日1回を処方した．当初は多関節症状も消失しRAのコントロールは良好であったが2カ月前から全身の関節痛・関節腫脹が増悪し精査目的にリウマチ科入院となった．

❶ LDH高値の鑑別

　LDH（lactate dehydrogenase：乳酸脱水素酵素）は解糖系でピルビン酸を乳酸に変換する反応を触媒する酵素で，体内のほぼすべての細胞に存在します．したがって，いずれかの臓器の

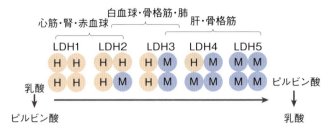

図1 ◆ 乳酸脱水素酵素（LDH）のアイソザイム
LDHは4個のサブユニットで構成され，サブユニットにはM鎖・H鎖の2種が存在する．組み合わせにより5種のアイソザイムが存在し，各臓器に分布してそれぞれの環境に適した酵素活性を提供する．

細胞が崩壊し，細胞質のLDHが細胞外に放出されることで，血中のLDHが上昇します．LDHはM鎖（muscle）とH鎖（heart）の2種のサブユニットで構成され，それらの組合わせにより5つのアイソザイムが存在します（図1）．それぞれのアイソザイムは分子量が異なることから電気泳動法で分画することができます．LDH上昇の疾患特異性は低いものの，サブタイプの上昇パターンから心，腎，肝，肺，骨格筋，血球のいずれの臓器・組織が障害されたかを推測することが可能です[2]．しかし，LDH上昇はしばしば原因の特定がなされず放置されているケースもみかけます．身体所見やほかの検査結果を参照し，患者さんの病態に変化がないか注意して観察することが重要です．以下に代表的な疾患の概説をします．

> **ここがポイント　アイソザイムの存在意義**
>
> アイソザイムの存在意義とは何でしょう．アイソザイムは共通の機能をもつものの，その特性が異なる酵素を意味します．同じ役割をもつ酵素でも，その反応しやすさや基質への結合特性が違うものがあれば，異なった細胞ごとに別個の特性をもたすことが可能となります．LDHは前述のとおりM鎖，H鎖の2種のサブユニット4個で構成されますが，H鎖はピルビン酸への親和性が強く好気代謝を進める一方，M鎖は乳酸への親和性が強く嫌気代謝を支持します．LDH1は4個のH鎖で構成されるため好気代謝に適しており，心筋や腎に分布することと整合性があります．一方LDH5は4個のM鎖で構成されるため嫌気代謝に適しており，骨格筋に分布することも納得できます．心筋は絶えず安定して動作する必要がある一方，骨格筋はときに瞬発的に動作し酸素供給が間にあわない状況でも機能する必要があります．単細胞生物から多細胞生物へと進化する過程で臓器ごとに酵素の反応特性をずらすことが，身体機能の向上や個体の生存率改善につながったと考えられます．

1）溶血性貧血

溶血性貧血は赤血球が壊れる代表的な疾患です．LDHの放出のほかに，Hb低下，K上昇などを伴います．網内系での赤血球取り込み増加による血管外溶血と，循環血液中での破壊によ

る血管内溶血があります．溶血性貧血の約50％は自己免疫性溶血性貧血（autoimmune hemolytic anemia：AIHA）で25％が発作性夜間ヘモグロビン尿症とされています[3]．前者は血管外溶血，後者は血管内溶血です．AIHAには原発性と続発性があり続発性溶血性貧血の要因としては全身性エリテマトーデス（SLE）が最多です．SLE分類基準（EULAR/ACR2019）にも自己免疫性溶血は含まれますが，LDHで異常値が出る状態ですと，そもそも汎血球減少や身体所見から病勢変化に気づいている場合が多い印象です．LDHの異常がやや注目されにくい理由の1つかもしれません．

2）横紋筋融解症・その他の筋障害

骨格筋への運動負荷や圧迫・虚血・薬剤の影響で発症します．こちらもCPK上昇が著明のためLDH上昇は注目されにくいかもしれません．薬剤性横紋筋融解症の原因としてスタチンやフィブラート系が有名ですが，向精神薬の中断，コカイン・ヘロインの乱用も鑑別にあがります[4]．筆者は，南アジアから帰国後CPK 15,000 U/L程度の上昇があり尿スクリーニングキットでモルヒネ陽性であった薬剤性横紋筋融解症の男性症例を経験したことがあります．その他の筋障害には皮膚筋炎／多発性筋炎も含まれます．筋炎の病勢評価にはCPK，アルドラーゼが使われますが，LDHも上昇します．皮膚筋炎診断基準（EULAR/ACR基準2017年）には筋酵素の一種としてLDHが含まれます．

3）肝障害

薬剤性，ウイルス性などがあり，AST，ALT上昇がありますがLDH，アイソザイムではLDH5の上昇が見られます．AST，ALT，LDHとも肝細胞壊死を反映して上昇します．

4）間質性肺炎・ニューモシスチス肺炎

血清マーカーとしてKL-6，SP-Dが思い浮かびますがLDHも上昇します．特発性肺線維症の診断基準（血清学的検査）にもLDHは含まれます．

5）心不全・心筋梗塞・心膜炎

心筋逸脱酵素の1つとしてLDHだけでなく，CPKやASTも上昇します．

6）悪性腫瘍

悪性腫瘍の増大に伴う周辺組織の圧排を反映してLDHが上昇します．また腫瘍組織自体の壊死や嫌気性代謝の亢進によってもLDHが上昇します．腫瘍組織は酸素に乏しい環境でも増生するため，エネルギー産生の場をミトコンドリアでのクエン酸回路よりも細胞質での解糖系にシフトさせ，結果としてLDHの発現が亢進するため血中LDHも上昇します．この反応はWarburg効果として知られています．心，腎，肝，肺，骨格筋，血球の障害ではLDH以外の検査項目が一緒に上昇しやすいことを説明しました．しかしながら，悪性腫瘍は発生した臓器や転移によって，さまざまな検査値異常が出る可能性があることに注意が必要です．

症例つづき

外来受診時，肘・手関節・手指関節中心に疼痛関節・圧痛関節がありWBC 8,300/μL，Hb 13.7 g/dL，Plt 23.6万/μL，TP 6.2 g/dL，AST 108 IU/L，ALT 59 IU/L，ALP 796 IU/L，LDH 713 IU/L，CRP 2.27 mg/dLと，トランスアミナーゼ値とALP，LDHの上昇が見られた．
入院時に追加した凝固系検査でAPTT 32.2秒，PT 84％，フィブリノーゲン108mg/dL，D-dimer 38.15 μg/mLと凝固異常も見られた．悪性腫瘍も考慮し測定した腫瘍マーカーではSLX 395 U/mL，CEA 67.7 ng/mL，CYFLA 150 ng/mLと高値を示した．なお，LDHアイソザイムは本症例では計測していない．
胸腹部CTを実施したところ，右肺尖部に腫瘤影があり肺癌を疑った．喀痰細胞診では腫瘍細胞が小集塊状に出現し，核腫大あり，クロマチン細顆粒状であった（図2）．判定はclass V 腺癌．骨髄穿刺吸引生検では散在性に異型上皮細胞があった（図3）．免疫染色では抗AE1/AE3抗体陽性，抗TTF-1抗体陽性（図4），抗Napsin A抗体陰性，肺腺癌の骨髄転移と考えた．本症例は入院後DICが増悪し，治療反応性に乏しく3日後に死亡確認に至るという大変残念な結果となった．

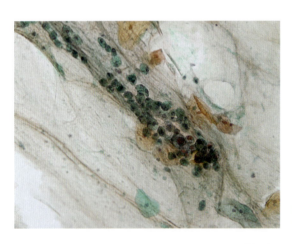

図2 ◆ 喀痰細胞診（Papanicolaou染色）
腫瘍細胞が集塊状に出現．核腫大がある．

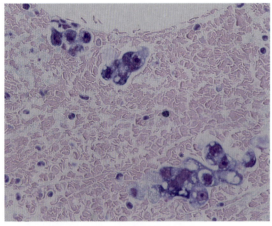

図3 ◆ 骨髄穿刺（Giemsa染色）
血球と比較して大型の細胞集塊が見られ，核腫大・複数の核小体がある．細胞質は泡沫状である．腺癌は肺サーファクタントを産生するII型肺胞上皮細胞などに由来するため，腫瘍化したあともムチンなどの分泌物の産生・蓄積が持続した結果，病理標本では泡沫状構造が現れる．

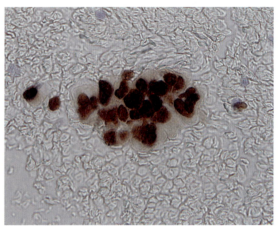

図4 ◆ 骨髄穿刺（免疫染色：抗TTF-1抗体）
TTF-1は肺・甲状腺上皮細胞に特異的発現する転写因子である[5]．

本症例の最終診断

播種性骨髄癌腫症（DCBM）

■ 最終診断に至ったプロセス

間質性肺炎を伴うRAをアザチオプリン単剤で管理，病勢コントロールは良好であったものの2カ月前から急激に圧痛関節・腫脹関節が増大し凝固異常とLDHの著明な上昇があった．精査の結果，右肺尖部に腫瘤影があり喀痰細胞診で腺癌，骨髄穿刺で腺癌に矛盾しない腫瘍細胞の浸潤を認めた（図2〜図4）．

DCBMは固形癌が骨髄に転移し播種性血管内凝固（disseminated intravascular coagulation：DIC）などの凝固異常をきたす予後不良の病態です．臨床症状としては貧血・腰痛・出血傾向の3主徴，検査値異常としては**LDH，ALP上昇**などがあります．原因は胃癌が最多で9割を占め，平均生存期間は2〜3か月とされます[6]．DCBMに限らず悪性腫瘍は傍腫瘍症候群を引き起こし膠原病mimickerとなりえます[7]．RAの病勢増悪時は治療強化を検討するだけでなく，常に悪性腫瘍の存在を考慮することが必要です．

本症例ではLDH上昇，DIC発症を契機に入院し，喀痰細胞診・骨髄穿刺の双方で腫瘍細胞（腺癌）を指摘できたことが診断につながりました．

> #### 💊 ここがポイント　骨髄穿刺・骨髄生検をリウマチ科が施行する意味
>
> 本症例はリウマチ科が入院を担当し，自科で骨髄穿刺・生検を行いました．当時の筆者の勤務先には常勤の血液内科専門医がおらず，リウマチ科が骨髄の検査を施行することが多かったためです．本症例以外にも**多発性骨髄腫**や**血球貪食症候群**の診断を迅速にできたこともあり，メリットを感じる場面が多々ありました．このような体制維持のためには上級医が手技指導をするのも重要ですが，病理診断部門や臨床検査部と連携し，日程調整や免疫染色の必要性なども連絡することが重要です．標本ができたら，ぜひスライドを借りて自分で組織像を確認しましょう．骨髄を構成する細胞と転移した腫瘍細胞（上皮由来）の大きさの違い，N/C比を確認しましょう．本症例の免疫染色で使用した抗TTF-1抗体は転写因子TTF-1を認識します．TTF-1は免疫チェックポイント阻害薬の効果予測因子としても利用される分子で肺・甲状腺濾胞などの上皮特異的に発現します．

ひとことパール

DCBMの診断には骨髄穿刺や骨髄生検が必要です．骨髄穿刺は成人スチル病などによる血球貪食症候群の診断にも必要となる場合もあります．自科で実施できるよう，普段から検査部と連携しておくと役に立ちます．

● おわりに

　播種性骨髄癌腫症は固形癌の骨髄転移を背景に致死的経過をたどることの多い疾患です．一般的に予後不良とされますが化学療法によって良好な転機に至った症例も報告されています[8]．診断にあたって重要なのは，まずその疾患を鑑別にあげられること，過不足ない診察と検査を施行できることです．膠原病内科が扱う疾患のなかには出現頻度が稀で一般内科医になじみのない疾患が多くあります．本項が皆様の日常診療に役立てば幸いです．

◆ 文　献

1）厚生労働省：厚生科学審議会疾病対策部会リウマチ等対策委員会報告書．2018

2）吉川直之：骨髄癌腫症．検査と技術，43：1032-1034，2015

3）臼杵憲祐：溶血性貧血：診断と治療．日本内科学会雑誌，104：1389-1396，2015

4）Cabral BMI, et al：Rhabdomyolysis. Dis Mon, 66：101015, 2020［PMID：32532456］

5）Boggaram V：Thyroid transcription factor-1 (TTF-1/Nkx2.1/TITF1) gene regulation in the lung. Clin Sci (Lond), 116：27-35, 2009［PMID：19037882］

6）産形麻美子，他：切除5年後に播種性骨髄症を発症した進行胃癌の1例．日本外科系連合学会誌，37：1120-1125，2012

7）Kısacık B, et al：Paraneoplastic arthritis: a series of 92 cases. Rheumatology (Oxford), 63：1923-1926, 2024［PMID：37738571］

8）Kinoshita S, et al：Disseminated carcinomatosis of the bone marrow from gastric cancer during pregnancy. Clin J Gastroenterol, 12：447-452, 2019［PMID：30915672］

第2章　一般検査異常からの紹介

8 この患者の低尿酸血症は，膠原病と関連がありますか？

矢野裕介

Point
- 低尿酸血症の初期評価は尿中尿酸排泄率により産生低下型と排泄亢進型に分類する
- 痛風治療中の血清尿酸値の下げすぎに注意する
- 膠原病患者の低尿酸血症をみたら，間質/尿細管障害を疑う

Keyword 低尿酸血症　腎性低尿酸血症　間質性腎炎　PTC炎　Fanconi症候群

はじめに

　高尿酸血症はcommon diseaseであり，関節炎として発症する症候型の痛風のみでなく，無症候性高尿酸血症についても広く認識されていますが，実際には質の高いエビデンスが意外に少なく，ガイドラインごとに推奨内容に差があります．例えば，米国/欧州リウマチ学会（ACR/EULAR）は，高尿酸血症の治療を，痛風発作の既往がある患者に限定してアロプリノールを第1選択薬として推奨しています[1]．一方で，わが国のガイドラインでは血清尿酸値8 mg/dL以上を薬物治療開始の目安としつつも，エビデンスが乏しいため「治療の適応は慎重にすべき」としており，実際の適応は臨床医の判断に委ねられています[2]．

　一方で，低尿酸血症については議論される機会すら非常に少なく，発見されてもそのまま経過観察が選ばれる場面が多いと感じられます．本項では，低尿酸血症の概説からはじめ，その鑑別が重要である理由について考察します．また，本項のテーマである膠原病との関連性についても解説し，低尿酸血症に対する包括的な視点を示します．

症例①

50歳男性．2年前に初発の痛風．近医でナプロキセンとフェブキソスタットが開始され，リウマチ科へ転院後，2年間処方が継続されていたころ血清尿酸値が12 mg/dL→1.9 mg/dLまで低下し，低値が持続している．他院で高血圧に対してロサルタンを内服している．

内科専攻医からの相談→「血清尿酸値は痛風発作予防のためにできるだけ低いままの方がよいですか？」

症例②

　60歳男性．生来健康．2週間前からの，発熱，咳嗽，胸部異常陰影の精査目的にリウマチ科を紹介受診．間質性肺疾患，腎機能障害，palpable purpura，MPO-ANCA陽性を認め，皮膚生検で壊死性血管炎が証明されたため，顕微鏡的多発血管炎の診断となった．来院時採血で低K血症および血清尿酸値1.6 mg/dLと低尿酸血症を認めた．グルココルチコイド＋リツキシマブで寛解導入が行われ，血管炎所見は改善し，低尿酸血症も改善した．

　内科専攻医からの相談→「初診時になぜ低尿酸血症を認めたのでしょうか？」

❶ 低尿酸血症

1）定義

　低尿酸血症は，血清尿酸値が2.0 mg/dL（119 μ mol/L）未満と定義されることが多いです．低尿酸血症は，入院患者の約2％，健常者の0.5％未満に発症すると報告されています[3]．

2）The lower the better？

　低尿酸血症は臨床的意義のない偶発的に発見される検査異常と考えられてきました[4]．低尿酸血症の臨床的意義は完全にはわかっていませんが，低尿酸血症はCKDの発症リスクおよびeGFR低下のリスクとなることや[5]，尿酸の抗酸化作用の減弱が，認知症の罹患率増加やアルツハイマー型認知症，パーキンソン病の進行に関与することが報告されています[6, 7]．よって，コレステロールのように"The lower the better"とは言いきれません．

　痛風発作再発率は，血清尿酸値5～6 mg/dLでは6～8％，4～5 mg/dLでは4～6％，＜4 mg/dLでは4％と再発率に大きな差がないことが報告されています[8]．たとえ痛風の治療中であったとしても，血清尿酸値を低値に保つ恩恵は少ないわけです．確固たるエビデンスはありませんが，臓器障害のリスクがあるため低尿酸血症に目を光らせる価値は十分にあります．

❷ 診断と鑑別疾患

　低尿酸血症の病態は尿中尿酸排泄量，尿酸クリアランス，尿中尿酸排泄率（fractional excretion of uric acid：FE_{UA}）の算出により産生低下型と排泄亢進型に分類できます．加えて，一部例外として，薬剤による尿酸の酸化によるものがあります．これらの指標のうち，FE_{UA}は一時尿で算出ができるため，簡便で，日常診療で使いやすいです．注意点として，ガイドラインでは，空腹時に複数回の測定が推奨されています[9]．

$$FE_{UA} ＝ \{[尿中尿酸／血清尿酸]／[尿中クレアチニン／血漿クレアチニン]\} ×100$$
（正常値：5.5～11.1％）

　鑑別すべき疾患は表1にまとめています[9, 10]．これらの疾患のうち，特に症状を認めず，検

表1 ◆ 低尿酸血症の鑑別疾患

分類		疾患
産生低下型	先天性	遺伝性キサンチン尿症
		プリンヌクレオシダーゼホスホリラーゼ欠損症
		モリブデンコファクター欠損症
		PRPP合成酵素活性低下症
		特発性尿酸低下産生低下型低尿酸血症
	後天性	薬剤性（キサンチンオキシダーゼ阻害薬：アロプリノール，フェブキソスタット）：尿酸値が2.5 mg/dL(149μmol/L)を下回ることは稀
		重症肝障害（キサンチンオキシダーゼの活性低下）
		低栄養状態
排泄亢進型	先天性	腎性低尿酸血症
	後天性	Fanconi症候群
		Volume expansion（例：SIADH）
		Wilson病
		頭蓋内疾患（塩類喪失症候群）
		後天性免疫不全症候群
		薬剤性（プロベネシド，ARB，SGLT2阻害薬，高用量ST合剤）
		炎症
		難治性下痢
		その他（妊娠，悪性腫瘍，ホジキンリンパ腫，糖尿病，*Amanita phalloides*中毒）
尿酸の酸化	薬剤性（ラスブリカーゼ）	

（文献9，10を参考に作成）

査異常値が尿酸関連のみであるのは，薬剤性，キサンチン尿症，腎性低尿酸血症です．薬剤性は病歴の確認により比較的容易に診断が可能です．キサンチン尿症は，産生低下により尿中尿酸排泄量が著しく少ないことから鑑別ができます[9]．**2次性（＝後天性）低尿酸血症を除くと，低尿酸血症の原因のほとんどを腎性低尿酸血症が占めており**，日本人では特に原因遺伝子変異が多いことが報告されています[11]．また，合併症が特徴的であり，非専門医でも腎性低尿酸血症の理解を深めておくことが重要ですので後述します．

先天性疾患の確定診断は，コマーシャルベースの検査では難しく，一般の臨床医にとっては診断が難しい場合が多いです．プライマリ・ケアにおいては，まずは後天性疾患を除外し，それでも原因が判明しない場合は専門医への紹介を検討しましょう．

●腎性低尿酸血症[9]

腎性低尿酸血症では尿細管の尿酸トランスポーターの異常により低尿酸血症をきたします．若年（中央値：19歳）男性に圧倒的に多いです（男：女＝202：18）．合併症として，急性腎障害（acute kidney injury：AKI），尿管結石，可逆性後頭葉白質脳症（reversible posterior leukoencephalopathy syndrome：PRES）が報告されています[10]．

AKIのエピソードが特徴的であり，激しい無酸素運動後に背部痛＋CK上昇を伴ったAKIを

8　この患者の低尿酸血症は，膠原病と関連がありますか？　133

きたします．この運動後急性腎障害（exercise-induced acute kidney injury：EIAKI）は，横紋筋融解症により生じるミオグロビン尿を伴う急性尿細管壊死とは異なった病態と考えられています．EIAKIは激しい腰背部痛を伴うことが多いことなどから，acute renal failure with severe loin pain and patchy renal ischemia after anaerobic exercise（ALPE）とも呼ばれています．運動後1〜48時間後までに激しい背部痛を認め，非乏尿性AKIを認めます．血清CKや血清ミオグロビンの上昇は軽度で（血清CKは正常値の9倍以内，血清ミオグロビンは7倍以内），ミオグロビン尿を認めず，AKIの持続日数は平均で14日と報告されています．

　根本的な治療はなく，AKIを予防するため運動前の飲水励行や過剰な運動を避けるような指導を行います．NSAIDsが誘発因子となることも重要です．

ここがポイント　痛風発作中の血清尿酸値

　痛風発作中に血清尿酸値が低下することが知られています．尿酸トランスポーターとしてgelactin-9が知られており，IL-6によるgelactin-9の遺伝子発現の促進が，痛風発作における尿酸排泄量の増加と血清尿酸値の低下に関連している可能性が報告されています．またストレスに伴うACTH，コルチゾール分泌も尿酸低下にかかわっている可能性があります[12]．

　痛風発作中に低尿酸血症をきたした報告はなく，筆者も経験がありませんが，尿酸値が正常化する例は43％との報告があり[13]，血清尿酸値が正常でも痛風発作は否定できません．痛風を含む結晶誘発性関節炎診療においては，関節穿刺で結晶を証明することによる"crystal clear"な診断が重要です．

❸ 膠原病と関連がある低尿酸血症

　低尿酸血症は，膠原病の診療において重要な手がかりとなる場合があります．膠原病に伴う間質および尿細管障害は，尿中β2ミクログロブリン（β2 microgloblin：β2MG）や尿中N-アセチルグルコサミニダーゼ（N-acetyl-β-D-glucosaminidase：NAG）といった尿細管マーカーの上昇で気づかれる場合が多いですが，低尿酸血症もそれを示唆するサインとなりえます．

　近位尿細管ではurate transporter 1（URAT1）により尿酸の再吸収が行われています．膠原病により以下の2つのパターンで，近位尿細管に炎症が波及し障害されるとFanconi症候群の検査所見を呈します〔2）が1）に含まれることもありますが本項では区別して説明します〕．

　膠原病の診断が確定している患者，もしくはその疑いがある患者に，原因不明の低尿酸血症，低P血症，低K血症，代謝性アシドーシス（2型尿細管性アシドーシス），腎性糖尿（高血糖でないにもかかわらず，尿糖が陽性）が認められたら（**すべてが揃うとは限りません**），近位尿細管障害に伴うFanconi症候群を疑うべきです．

1） 膠原病による間質性腎炎

　自己免疫疾患のなかには間質性腎炎を起こすものがあります. 表2に示した疾患[14]の初発時や経過中に低尿酸血症が認められる場合, それが間質性腎炎に起因している可能性を考慮することが重要です.

表2◆間質性腎炎をきたす自己免疫疾患

- シェーグレン病
- 全身性エリテマトーデス
- IgG4関連疾患
- サルコイドーシス
- TINU症候群（tubulointerstitial nephritis and uveitis syndrome）
- 血管炎

（文献14を参考に作成）

2） 血管炎に伴う傍尿細管毛細血管（PTC）炎による尿細管炎

　炎症の主座が間質にない場合でも, 尿細管炎が起こる場合があります. 糸球体から出た輸出細動脈は細動脈の太さの細血管となり尿細管と並走します. この細血管を傍尿細管毛細血管（peri-tubular capillary：PTC）と呼びます. 細小血管炎の代表例であるANCA関連血管炎（anti-neutrophil cytoplasmic antibody-associated vasculitis：AAV）ではPTC炎を起点とした炎症波及により, 間質や尿細管に障害をもたらすことがあります[15]. よって, 病理検討の際には糸球体のみでなくPTCの評価も重要です.

　ANCA関連血管炎患者に低尿酸血症を認める場合, PTC炎に伴う尿細管障害が原因である可能性が考えられるため, 尿中β2MGや尿中NAGの測定を検討します.

　従来のAAVの腎病理評価で用いられてきたEuropean vasculitis study group（EUVAS）の組織分類には間質病変が評価項目に含まれていませんでした[16]. しかし, 近年では間質病変も含めたスコアリングシステムも提唱され[17], 間質評価の重要性が再認識されています.

> **ひとことパール**
>
> リウマチ性疾患の診療中に, 原因不明の低尿酸血症, 低P血症, 低K血症, 代謝性アシドーシス, 腎性糖尿を見たら, Fanconi症候群を疑う.

> **ひとことパール**
>
> ANCA関連血管炎患者で低尿酸血症をみたらPTC炎を疑う.

症例①の最終診断

薬剤性低尿酸血症（フェブキソスタット＋ロサルタン）

■ 相談への回答

FE_{UA} の上昇はなく，採血での異常値は血清尿酸値のみであった．痛風発症時は大酒家であったが，現在は禁酒済みで，栄養状態に問題はなく，フェブキソスタットおよびロサルタンによる薬剤性低尿酸血症が疑われる．再発率を含め，血清尿酸値を低値に保つエビデンスはないので，フェブキソスタットを半量に減量し，血清尿酸値の推移をフォローする．

→血清尿酸値は 5 mg/dL となり，その後も通風発作の再発なく経過している．

症例②の最終診断

AAV，PTC炎によるFanconi症候群

■ 相談への回答

来院時の採血で低尿酸血症のみでなく低K血症を認めており，近位尿細管障害が疑われる．FE_{UA} が高値であり，尿中 β 2MG および尿中 NAG の上昇を認め，AAVによるPTC炎に伴う間質／尿細管障害と考えられる．

腎病理結果を確認すると糸球体の壊死性変化に加えて，PTC内への炎症細胞浸潤＋PTCの拡張＋間質の炎症細胞浸潤を認めている．PTC炎に続発したFanconi症候群であったと考えられる．

● おわりに

本項では，低尿酸血症が単なる検査数値異常にとどまらず，時に重要な臨床的サインとして，膠原病やその他の疾患の背景を示唆する可能性があることをお伝えできたかと思います．

「間質性腎炎」や「尿細管障害」などが，実は膠原病の初期兆候として捉えられることもあります．低尿酸血症に膠原病との関連性が認められることで，新たな診療上の視点が得られます．

◆ 文 献

1）FitzGerald JD, et al：2020 American College of Rheumatology Guideline for the Management of Gout. Arthritis Care Res (Hoboken), 72：744-760, 2020 [PMID：32391934]

2）「高尿酸血症・痛風の治療ガイドライン 第3版［2022年追補版］」（日本痛風・尿酸核酸学会ガイドライン改訂委員会／編），診断と治療社，2022

3）Ogino K, et al：Clinical significance of hypouricemia in hospitalized patients. J Med, 22：76-82, 1991 [PMID：1895016]

4）Ramsdell CM & Kelley WN：The clinical significance of hypouricemia. Ann Intern Med, 78：239-242, 1973 [PMID：4683752]

5）Kanda E, et al：Uric acid level has a U-shaped association with loss of kidney function in healthy people: a prospective cohort study. PLoS One, 10：e0118031, 2015［PMID：25658588］

6）Khan AA, et al：Serum uric acid level and association with cognitive impairment and dementia: systematic review and meta-analysis. Age (Dordr), 38：16, 2016［PMID：26820749］

7）Tana C, et al：Uric Acid and Cognitive Function in Older Individuals. Nutrients, 10：975, 2018［PMID：30060474］

8）Wortmann RL, et al：Effect of prophylaxis on gout flares after the initiation of urate-lowering therapy: analysis of data from three phase III trials. Clin Ther, 32：2386-2397, 2010［PMID：21353107］

9）「腎性低尿酸血症診療ガイドライン」（日本痛風・核酸代謝学会／監），メディカルレビュー社，2017

10）市田公美：腎性低尿酸血症．高尿酸血症と痛風，17：28-32，2009

11）Mount DB：Hypouricemia: Causes and clinical significance. UpToDate, 2024

12）Urano W, et al：The inflammatory process in the mechanism of decreased serum uric acid concentrations during acute gouty arthritis. J Rheumatol, 29：1950-1953, 2002［PMID：12233891］

13）Logan JA, et al：Serum uric acid in acute gout. Ann Rheum Dis, 56：696-697, 1997［PMID：9462177］

14）Oliva-Damaso N, et al：Acute and Chronic Tubulointerstitial Nephritis of Rheumatic Causes. Rheum Dis Clin North Am, 44：619-633, 2018［PMID：30274627］

15）有村義宏：ANCA関連血管炎に伴う尿細管間質性腎炎．日本腎臓学会誌，53：604-609，2011

16）Berden AE, et al：Histopathologic classification of ANCA-associated glomerulonephritis. J Am Soc Nephrol, 21：1628-1636, 2010［PMID：20616173］

17）Brix SR, et al：Development and validation of a renal risk score in ANCA-associated glomerulonephritis. Kidney Int, 94：1177-1188, 2018［PMID：30385041］

8　この患者の低尿酸血症は，膠原病と関連がありますか？

第 2 章　一般検査異常からの紹介

9 この患者のALP上昇は，膠原病と関連がありますか？

三宅啓史

> **Point**
> - リウマチ性疾患でのALP上昇は再燃や合併症の兆候である
> - 腹部症状が乏しい細菌性肝膿瘍がある
> - 成人スチル病やTAFRO症候群でもALP上昇が見られる

Keyword リウマチ性多発筋痛症　ALP

はじめに

　リウマチ・膠原病領域における肝胆道系酵素の異常は，リウマチ・膠原病自体の影響や，自己免疫性肝疾患の合併，薬剤性肝障害など，さまざまな原因によって引き起こされます[1]．例えば，リウマチ性多発筋痛症および巨細胞性動脈炎患者の約30～50％でALP（アルカリホスファターゼ）の上昇が見られるとされています[2]．また，全身性エリテマトーデス（SLE）では，原発性胆汁性胆管炎（primary biliary cholangitis：PBC）が2.4％に合併し[3]，原発性シェーグレン症候群では約6％にPBCが合併する[4]ことが報告されています．さらに，免疫抑制薬の使用や，グルココルチコイドの副作用対策としての多剤投与が，薬剤性肝障害を引き起こす要因ともなります．

> **症例**
> 　80歳女性．2年前に発症したリウマチ性多発筋痛症に対して，プレドニゾロン2 mg/日で治療中．4日前から発熱を認め受診．血液検査で胆道系酵素上昇を伴う炎症反応の上昇が見られたが，腹痛がないため，胆道系感染症よりもリウマチ性多発筋痛症の再燃を疑われ紹介受診．

1 ALP上昇を伴う発熱・炎症反応高値の鑑別

1）細菌性肝膿瘍

　細菌性肝膿瘍では，90％に発熱，67％にALP上昇，54％にALT上昇，46％にAST上昇が

表1◆細菌性肝膿瘍の臨床所見

身体症状		検査値	
発熱	90%	LD 高値	17%
悪寒	69%	AST 高値	46%
右上腹部痛	72%	ALT 高値	54%
嘔気	43%	ALP 高値	67%
嘔吐	32%	Bil 高値	42%
体重減少	26%	Alb 低値	70%
黄疸	21%	リパーゼ高値	6%
頭痛	18%	アミラーゼ高値	6%
筋痛	12%		
下痢	11%		

米国単施設からの報告．平均年齢56歳．
（文献5より引用）

表2◆肝障害を伴う成人スチル病患者の臨床所見

検査値	頻度（%）
ALT 高値	81.7
AST 高値	87.5
ALP 高値	51.0
γGTP 高値	72.1
プレアルブミン＜180 mg/L	75.0
Alb＜35 g/L	84.6
T-Bil＞24 μmol/L	5.8
PT＞16 s	2.9
肝腫大	17.3

（文献7より引用）

認められるとされていますが，右上腹部痛は72%の患者にしか見られません[5]（表1）．したがって，発熱や胆道系酵素上昇を呈する患者において，腹部症状が乏しくても細菌性肝膿瘍を念頭に置くことが重要です．また，細菌性肝膿瘍は大腸癌に関連して生じることもあり[6]，治療後のマネジメントも重要です．

リウマチ性多発筋痛症・巨細胞性動脈炎，細菌性肝膿瘍のほかにも，胆管炎，肝細胞癌，亜急性甲状腺炎，結核，悪性リンパ腫，骨折，成人スチル病，TAFRO症候群などがALP上昇を伴う発熱・炎症反応高値の原因となりえます．

2）成人スチル病

成人スチル病では，ALP高値が51%に見られ，γGTP高値（72%に見られる）とともに治療抵抗性のリスク因子として報告されています（表2）[7]．また，これらの異常値は治療開始後2カ月以内に正常化するとされています[7]．

3）TAFRO症候群

TAFRO症候群においても，ALPの高値は特徴的な検査異常の1つとされています．TAFRO症候群は2010年に日本で提唱された疾患概念で，以下の症状を特徴とします．

- **T**：thrombocytopenia（血小板減少）
- **A**：anasarca（全身性浮腫，胸腹水）
- **F**：fever（発熱）
- **R**：reticulin fibrosis（骨髄の細網線維化）
- **O**：organomegaly（臓器腫大，肝脾腫，リンパ節腫大）

9　この患者のALP上昇は，膠原病と関連がありますか？

表3 ◆ TAFRO 症候群の診断基準

必須項目3項目＋小項目2項目以上を満たす場合 TAFRO 症候群と診断する

1. 必須項目
①体液貯留（胸・腹水，全身性浮腫）
②血小板減少（10万/μL未満）：骨髄抑制性の治療のない状態で
③原因不明の発熱（37.5℃以上）または炎症反応陽性（CRP 2 mg/dL以上）

2. 小項目
①リンパ節生検で Castleman 病様（Castleman-like）の所見
②骨髄線維化（細網線維化）または骨髄巨核球増多
③軽度の臓器腫大（肝・脾腫，リンパ節腫大）
④進行性の腎障害

3. 除外すべき疾患
①悪性腫瘍：悪性リンパ腫，多発性骨髄腫，中皮腫など
②自己免疫性疾患：全身性エリテマトーデス（SLE），シェーグレン症候群，ANCA関連血管炎など
③感染症：抗酸菌感染，リケッチア感染，ライム病，重症熱性血小板減少症候群（SFTS）など
④POEMS 症候群
⑤IgG4 関連疾患
⑥肝硬変
⑦血栓性血小板減少性紫斑病（TTP）／溶血性尿毒症症候群（HUS）

参考事項
● TAFRO 症候群では，多クローン性高γグロブリン血症は稀である IgG が 3,000 mg/dL を超えることは稀であり，超えている症例はむしろ iMCD の重症型を考慮する．
● 明らかな M タンパクは認めない．M タンパクを認める症例は，POEMS 症候群との鑑別が問題となる． POEMS 症候群では多発ニューロパチーが必須であり，その有無が鑑別のために重要である．
● 血清 LDH は低下〜正常値内に留まる症例が多く，増加することは稀である． LDH が増加している症例は悪性リンパ腫の可能性が高く，可溶性 IL-2 レセプターなどその他の腫瘍マーカー，画像所見の再確認が必要である．特に血管内大細胞型 B 細胞リンパ腫（IVLBCL）は同様の徴候を呈しうるため，可能性が否定できなければ積極的に骨髄穿刺・生検，ランダム皮膚生検を行うことを推奨する．
● 血清 ALP は高値を呈する例が多い．
● 肝脾腫は CT 画像で評価できる程度のものが多く，巨大なものは悪性リンパ腫などを疑う所見である．
● リンパ節腫大は直径 1.5cm 未満程度のものが多く，大きなリンパ節病変は悪性リンパ腫などを疑う所見である．
● 現時点ではキャッスルマン病は「除外すべき疾患」としない．
● 免疫性血小板減少症（ITP）も，現時点では「除外すべき疾患」とはしない．
● 自己免疫疾患の除外鑑別のために，RF，抗核抗体，抗 SS-A 抗体，MPO-ANCA（P-ANCA），PR3-ANCA（C-ANCA）は検索すべきであり，必要に応じてその他の特異的自己抗体を追加検索する．
● 結核など抗酸菌感染症の除外も重要である．結核感染症を除外するため，結核菌特異的インターフェロン-γ産生能（クオンティフェロン®）あるいは T-SPOT 法，胸水中 ADA 測定などを推奨する．
● 胸水や腹水穿刺では著明な全身浮腫に伴い，基準上は漏出性と判断される例も多い．しかし，胸水や腹水中の IL-6，VEGF などのサイトカインは血中濃度よりも高値を示し，漿膜炎が起こっている根拠と考えられている．（IL-6，VEGF 測定は保険未承認）

（文献9より引用）

　　　ALPの高値はTAFRO症候群の診断基準（表3）[8, 9]でも言及されており，関連疾患との鑑別に役立つ場合があります．例えば，特発性多中心性キャッスルマン病ではTAFRO症候群ほどALP高値を示さないことが報告されています[10]．一方，POEMS症候群では，ALP高値を呈する症例は13.6％と少ないことが報告されています[11]．

《POEMS症候群》
- P：polyneuropathy（多発神経障害）
- O：organomegaly（臓器腫大）
- E：endocrinopathy（内分泌障害）
- M：monoclonal gammopathy（単クローン性ガンマグロブリン異常症）
- S：skin changes（皮膚症状）

❷ リウマチ性多発筋痛症および巨細胞性動脈炎における肝胆道系酵素上昇

リウマチ性多発筋痛症および巨細胞性動脈炎の患者においては，約30～60％にALPを含む肝胆道系酵素の上昇が認められます[2, 12]．肝胆道系酵素の上昇は全身症状やESR，CRPの高値と相関し，多くの場合，ステロイド治療後に正常化し，再発時に再び上昇します[12]．リウマチ性多発筋痛症および巨細胞性動脈炎における肝胆道系酵素上昇の機序は明確には解明されていませんが，肝動脈を含む血管の血管炎病態によって引き起こされる可能性が示唆されています[13, 14]．

本症例の最終診断

細菌性肝膿瘍

■ 最終診断に至ったプロセス

紹介受診時の主な所見は以下の通り．

身体所見では関節の腫脹・圧痛なく，両上肢挙上も可能で，腹部に圧痛なし．血液検査ではWBC・CRP・ALP高値．

その後，造影CTで肝膿瘍を疑う腫瘤影を認め，血液培養で*Klebsiella pneumoniae*を検出した．5週間の抗菌薬治療で軽快したが，大腸癌評価のために施行された大腸カメラで大腸癌が発見された．

ひとことパール

ALP上昇を伴う発熱や炎症反応の高値は，細菌性肝膿瘍やほかの重篤な疾患の兆候である可能性があるため，早期の鑑別と適切な対応が求められます．

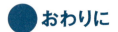

おわりに

ALPの上昇は，膠原病患者において多様な原因で生じます．肝胆道系の異常に関しては，リウマチ性疾患の再燃だけでなく，細菌性肝膿瘍やほかの合併症も考慮することが重要です．

◆ 文 献

1) Podgórska J, et al：Liver involvement in rheumatic diseases. Reumatologia, 58：289-296, 2020［PMID：33227094］
2) Kyle V：Laboratory investigations including liver in polymyalgia rheumatica/giant cell arteritis. Baillieres Clin Rheumatol, 5：475-484, 1991［PMID：1807822］
3) Takahashi A, et al：Liver dysfunction in patients with systemic lupus erythematosus. Intern Med, 52：1461-1465, 2013［PMID：23812192］
4) Skopouli FN, et al：Liver involvement in primary Sjögren's syndrome. Br J Rheumatol, 33：745-748, 1994［PMID：8055202］
5) Rahimian J, et al：Pyogenic liver abscess: recent trends in etiology and mortality. Clin Infect Dis, 39：1654-1659, 2004［PMID：15578367］
6) Qu K, et al：Pyogenic liver abscesses associated with nonmetastatic colorectal cancers: an increasing problem in Eastern Asia. World J Gastroenterol, 18：2948-2955, 2012［PMID：22736918］
7) Chi H, et al：A Cohort Study of Liver Involvement in Patients With Adult-Onset Still's Disease: Prevalence, Characteristics and Impact on Prognosis. Front Med (Lausanne), 7：621005, 2020［PMID：33425966］
8) Masaki Y, et al：2019 Updated diagnostic criteria and disease severity classification for TAFRO syndrome. Int J Hematol, 111：155-158, 2020［PMID：31782045］
9) キャッスルマン病研究班：II TAFRO症候群の治療指針．
http://castleman.jp/guidelines.html
10) Nishimura Y, et al：Comparison of the clinical characteristics of TAFRO syndrome and idiopathic multicentric Castleman disease in general internal medicine: a 6-year retrospective study. Intern Med J, 50：184-191, 2020［PMID：31211492］
11) Yang H, et al：Endocrine Evaluation in POEMS Syndrome: A Cohort Study. Front Endocrinol (Lausanne), 11：536241, 2020［PMID：33193075］
12) Hysa E, et al：Liver involvement in polymyalgia rheumatica and giant cell arteritis. Reumatologia, 58：444-445, 2020［PMID：33456088］
13) Ogilvie AL, et al：Hepatic artery involvement in polymyalgia arteritica. J Clin Pathol, 34：769-772, 1981［PMID：7263904］
14) Kyle V, et al：Liver scan abnormalities in polymyalgia rheumatica/giant cell arteritis. Clin Rheumatol, 10：294-297, 1991［PMID：1790639］

第2章　一般検査異常からの紹介

10 この患者の低ALP血症は、膠原病と関連がありますか？

須永敦彦

> **Point**
> - 普段目を向けていない血清ALP「低値」に注目すべし
> - 線維筋痛症や炎症性関節炎のミミッカーになる低ホスファターゼ症を診断しよう
> - 低ALP血症をヒントに隠れた微量元素・ビタミン欠乏や代謝異常を診断しよう

Keyword アルカリホスファターゼ　低ホスファターゼ症　線維筋痛症　ビタミン欠乏　亜鉛欠乏

● はじめに

　アルカリホスファターゼ（ALP）高値（2章9参照）はまだしも、低値に注目することは少ないと思います．最初に鑑別をお示ししたうえで（表1）結論を述べると，低ALP血症のみで「定型的な」膠原病リウマチ性疾患の診断に直結することはなく，そのままコンサルトしても早々に終診になったり誤診につながったりする懸念があります．本項では低ALP血症をきたす疾患の中で特に重要な低ホスファターゼ症（hypophosphatasia：HPP）を中心に，膠原病・リウマチミミックになりうる疾患について解説します．

> **症例**
> 　30歳代女性．線維筋痛症として長年プレガバリンで治療されていたが，全身痛が経時的に悪化し歩行障害を認めていた．2日前から右膝関節の腫脹熱感疼痛が出現し，X線画像で石灰沈着を認め偽痛風が疑われたが，線維筋痛症の治療に難渋していることもあり当科に紹介となった．右膝関節炎は他覚的にも明らかだったが，四肢の骨痛・筋痛については他覚的な異常を認めなかった．

❶ そもそもALPとは

　ALPは一リン酸エステルを加水分解し無機リン酸を放出する酵素で，胎盤・腸管・肝臓/骨/腎臓・生殖細胞の4つのアイソザイムに分類されます[2]．ALPの酵素活性には2つの亜鉛イオンと1つのマグネシウムイオンが必要です．生理的機能として骨のミネラル化に関与していること，作用する基質にホスホエタノールアミン（phosphoethanolamine：PEA），無機ピロリン酸，ピリドキサール5'-リン酸があることが知られていますが，それ以上の生理機能はいまだに不明な部分が多いです．

表1 ◆ 低ALP血症をきたす疾患の鑑別

疾患	薬剤・治療	栄養	その他
● 低ホスファターゼ症	● グルココルチコイド	● 亜鉛欠乏	● 不適切な採血法
● 悪性貧血	● クロフィブラート	● ビタミンC欠乏	（シュウ酸塩，EDTA）
● Wilson病	● 骨吸収阻害薬	● ビタミンD中毒	
● 甲状腺機能低下	● 大量輸血	● マグネシウム欠乏	
● 多発性骨髄腫	● ミルクアルカリ症候群	● 重度の栄養不良	
● セリアック病	● 放射性重金属		
● 鎖骨頭蓋骨形成不全症	● 心臓バイパス術後		
● 骨形成不全症			

（文献1を参考に作成）

❷ 低ホスファターゼ症

1）疾患の概要

　低ホスファターゼ症（HPP）は組織非特異的ALPをコードする*ALPL*遺伝子の機能喪失型変異によりALP活性が低下し，全身にさまざまな症状を引き起こす遺伝性代謝性疾患です[3]．骨でALPの活性が欠損・低下すると無機ピロリン酸の加水分解が進まず，無機リン酸の遊離が低下して無機ピロリン酸が蓄積します．**無機リン酸が不足するとハイドロキシアパタイト結晶が形成されず，さらに蓄積した無機ピロリン酸自体も骨石灰化を阻害することで，骨形成の異常が生じます**．また蓄積した無機ピロリン酸は関節・筋や腎臓に沈着して障害を引き起こします．

　常染色体優性遺伝・常染色体劣性遺伝のいずれもあり，またいずれの年齢でも発症しうる疾患です．発症年齢・症状により ① 周産期重症型，② 周産期良性型，③ 乳児型，④ 小児型，⑤ 成人型，⑥ 歯限局型に分類されます．

　アスホターゼアルファ（ストレンジック®）皮下注による酵素補充療法が可能で，骨症状や筋力低下を改善し運動機能障害やQOL低下を防ぐことが期待できます[4]．そのため，いかに早く低ALPに気づいて早期に患者を拾い上げるかが重要になります．

2）症状・臨床像

a）骨折

　HPPでは日常生活の軽微な負荷で骨折を起こし身体能力を低下させます．50％近い症例で6カ所以上の骨折歴があり[5]，部位も腰椎，肋骨や大腿骨転子下骨折，中足骨など非定型骨折を含めさまざまです．無機ピロリン酸の類似体であるビスホスホネート製剤を通常の骨粗鬆症と誤診して投与すると骨石灰化障害をさらに悪化させます．

b）筋・関節痛，関節炎

　リウマチ性疾患ミミックになるのはこの点です．**部位不定の骨痛・筋痛をきたし，50％弱で疼痛による活動制限を認めます**[5]．明確な関節炎や炎症反応上昇がない場合，**線維筋痛症と誤診される可能性があります**[6]．さらに厄介なことにHPPは関節「痛」だけでなく，**ピロリン酸カルシウム二水和物結晶が関節に沈着して関節「炎」〔つまり偽痛風（ピロリン酸カルシウム結晶沈着：CPPD）そのもの〕も起こします**[7]．実際にある施設のリウマチ外来で低ALP血症の

144　「この患者さんリウマチ・膠原病かも?」と迷ったときの診断のカンどころ

ある症例を見直したところ，CPPDや関節リウマチ，変形性関節症，筋疾患などと診断されていた複数の症例で真の診断がHPPと判明したとの報告があります[8]．

c) その他の症状

無機ピロリン酸の沈着による腎石灰化から腎障害をきたします．また**歯が歯根の形を保って丸ごと脱落する特徴的な症状もあります**[9]．

3) 膠原病リウマチ内科的に注意すべき状況

先述の報告の通り，線維筋痛症やCPPD，関節リウマチ，多発筋炎などに紛れてくることが想定され，以下のことを考えながら低ALP血症がないかを確認するようにしています．

a) 線維筋痛症

特に骨折や石灰沈着などが目立たない例だと鑑別が難しいです．**個人的には局在不明確な多発慢性疼痛の患者でHPPと低リン血症性骨軟化症は must rule out と考え，必ずALP，Ca，Pを測定しています**．

b) CPPD

特に60歳未満の若年例を中心に「背景疾患がないか」という視点をもって日頃から診療することが重要です．**HPPに加えてヘモクロマトーシス・副甲状腺機能亢進症・低Mg血症，低P血症，Gitelman症候群などが背景疾患になりうるため，経過に違和感があればALP・Ca・P・Mg・PTH・Fe・UIBC・フェリチンを測定しましょう**[10]．

c) 関節リウマチ・膠原病

関節炎の発症様式や分布，他臓器病変などが本来の疾患の経過とそもそも異なると思います．**「違うと思いながらもリウマチに落とし込むしかなかった」という症例で血清ALPの低下がないか今一度見直してみましょう**．

4) 疑ってから診断までの流れ

a) 低ALP血症による拾い上げ

成人HPPでのALPのカットオフは25 IU/Lがバランスよく，低いほど特異度が上がるのですが[10, 11]，**スクリーニング段階では基準値38 IU/L以下の持続を指標に拾い上げればよい**と思います．注意すべき点として大きな骨折時はALPが上昇するため，「骨折中なのにALPが正常範囲」という例は要観察です[1]．

b) 行うべき病歴聴取

ステロイドや骨吸収抑制薬でもALPは低下しうるため，内服歴は必ず確認し，可能なら治療前のデータを遡ります．また過去の骨折歴や歯牙の脱落歴，同様の症状の血縁者がいないかを病歴聴取します．

c) 確定のための追加検査

尿中アミノ酸分析（保険診療で可能）により尿中のPEA上昇がないかを評価します（53.50 nmol/mgクレアチニンを基準として感度88.4％，特異度100％）[12]．そして典型例では必須と

10　この患者の低ALP血症は，膠原病と関連がありますか？　145

はされないものの，基本的には確定診断と再発リスク予測，遺伝カウンセリングのために*ALPL*遺伝子検査を行います[4]．こちらもかずさ遺伝子検査室などで保険診療での検査が可能です．

❸ その他の低ALPをきたす疾患

その他の疾患はALP低下が鍵とまでは言えませんが，多彩な症状を呈して不明病態になるものを中心にとり上げます．

1）亜鉛欠乏症

ALPは活性中心に亜鉛イオン2つ，マグネシウムイオン1つを含む金属酵素であり，診断に有用とまではいえないものの亜鉛欠乏により血清ALP低下を認めることがあります[13]．**皮膚炎，口内炎，脱毛，爪病変，食欲低下，味覚障害，下痢，創傷治癒遅延など多彩な症状をきたします**．「原因不明の皮膚炎・口内炎・脱毛・爪の変化・下痢・貧血・CRP陰性」というフレーズにするとSLEやシェーグレン症候群，皮膚筋炎，炎症性腸疾患，乾癬などを考えたくなります（亜鉛欠乏による皮膚炎の慢性期は実際に乾癬様になります）．このような症例でALP低下をみたら亜鉛を測定しましょう．ただし**亜鉛欠乏症の基準は60 μg/dL未満（一般検査の基準値の80 μg/dL未満は潜在性亜鉛欠乏の基準）であり，ほかの診断が否定されることや亜鉛補充で症候が改善することも診断に重要な要件ですので，過剰診断・治療には注意してください**[13]．

余談ですが乾癬患者に低亜鉛血症が多いとの報告や[14]，関節リウマチ患者では健常者より血清亜鉛が低いとの報告もあり[13, 15]，免疫疾患の病状の一部にかかわっている可能性も示唆されています．

症候性の欠乏症では薬物治療が必要です[13]．胃潰瘍治療薬であるポラプレジンク（プロマック®D，味覚障害に対しての使用は診査上認められる）や酢酸亜鉛錠（ノベルジン®）に加え，2024年8月にはヒスチジン亜鉛水和物（ジンタス®）が発売となり，1日1回投与で消化器系副作用の低減が期待されています．

2）ビタミンB$_{12}$欠乏

大球性貧血や好中球過分葉などの特徴があるため低ALP血症がきっかけで発見される疾患ではないですが，ビタミンB$_{12}$は骨芽細胞の活性に必要であり，欠乏すると骨芽細胞の活性と骨代謝が低下するため骨由来のALPが低下すると考えられています[16]．**汎血球減少を呈したうえに多発神経炎や亜急性脊椎連合変性症を合併**すると，SLEやシェーグレン症候群の鑑別にあがります．血球減少に関しては**pseudo-TTPと呼ばれる破砕赤血球を伴う溶血性貧血と血小板減少を起こすことがあり**，いっそうTTP（血栓性血小板減少性紫斑病）/TMA（血栓性微小血管障害）を合併した膠原病様に見えるかもしれません[17]．

さらに極端な偏食や低栄養患者では複数のビタミン欠乏や微量元素欠乏を合併するため注意が必要です．先述の亜鉛欠乏症に加えビタミンC欠乏による壊血病（易出血性による紫斑や関節痛，これも低ALP血症をきたしうる），ナイアシン不足によるペラグラ（下痢，光線過敏性の皮疹，中枢神経症状），ビタミンB$_1$欠乏によるWernicke脳症や脚気心（原因不明の全身浮腫

146　「この患者さんリウマチ・膠原病かも?」と迷ったときの診断のカンどころ

になりうる）など，複合的に起こると「よくわからない膠原病」と見えてしまう可能性があります．

3) Wilson病

胆汁中への銅排泄障害を起こす常染色体劣性遺伝の先天性銅過剰症です[18]．劇症肝炎や溶血性貧血を呈した症例を中心にALP低値が有用な所見とされ[19]，ALP/ビリルビン比が2あるいは4未満が診断に有用との報告があります[20, 21]．

肝障害・錐体外路症状を主体とした神経障害・抑うつや攻撃的行動，意欲低下など多様な精神症状が主症状で，Kayser-Fleischer角膜輪が有名です[18]．しかしそのほかにも**Coombs陰性溶血性貧血，関節痛，横紋筋融解症を含む筋障害，尿細管障害による腎機能低下・血尿・蛋白尿など多彩な臓器障害を呈します．**小児領域の印象があるかもしれませんが，**実は50歳未満を中心にどの年齢でも発症しうる疾患です．**「溶血を伴う急性肝障害」はWilson病の特徴的所見ですが，溶血に伴うAST・ALT上昇と捉えて筋骨格症状や腎障害に引っ張られてしまうとSLEを疑いたくなるかもしれません．

銅キレート製剤，亜鉛製剤などによる治療開始までに時間を要すると不可逆な肝障害や中枢神経障害を残します．AST・ALT・ビリルビンが上昇しているにもかかわらず，ALPが正常～低値の肝障害では必ず鑑別にあげ，血清セルロプラスミンや尿中銅などを測定しましょう．

本症例の最終診断

低ホスファターゼ症

■ 最終診断に至ったプロセス

偽痛風の発症年齢としては若年であったことから，背景疾患の精査のため血液検査を行ったところ，ALPが7 U/mLと異常低値だった．追加の病歴聴取で永久歯の脱落歴や多数の骨折歴が自身と母親にあることが判明．遺伝子解析で*ALPL*遺伝子変異を認め，低ホスファターゼ症と診断した．アスフォターゼアルファ製剤による補充療法開始後，疼痛が改善し日常生活動作時の負担が軽減した．

● おわりに

本項で記載した疾患は初診時の臨床像でどの科に振り分けるか悩ましいものが多いです．このような各科の狭間にいるような患者ほど，総合診療力が試されます．皆様が本項を参考に低ALP血症を見逃さず，狭間に埋もれて困っている患者を一人でも見つけて助けてあげてください．

ひとことパール

「線維筋痛症？非典型リウマチ？」と思ったら低ALP血症を確認すべし．

10 この患者の低ALP血症は，膠原病と関連がありますか？ 147

◆ 文　献

1 ）Vinan-Vega Mn & Abate Eg：Hypophosphatasia: Clinical Assessment and Management in the Adult Patient-A Narrative Review. Endocr Pract, 24：1086-1092, 2018［PMID：30289311］
　▶ 成人の低ホスファターゼ症についてはこのreviewが最もまとまっていると思います.

2 ）Sharma U, et al：Alkaline phosphatase: an overview. Indian J Clin Biochem, 29：269-278, 2014［PMID：24966474］

3 ）Mornet E：Hypophosphatasia. Best Pract Res Clin Rheumatol, 22：113-127, 2008［PMID：18328985］

4 ）日本小児内分泌学会：低ホスファターゼ症診療ガイドライン. 2019
http://jspe.umin.jp/medical/files/guide20190111.pdf

5 ）Weber TJ, et al：Burden of disease in adult patients with hypophosphatasia: Results from two patient-reported surveys. Metabolism, 65：1522-1530, 2016［PMID：27621187］

6 ）Braunstein NA：Multiple fractures, pain, and severe disability in a patient with adult-onset hypophosphatasia. Bone Rep, 4：1-4, 2016［PMID：28326335］

7 ）Whyte MP：Hypophosphatasia: An overview For 2017. Bone, 102：15-25, 2017［PMID：28238808］

8 ）Feurstein J, et al：Identifying adult hypophosphatasia in the rheumatology unit. Orphanet J Rare Dis, 17：435, 2022［PMID：36514157］
　▶ 自身の患者に紛れていないか, 膠原病リウマチが専門の医師は一度読んでおくべき報告です.

9 ）Okawa R & Nakano K：Dental manifestation and management of hypophosphatasia. Jpn Dent Sci Rev, 58：208-216, 2022［PMID：35814738］
https://www.sciencedirect.com/science/article/pii/S188276162200014X?via%3Dihub
　▶ 歯牙の脱落の実際の画像はこちらをご参照ください.

10）Rosenthal AK & Ryan LM：Calcium Pyrophosphate Deposition Disease. N Engl J Med, 374：2575-2584, 2016［PMID：27355536］

11）Tornero C, et al：Biochemical algorithm to identify individuals with ALPL variants among subjects with persistent hypophosphatasaemia. Orphanet J Rare Dis, 17：98, 2022［PMID：35241128］

12）Shajani-Yi Z, et al：Urine phosphoethanolamine is a specific biomarker for hypophosphatasia in adults. Bone, 163：116504, 2022［PMID：35878747］

13）日本臨床栄養学会：亜鉛欠乏症の診療指針2024. 日本臨床栄養学会雑誌, 46：1-63, 2024
http://www.jscn.gr.jp/pdf/aen2024.pdf
　▶ 2024年に改訂されたところで, 改訂前よりさらに実践的な内容も記載されているので一度読んでおきましょう.

14）Lei L, et al：Abnormal Serum Copper and Zinc Levels in Patients with Psoriasis: A Meta-Analysis. Indian J Dermatol, 64：224-230, 2019［PMID：31148862］

15）Ullah Z, et al：Determination of Serum Trace Elements (Zn, Cu, and Fe) in Pakistani Patients with Rheumatoid Arthritis. Biol Trace Elem Res, 175：10-16, 2017［PMID：27239678］

16）Carmel R, et al：Cobalamin and osteoblast-specific proteins. N Engl J Med, 319：70-75, 1988［PMID：3260008］

17）Green R, et al：Vitamin B(12) deficiency. Nat Rev Dis Primers, 3：17040, 2017［PMID：28660890］

18）Roberts EA & Schilsky ML：Current and Emerging Issues in Wilson's Disease. N Engl J Med, 389：922-938, 2023［PMID：37672695］

19）Shaver WA, et al：Low serum alkaline phosphatase activity in Wilson's disease. Hepatology, 6：859-863, 1986［PMID：3758940］

20）Korman JD, et al：Screening for Wilson disease in acute liver failure: a comparison of currently available diagnostic tests. Hepatology, 48：1167-1174, 2008［PMID：18798336］

21）Sintusek P, et al：Value of Serum Zinc in Diagnosing and Assessing Severity of Liver Disease in Children With Wilson Disease. J Pediatr Gastroenterol Nutr, 67：377-382, 2018［PMID：29668570］

第2章 一般検査異常からの紹介

11 この患者のCK上昇は，膠原病と関連がありますか？

猪塚真志

Point
- CK上昇の原因は多岐にわたり，詳細な病歴聴取が診断の鍵となる
- 薬剤性，特発性炎症性筋疾患や内分泌疾患などを鑑別にあげる
- CK上昇の程度を考慮し，経過観察や精査のタイミングを検討する

Keyword 血清CK値　特発性炎症性筋疾患　スタチン関連ミオパチー　甲状腺疾患

はじめに

日常診療において，CK上昇に遭遇する場合は少なくありません．原因は多岐にわたり，過度な運動や，スタチンなどの薬剤性，筋炎などの膠原病や内分泌疾患などがあげられ，適切なタイミングでの精査や経過観察が必要となります．本項で，症例をもとに，ありふれた疾患に隠れたCK上昇の原因や，鑑別の流れについて考えてみましょう．

症例
50歳代女性．習慣的に行っていたジムでの運動を数年前からやめてしまい，体重が3.5 kg増加した．検診で血清LDL値198 mg/dLと，軽度の肝機能障害（AST 61 U/L, ALT 80 U/L）の指摘があり，内科クリニックを受診した．特段の自覚症状はなく，既往歴もない．

1 検査異常がどのような膠原病に該当するか，どのような精査をするか

まずは，CK上昇が見られた場合に想起するべき膠原病についてまとめます．代表的な疾患は，皮膚筋炎や，筋症状に乏しい無筋症性皮膚筋炎，多発性筋炎，免疫介在性壊死性ミオパチー（immune-mediated necrotizing myopathy：IMNM），封入体筋炎を含めた疾患概念である，特発性炎症性筋疾患（idiopathic inflammatory myopathy：IIM）です[1]．

症例の経過

　3カ月の食事療法と1日3kmのウォーキングでの運動療法では改善せず，スタチン内服を開始した．ウォーキング後であったというスタチン開始前の血清CK値は189U/Lと軽度高値にとどまっていたが，スタチン内服開始2週間後のタイミングで，血清CK値480U/Lとなり，肝機能障害も徐々に増悪傾向となった．筋痛や筋力低下はなかった．スタチンを中止したが，1カ月後の血清CK値は同程度で推移し，その後も改善しなかった．

　本症例はCK上昇があるものの筋症状に乏しく皮膚所見は見られないという病像でした．こうした症状に乏しい場合はIIMの初期症状である可能性はありますが，一般的に，**近位筋優位の筋痛や筋力低下などの筋症状や，IIM特有の皮膚所見であるゴットロン徴候，ヘリオトロープ疹，機械工の手などがある場合は，IIMが鑑別の上位となります**．留意すべき点として，患者さんが皮膚症状に対して皮膚科に通院している場合などは，それを内科医には相談しない状況があるということです．皮膚筋炎の診断において重要な皮膚所見を見つけるためには，積極的な病歴聴取と診察が重要となります．加えて，徒手筋力テストでの筋力の評価や，筋症状のある部位のMRIでの評価も有用です．さらに精査を進める場合には，侵襲度の高い検査ですが，筋炎が疑われる部位の針筋電図検査も行うこともあります．

　また，CK，アルドラーゼ，AST，ALT，LDHなどの筋原性酵素に加えて，保険適用で計測可能である抗ARS（aminoacyl tRNA synthetase）抗体（抗Jo-1抗体を含む），抗MDA5（melanoma differentiation-associated gene 5）抗体，抗TIF1-γ（transcription intermediary factor 1-γ）抗体，抗Mi-2抗体などの筋炎特異抗体を確認することで，より診断の確度が高まります[2]．

　IIMの臨床症状は，筋炎特異抗体の違いによって異なり，診断のみならずマネジメントの方向性を決めるうえでも役に立ちます．例えば，**抗TIF1-γ抗体陽性患者は悪性腫瘍が併存しているリスクが高まります**[3,4]．したがって，これまでの健診歴を聴取するのに加えて，専門医へ紹介するまでに時間的余裕がある場合は，体幹部造影CTや，上下部内視鏡検査など悪性腫瘍スクリーニングを行うとよいでしょう[3]．一方，**抗ARS抗体や抗MDA5抗体陽性患者は，間質性肺疾患の合併に注意すべき病型**です．聴診や画像検査，呼吸機能検査などによって，間質性肺炎の精査を行います．特に抗MDA5抗体が陽性である場合は，数日から数週間単位で急速に呼吸不全が進行する急速進行性間質性肺炎の病像を呈し，ときに致死的となるため，早急に専門機関へ紹介することが求められます．

　本症例は，スタチン開始後にCK上昇をきたしました．このような場合は，IIMの1つの病型であるIMNMが鑑別の上位となります．頻度は低いですが，IMNMに関連する抗HMGCR（HMG-CoA reductase）抗体はスタチン内服によって誘発されることがあります[2]．IMNMはIIMのなかでも皮膚所見には乏しいですが，重度の筋力低下とCK高値をきたす病型である[2]ため，本症例の病像とは合致しません．

　IIMのほかに，筋炎と重複して発症しうる膠原病としては，全身性エリテマトーデス，全身性強皮症，シェーグレン症候群，関節リウマチがあげられます[1]．特に皮膚硬化に加えて，頸

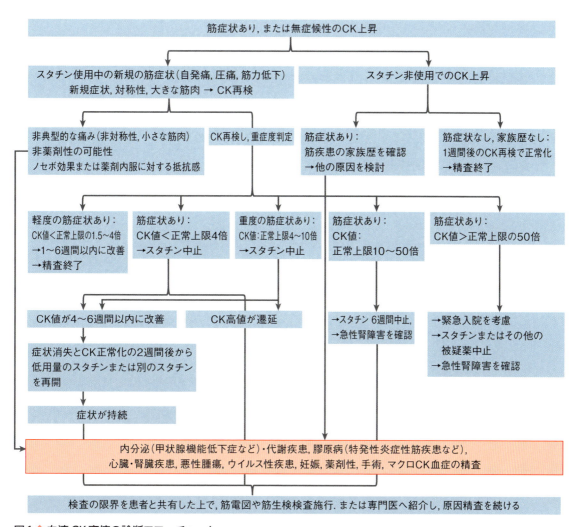

図1 ◆ 血清CK高値の診断フローチャート
(文献5, 6を参考に作成)

部筋力の低下や遠位筋優位の筋力低下が見られる場合は，全身性強皮症関連自己抗体陰性の全身性強皮症との合併の可能性が高まります[1].

❷ 膠原病以外についての鑑別

次に，膠原病やそれ以外も含めたCK上昇の原因とその鑑別の流れについて概説します（図1，表1）[5, 6].

1）スタチン

脂質異常症に対してスタチンは重要な薬剤ですが，プライマリ・ケアにおいて，しばしばCK

表1 ◆ 血清CK高値をきたす原因疾患

	原因・疾患
運動, 外傷, 食事	● 運動関連：レジスタンス運動, 過度な運動 ● 筋肉の外傷：けいれん, 手術, 筋肉注射, 針筋電図, その他の外傷 ● アルコール過剰摂取, ビタミンB_1欠乏症
薬剤	● 脂質低下治療：高用量スタチン ● CYP3A4関連薬：フィブラート, マクロライド系抗菌薬, 抗真菌薬（ケトコナゾールなど） ● 皮膚科治療薬：レチノイド ● 腫瘍治療薬：BRAF阻害薬, PD-L1阻害薬 ● 抗HIV薬 ● 自己免疫疾患治療薬：ヒドロキシクロロキン, コルヒチン, JAK阻害薬 ● 精神・神経疾患治療薬：クロザピン, オランザピン ● アドレナリン作動薬：MDMA, コカイン, アンフェタミン
内分泌疾患	● 甲状腺機能低下症（TSH＞100 mIU/L）, 甲状腺機能亢進症（稀） ● クッシング症候群, 先端巨大症, 副甲状腺機能亢進症
自己免疫疾患	● 特発性炎症性筋疾患：皮膚筋炎, 多発性筋炎, 免疫介在性壊死性ミオパチー, 封入体筋炎 ● 全身性エリテマトーデス, 関節リウマチ, リウマチ性多発筋痛症 ● サルコイドーシス ● セリアック病（筋型）
遺伝性ミオパチー	● 非代謝性ミオパチー（例：筋強直性・Duchenne型・Becker型・肢帯型筋ジストロフィー, ジストロフィン変異（女性）, 筋原線維性ミオパリー, デスミン関連筋原線維ミオパチー） ● 代謝性ミオパチー〔例：Carnitine palmitoyltransferase II欠損症, McArdle病, Myoadenylate deaminase欠損症, ミトコンドリアミオパチー（MELAS, MERRF）, Pompe病〕
その他	● マクロCK血症 ● ウイルス感染症（例：インフルエンザウイルス, コクサッキーウイルス） ● シャルコー・マリー・トゥース病 ● 運動ニューロン疾患

（文献5, 6を参考に作成）

上昇が問題となります. そのため基本的には, スタチン使用患者で, 新規症状が出現した場合には, 症状の程度によって減量・中止も検討されますが, 1週間など一定期間を空けてCKを再検します. 筋症状が軽度であり, CKが正常上限の1.5〜4倍未満であれば, 通常は6週間以内に症状が改善または消失することが多く, フォローアップで改善すれば追加精査は不要です. 一方, ① 筋症状がありCKが正常上限の4倍未満の場合, ② 筋症状が重度であり, CKが正常上限の4〜10倍の場合, ③ 筋症状がありCKが正常上限の10〜50倍未満の場合, ④ CKが正常上限の50倍以上の場合は, まずはスタチンを中止します.

① 筋症状がありCKが正常上限の4倍未満の場合, ② 筋症状が重度であり, CKが正常上限の4〜10倍の場合, スタチン中止後4〜6週間でCKが正常化した場合には, 低用量のスタチンや別のスタチンを用いて2週間後に再投与することが推奨されます. ③ 筋症状がありCKが正常上限の10〜50倍未満の場合, ④ CKが正常上限の50倍以上の場合は, 急性腎障害の評価を行い, 特にCKが正常上限の50倍を超える場合には緊急性が高いため, 入院管理が推奨されます.

上記の対応でも高CK血症や筋症状が継続する場合や, スタチン未使用かつ無症状のCK上昇

の場合，あるいは症状が持続している場合には，家族歴に遺伝性筋疾患があるかどうかを考慮し，マクロCK血症除外のためCKアイソザイムを測定するとともに，ほかの原因についても検討します（表1）．

本症例の最終診断

甲状腺機能低下症によるCK上昇

■ 最終診断に至ったプロセス

フォローアップ外来で追加の病歴聴取を行い，ここ数カ月の経過で，徐々に寒がりや便秘の症状が出現してきたことが判明した．甲状腺腫大は見られないが，TSH 130.4 μIU/mL，FT4 0.18 ng/dL，FT3 1.00 pg/mL，抗甲状腺ペルオキシダーゼ抗体（抗TPO抗体）と抗サイログロブリン抗体（抗Tg抗体）が陽性であり，エコー所見と合わせて甲状腺機能低下症と診断した．

■ その後の経過

甲状腺ホルモン補充療法を開始し，1.5カ月後にはCKとLDLコレステロールは正常化した．

そのほかにも代表的な鑑別診断について以下に概説します．

2）甲状腺機能低下症

本症例は，検診で血清LDLコレステロール高値とALT優位の軽度の肝障害を指摘された，閉経後の女性患者でした．当初は，甲状腺機能低下症状はありませんでした．本症例と同様に，**甲状腺機能低下症によるCK上昇は軽度にとどまることが多いです**[7]．また，留意すべき点として，スタチン筋症は甲状腺機能低下症を合併している場合に生じやすいとする報告も多数あります[8〜12]．本症例は，もともとは軽度高値であった血清CK値がスタチン開始後にさらに上昇しました．スタチンを中止してもCK値はほぼ横ばいで経過しましたが，上昇のタイミングから考えると，スタチンによる筋障害の重複があった可能性も考えられます．

> **ここがポイント**
>
> 血清LDLコレステロール高値で受診される患者さんは多いですが，甲状腺機能低下症を意識した病歴聴取や，必要性に応じてTSHやFT4などを測定し，診断を遅らせないことが大切です．

3）薬剤によるCK上昇

上述のように，CK上昇をきたす薬剤として，まずあげられるのがスタチンであり，スタチン内服の約5％の患者でCK上昇が見られます[13, 14]．本邦のガイドラインでも，筋症状の有無や，CK上昇が正常上限の4倍以下，4〜10倍，10倍以上などのカットオフによって，スタチン

11　この患者のCK上昇は，膠原病と関連がありますか？　153

の継続・減量・中止基準が定められています[15].

　スタチン以外にもCK上昇をきたす薬剤があります（**表1**）．CYP3A4関連薬剤として，フィブラート製剤，マクロライド系抗菌薬，抗真菌薬があり，抗レトロウイルス薬，β遮断薬，オランザピン，アンジオテンシンⅡ受容体拮抗薬，ヒドロキシクロロキン，コルヒチン，JAK（Janus kinase）阻害薬なども被疑薬となります．また，PD-L1阻害薬などの免疫チェックポイント阻害薬も筋炎を引き起こす点に留意が必要です[5, 6, 16].

4) ウイルス感染症

　ウイルス感染が原因となって，急性発症の筋痛や筋力低下とともにCK値の上昇を示すことがあります．**多くの場合症状は一過性ですが，横紋筋融解症をきたし，重篤化することもあります**[17].

　頻度の高いウイルスは，インフルエンザウイルス（特にB型），前胸部や横隔膜などに強い痛みを生じるBornholm病の原因となるコクサッキーウイルス，EBウイルス，HIVや単純ヘルペスウイルスです．そのほか，パラインフルエンザウイルス，エコーウイルス，アデノウイルス，パルボウイルスB19，デングウイルス，肝炎ウイルス（B型・C型）およびSARS-CoV-2が，筋炎の原因となります[17〜19].

> **ひとことパール**
>
> CK高値は，筋症状とCKの上昇の程度を考慮し鑑別を進める．

> **ひとことパール**
>
> 高LDLコレステロール血症はありふれた疾患であるが，CK高値を伴う場合などは，甲状腺機能低下症に関する病歴聴取や，甲状腺ホルモンなどの測定を検討する．

> **ひとことパール**
>
> 皮膚筋炎や抗ARS抗体症候群に特有の皮膚症状は，訴えがない場合があるため，積極的に病歴聴取，診察し確認する必要がある．

● おわりに

　本症例は，ありふれた疾患である脂質異常症の影に甲状腺機能低下症が隠れており，CK上昇の原因となっていました．CK上昇の原因は多岐にわたり，詳細な病歴聴取と適切な検査が診断の鍵となります．特に，甲状腺機能低下症や特発性炎症性筋疾患など，見逃されやすい疾

患もあるため，薬剤性を含めた総合的な評価を行う必要があります．

◆ 文　献

1) Lundberg IE, et al：Idiopathic inflammatory myopathies. Nat Rev Dis Primers, 7：86, 2021［PMID：34857798］

2) Allameen NA, et al：An update on autoantibodies in the idiopathic inflammatory myopathies. Nat Rev Rheumatol, 21：46-62, 2025［PMID：39609638］

3) Oldroyd AGS, et al：International Guideline for Idiopathic Inflammatory Myopathy-Associated Cancer Screening: an International Myositis Assessment and Clinical Studies Group (IMACS) initiative. Nat Rev Rheumatol, 19：805-817, 2023［PMID：37945774］

4) Izuka S, et al：Long-term risks of malignancy in myositis-specific antibody-positive idiopathic inflammatory myopathy. Rheumatol Int, 43：335-343, 2023［PMID：36175662］

5) Kim EJ & Wierzbicki AS：Investigating raised creatine kinase. BMJ, 373：n1486, 2021［PMID：34162592］

6) Moghadam-Kia S, et al：Approach to asymptomatic creatine kinase elevation. Cleve Clin J Med, 83：37-42, 2016［PMID：26760521］

7) Doran GR：Serum enzyme disturbances in thyrotoxicosis and myxoedema. J R Soc Med, 71：189-194, 1978［PMID：633273］

8) al-Jubouri MA, et al：Myxoedema revealed by simvastatin induced myopathy. BMJ, 308：588, 1994［PMID：8148686］

9) Scalvini T, et al：Pravastatin-associated myopathy. Report of a case. Recenti Prog Med, 86：198-200, 1995［PMID：7604176］

10) Antons KA, et al：Clinical perspectives of statin-induced rhabdomyolysis. Am J Med, 119：400-409, 2006［PMID：16651050］

11) Yeter E, et al：Rhabdomyolysis due to the additive effect of statin therapy and hypothyroidism: a case report. J Med Case Rep, 1：130, 2007［PMID：17996111］

12) Kiernan TJ, et al：Simvastatin induced rhabdomyolysis and an important clinical link with hypothyroidism. Int J Cardiol, 119：374-376, 2007［PMID：17098308］

13) Cheeley MK, et al：Statin Intolerance: an Overview of US and International Guidance. Curr Atheroscler Rep, 25：517-526, 2023［PMID：37410332］

14) Ahmad Z：Statin intolerance. Am J Cardiol, 113：1765-1771, 2014［PMID：24792743］

15) 日本動脈硬化学会：スタチン不耐に関する診療指針2018．2022
https://www.j-athero.org/jp/wp-content/uploads/publications/pdf/statin_intolerance_2018.pdf

16) Johnson DB, et al：Fulminant Myocarditis with Combination Immune Checkpoint Blockade. N Engl J Med, 375：1749-1755, 2016［PMID：27806233］

17) Narayanappa G & Nandeesh BN：Infective myositis. Brain Pathol, 31：e12950, 2021［PMID：34043257］

18) Chen N, et al：Epidemiological and clinical characteristics of 99 cases of 2019 novel coronavirus pneumonia in Wuhan, China: a descriptive study. Lancet, 395：507-513, 2020［PMID：32007143］

19) Mao L, et al：Neurologic Manifestations of Hospitalized Patients With Coronavirus Disease 2019 in Wuhan, China. JAMA Neurol, 77：683-690, 2020［PMID：32275288］

第2章　一般検査異常からの紹介

12 この患者は補体低下がありますが，膠原病でしょうか？

小田修宏

> **Point**
> - 基本的には C4，CH50 は古典経路，C3 は副経路を介して低下する
> - 古典経路を介した補体低下は免疫複合体形成によって引き起こされる
> - 免疫複合体形成は全身性エリテマトーデス（SLE）などの膠原病でよく見られるが，感染症でも起こる場合がある

Keyword 低補体血症　　全身性エリテマトーデス　　parvovirus B19

はじめに

　補体は免疫応答に関与するタンパク質で，9つの主要成分（C1～C9）で構成されています．この補体は，感染や炎症などの刺激に応じて活性化され，免疫複合体の除去や炎症の調節などに関与します．また，補体活性化には30種類以上の関連分子がかかわっています．循環血漿中の補体の多くは肝臓で産生されますが，マクロファージや好中球，リンパ組織，消化管，肺，腎臓なども補体の一部を産生しています．通常時は補体の活性化と合成が均衡しており，血中補体濃度は一定範囲内に保たれます．しかし，炎症の際にTNF-αやIL-6が産生されると，CRPなどの急性期反応物質とともに補体の合成が亢進し，補体が上昇します．一方，補体の消費が亢進している場合や産生が低下している場合には，補体が減少します[1]．

> **症例**
> 　30歳代女性．2週間前に風邪症状があり自然軽快していたが，2日前から関節痛，皮疹，発熱が出現．内科外来を受診した．血液検査では軽度の白血球減少，貧血，炎症反応の上昇に加え，低補体血症（C3 52 mg/dL，C4 9 mg/dL，CH50 11.2 U/mL）を認めた．この時点で膠原病が疑われ，抗核抗体（ANA）を測定した．1週間後のフォロー時にも症状は持続し，抗核抗体が陽性であったため，全身性エリテマトーデス（SLE）が疑われた．

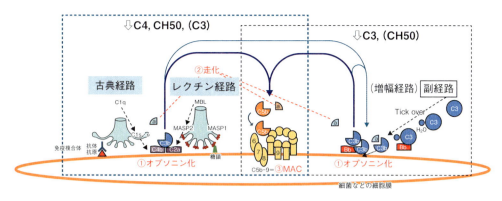

図1 ◆ 補体の経路
補体は，古典経路，レクチン経路，副経路で活性化される．主にC4とCH50の値は古典経路とレクチン経路を反映し，C3の値は副経路を反映している．ただし，C3bによる増幅経路でC3の活性化も起こるため，副経路やレクチン経路でもC3の値に変化が起こることがある．
補体の役割は大きく分けて3つある．1つ目は，C3bが細胞表面に付着することで補体受容体をもつ食細胞に貪食されやすくなる**オプソニン化**である．2つ目は，C3aやC5aといったアナフィラトキシンによる血管拡張や炎症細胞の活性化（**走化**）である．そして3つ目は，MAC（膜侵襲複合体）の形成によって細胞膜に穴を開け，細胞の融解を引き起こす作用である．
（文献3，4を参考に筆者作成）

1 補体検査とその解釈

現在，補体に関連する項目としてC3，C4，CH50の3つが測定可能です．補体活性化の経路は，大きく古典経路，副経路（代替経路），レクチン経路の3つに分けられます（図1）．このうち，古典経路の異常を確認するにはC4とCH50を用い，副経路の異常を確認するにはC3の測定が重要です．ただし，診断時にはC3，C4，CH50のすべてを提出することが一般的です[2]．

1) 結果解釈の基本的考え方

- C4とCH50の低下は古典経路の活性化を，C3の低下は副経路の活性化を示し，補体の消費亢進が考えられます（図1）．
- 古典経路が活性化すると，増幅経路も活性化しC3の低下が起こります．一方，副経路単独ではC4の低下は基本的に認められません．
- CH50は9つの補体全体の活性を反映しますが，古典経路の活性化では低下しやすく，副経路の活性化では正常～軽度低下にとどまることが多いです．
- C4，C3，CH50のいずれか1つのみが非常に低値，または感度未満の場合，補体欠損を考慮します（例外はC9欠損）．
- CH50単独で異常低値を示す場合は，試験管内での活性化（cold activation）や検体の取り扱い不備を疑います．

2) 実臨床での考え方

実際の臨床では以下のフローチャート（図2）に基づき，補体低下の原因を特定します[5]．まずC3，C4，CH50のいずれが低下しているかを確認し，次に古典経路，副経路の活性化や補体欠損の可能性を評価します．

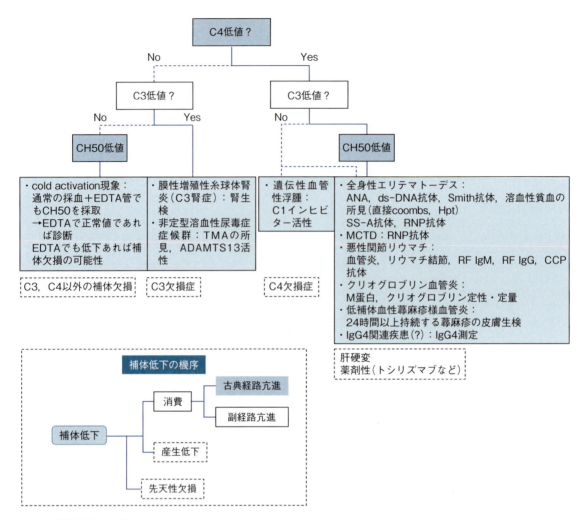

図2 ◆ 補体低下の原因
（文献5を参考に筆者作成）

2 低補体血症を起こす疾患

1) 膠原病疾患

　　膠原病のなかではSLE[6]，シェーグレン症候群[7]，クリオグロブリン血管炎[8]，低補体血性蕁麻疹様血管炎[9]，悪性関節リウマチ[10] などで低補体が認められます（図2）．これらの疾患の多くは免疫複合体による補体活性化を背景とする補体低下であり，C4およびCH50の低下を伴うことが一般的です．また，IgG4関連疾患では，機序は明らかではありませんが，C3とC4がともに低下することがあり，特にリンパ節，肺，腎臓，肝臓の病変を伴う場合に補体低下が起こりやすいことを知っておくとよいでしょう[11]．ちなみにANCA関連血管炎では一般的には補体低下は認めないですが，ごく一部の症例で軽度の補体低下を認めることもあり，そうした患者群では腎予後の不良と関連している可能性が示唆されています[12]．

2）膠原病以外の疾患

　膠原病疾患以外でも補体低下が起こります．遺伝性血管性浮腫はC1インビビターの異常により，免疫複合体形成とは別の機序で，C4が低下する疾患です．発作時のほとんどの症例で，非発作時においても98％の症例で基準値以下となり，診断時はC4とC1qインヒビター活性を測定します[13]．また溶連菌感染，黄色ブドウ球菌，感染性心内膜炎など感染症に伴う感染後糸球体腎炎を発症している場合にも低補体は見られます．感染に伴う免疫複合体形成や細菌の毒素による補体低下の機序が考えられており，前者は古典経路，後者は副経路が関与しているとされています[14]．またC3腎症では副経路に関連する補体制御因子の異常で補体低下が起こるため，典型的にはC3が低下します[15]．

　低補体血症をみた場合は，原則としてC4低下は古典経路，C3低下は副経路の活性化による補体消費を疑います．ただし，例えばSLE患者でもC3のみが単独で低下することもあり，すべての症例が教科書通りに当てはまるわけではありません．このため，患者の全体像を考慮しながら，柔軟に解釈することが重要です[16]．また補体低下が認められる症例のほとんどで何らかの疾患や異常が起こっていることが多いです[17]．ですので筆者自身，精査を行って原因のはっきりしない低補体血症の患者は，頻回でなくていいですが，しばらくフォローアップするようにしています．

ここがポイント　補体が正常値の場合，SLEを否定できますか？

　補体値は一般にSLEの活動性と相関しており，活動期には低下していることが多いです．しかし，発熱や漿膜炎を伴う場合にはC3やC4が正常範囲にあることがあります[18]．これは免疫複合体による補体低下と，炎症反応に伴う補体の合成亢進が相殺されるため，一見正常に見える現象です．CRPなどの炎症反応が上昇しているにもかかわらずC3やC4，CH50が正常値（上昇していない）の場合，背景に補体低下を伴う病態が隠れている可能性があり注意が必要です[19]．特にC3は基準範囲が広いため，検査結果が正常値内にあっても，実際は消費によって低下している可能性があります．実際にSLEの診断時に低補体が認められる割合は50〜89％と報告されており，必ずしもすべての症例で低補体血症を伴うわけではありません[20]．

本症例の最終診断

parvovirus B19感染症

■ 最終診断に至ったプロセス

　本症例では皮疹，関節痛，低補体血症を認め，抗核抗体陽性であることからSLEが示唆された．しかし，感冒症状を初発とする二峰性の経過でSLE様の症状が出現していることから感染症を疑った．さらに病歴聴取を行ったところ，伝染性紅斑の患児との接触歴が確認され，さらに追加で測定したParvo B19 IgMが陽性となった．最終的に症状も経過観察中に自然軽快したため，最終診断は成人の"parvovirus B19感染症（りんご病，伝染性紅斑）"となった．

12　この患者は補体低下がありますが，膠原病でしょうか？

表1◆膠原病外来に紹介された parvovirus B19 感染症患者

背景：女性（79％），平均年齢45歳，ウイルスの曝露歴（54％），自己免疫性疾患の家族歴（15％）

成人 parvovirus B19 感染症の臨床症状（N＝54）		血液検査（N＝53）	
発熱	44%	白血球＜4,000/μL	19%
関節痛	94%	好中球＜3,000/μL	6%
関節炎	50%	リンパ球＜1,000/μL	30%
Type		血小板低下	9%
Mono-	3.7%	Hb＜13 g/dL	41%
Oligo-	66.7%	CRP（中央値）mg/dL	0.80（0.04-23.20）
Poli-	29.6%	蛋白尿	7%（3/44）
腫脹関節数（中央値）	4（1〜14）	高γグロブリン血症	37%（13/35）
疼痛関節	2（0〜34）	低補体血症	42%（14/33）
部位		C3	37%（13/33）
手首	30%	C4	24%（8/33）
手指	33%	RF	14%（5/35）
膝	6%	CCP 抗体	3%（1/35）
足首	20%	抗核抗体	55%（21/38）
足指	6%	ENA 抗体	9%（3/35）
30分以上続く朝のこわばり	54%	ds-DNA 抗体	39%（10/26）
PMR 様症状	7%	リン脂質抗体	75%（9/12）
皮疹	35%	LAC	33%（4/12）
Sicca 症状	7%	カルジオリピン-IgG	9%（1/11）
口腔内/鼻腔潰瘍	6%	カルジオリピン-IgM	40%（4/10）
レイノー現象	6%	β2GP1 IgG	10%（1/10）
症状が6週以上持続	17%	β2GP1 IgM	20%（2/10）

（文献21を参考に作成）

● おわりに

　Parvovirus B19 感染症では低補体を伴うことが多く，SLE に類似した関節炎，皮疹，発熱などを引き起こすため，鑑別に苦労することがあります．膠原病科で受診し最終的に parvovirus B19 感染症と診断された54例を検討した研究では，補体を測定した患者のうち42％に低補体血症が認められています（表1）[21]．Parvovirus B19 感染による補体低下の機序は明確ではありませんが，感染による免疫複合体形成が考えられており，そのため SLE に似た症状が出現するとされています[22]．実際に先ほどの研究をみると ANA は55％，ds-DNA 抗体は39％で陽性を示し，抗核抗体が陽性となった患者の93％が SLE の分類基準（ACR/EULAR 2019基準）を満たしていたと報告されました[23]．また，関節炎として Oligo〜Poli-arthritis を呈する患者が多く（97％），朝のこわばりが54％に認められることから，関節リウマチと誤診される可能性もあります．

　そんななかで診断の鍵になるのは parvovirus B19 感染者との**接触歴**と，感冒様症状が出現し

て一度軽快し，その7～10日後に関節痛や浮腫，皮疹が現れる**「二峰性」**の経過が診断の手がかりとなります[24]．しかし，接触歴が確認されるのは50％程度にとどまるため，SLEとの鑑別が難しい場合には積極的にParvo B19 IgMを測定する必要があります．また伝染性紅斑ではレイノー現象，ディスコイド疹，脱毛は認めなかったという報告もあり，SLEにより特異的な病歴や身体所見を探すことが重要です[25]．

　治療は関節痛や皮疹などの症状はほとんどの症例で3週間以内に消失するため，対症療法のみで経過観察することが多いです[26]．しかし，特に女性では関節痛が長引くことがあり，最終的な診断が難しい場合も少なくありません．また，腎炎や中枢神経症状などの臓器病変を伴うSLEの場合，積極的な免疫抑制治療が必要となるため，鑑別が難しい症例や伝染性紅斑として典型的ではない症例については膠原病内科へのコンサルトを推奨します．

 ここがポイント　parvovirus B19感染症診断時の注意点

　Parvo B19 IgMは，現在紅斑が出現している15歳以上の患者に測定した場合に保険算定可能であり，感度89％，特異度99％とされています[27]．ただし，実際はこの検査には偽陽性の可能性があることを知っておく必要があります．特に，力価が低い場合（一般的に2以下とされています）には偽陽性の可能性が高く，またリウマトイド因子（RF），ANA，EBV-IgMが存在する場合にも影響を受けるため，臨床像と照らし合わせた慎重な解釈が求められます[28]．

ひとことパール

低補体血症を伴うSLE症状ではparvovirus B19感染症を疑う．

◆ 文　献

1）「医系免疫学 改訂16版」（矢田純一/著），中外医学社，2021
2）Liszewski MK & Atkinson JP：Overview and clinical assessment of the complement system. UpToDate, 2024（2024年11月閲覧）
3）Angioi A, et al：Diagnosis of complement alternative pathway disorders. Kidney Int, 89：278-288, 2016 ［PMID：26806831］
4）Lujan E, et al：The Interactions of the Complement System with Human Cytomegalovirus. Viruses, 16：1171, 2024 ［PMID：39066333］
5）関根英治，他：補体異常値を示す疾患とそのメカニズム．補体，52：14-26, 2015
6）Ayano M & Horiuchi T：Complement as a Biomarker for Systemic Lupus Erythematosus. Biomolecules, 13：367, 2023 ［PMID：36830735］
7）Ramos-Casals M, et al：Hypocomplementaemia as an immunological marker of morbidity and mortality in patients with primary Sjogren's syndrome. Rheumatology (Oxford), 44：89-94, 2005 ［PMID：15381790］
8）Terrier B, et al：The spectrum of type I cryoglobulinemia vasculitis: new insights based on 64 cases. Medicine (Baltimore), 92：61-68, 2013 ［PMID：23429354］

9) Marzano AV, et al：Urticarial vasculitis: Clinical and laboratory findings with a particular emphasis on differential diagnosis. J Allergy Clin Immunol, 149：1137-1149, 2022［PMID：35396080］

10) Makol A, et al：Vasculitis associated with rheumatoid arthritis: a case-control study. Rheumatology (Oxford), 53：890-899, 2014［PMID：24441152］

11) Katz G, et al：Multiorgan involvement and circulating IgG1 predict hypocomplementaemia in IgG4-related disease. Ann Rheum Dis, 83：1773-1780, 2024［PMID：39079893］

12) Deshayes S, et al：Hypocomplementemia is associated with worse renal survival in ANCA-positive granulomatosis with polyangiitis and microscopic polyangiitis. PLoS One, 13：e0195680, 2018［PMID：29621352］

13) 堀内孝彦, 他：遺伝性血管性浮腫（Hereditary angioedema：HAE）診療ガイドライン 改訂2023年版. 補体, 60：103-131, 2023

14) Boils CL, et al：Update on endocarditis-associated glomerulonephritis. Kidney Int, 87：1241-1249, 2015 ［PMID：25607109］

15) Smith RJH, et al：C3 glomerulopathy - understanding a rare complement-driven renal disease. Nat Rev Nephrol, 15：129-143, 2019［PMID：30692664］

16) Rossi GM, et al：Persistent Isolated C3 Hypocomplementemia as a Strong Predictor of End-Stage Kidney Disease in Lupus Nephritis. Kidney Int Rep, 7：2647-2656, 2022［PMID：36506236］

17) Saeki T, et al：Hypocomplementemia of unknown etiology: an opportunity to find cases of IgG4-positive multi-organ lymphoproliferative syndrome. Rheumatol Int, 30：99-103, 2009［PMID：19377901］

18) Takamatsu R, et al：The impact of normal serum complement levels on the disease classification and clinical characteristics in systemic lupus erythematosus. Adv Rheumatol, 62：49, 2022［PMID：36575548］

19) Laboratory Evaluation.「Rheumatology Secrets, 4th ed.」(West S & Kolfenbach J, eds), pp51-62, Elsevier, 2019

20) Ayano M & Horiuchi T：Complement as a Biomarker for Systemic Lupus Erythematosus. Biomolecules, 13：367, 2023［PMID：36830735］

21) D'Onofrio B, et al：High risk of misclassification of acute Parvovirus B19 infection into a systemic rheumatic disease. Rheumatol Adv Pract, 8：rkae105, 2024［PMID：39263208］

22) Tanaka A, et al：Human parvovirus B19 infection resembling systemic lupus erythematosus. Intern Med, 37：708-710, 1998［PMID：9745861］

23) Aringer M, et al：2019 European League Against Rheumatism/American College of Rheumatology Classification Criteria for Systemic Lupus Erythematosus. Arthritis Rheumatol, 71：1400-1412, 2019［PMID：31385462］

24) Oiwa H, et al：Clinical findings in parvovirus B19 infection in 30 adult patients in Kyoto. Mod Rheumatol, 21：24-31, 2011［PMID：20680378］

25) Nesher G, et al：Parvovirus infection mimicking systemic lupus erythematosus. Semin Arthritis Rheum, 24：297-303, 1995［PMID：7604297］

26) Servey JT, et al：Clinical presentations of parvovirus B19 infection. Am Fam Physician, 75：373-376, 2007 ［PMID：17304869］

27) Doyle S, et al：Detection of parvovirus B19 IgM by antibody capture enzyme immunoassay: receiver operating characteristic analysis. J Virol Methods, 90：143-152, 2000［PMID：11064115］

28) Jordan JA：Clinical manifestations and diagnosis of parvovirus B19 infection. UpToDate, 2023（2024年11月閲覧）

第 3 章

症状からの紹介

第3章 症状からの紹介

1 発熱，フェリチン高値ですが，成人スチル病でしょうか？

杉山隆広

> **Point**
> - 成人スチル病は非特異的な症候や検査異常からなり立ち，臨床像が多彩な疾患である
> - 成人スチル病を想起した場合，可能な限り感染症，悪性腫瘍，膠原病・自己炎症性疾患の除外を試みる
> - フェリチンの上昇は鉄過剰や炎症だけでなく，酸化ストレスや低酸素状態，肝細胞傷害などでも起こりうる

Keyword フェリチン　成人スチル病　悪性リンパ腫　血管内リンパ腫　IL-18

はじめに

　成人スチル病（adult Still's disease：ASD）は，成人発症スチル病（adult-onset Still's disease：AOSD）と全身型若年性特発性関節炎（systematic juvenile idiopathic arthritis：sJIA）の成人移行例を併せた疾患概念です．1897年にはじめてGeroge Frederic Stillにより現在のsJIAにあたるスチル病が報告され[1]，その後1971年にEric George Bywatersによって成人例のスチル病が報告されました[2]．AOSDとsJIAは発熱，皮疹，関節炎を主徴とし，肝胆道系酵素やフェリチンの上昇，肝脾腫，リンパ節腫脹など全身性に炎症をきたす広義の自己炎症性疾患です．両疾患は長らく同一疾患であるのか，別疾患であるのか議論されてきましたが，昨今では同一疾患と捉える見方が主流であり[3]，成人例も小児例も関係なくスチル病という枠組みでの共通したデータ集積・研究が望まれています[4]．

　AOSDの日本における推定有病率は10万人あたり3.9人と稀ですが，前述の通り非特異的な臨床症状および検査所見の組み合わせを呈することから，日常診療のなかで時として鑑別診断にAOSDがあがる場面もあると思われます．AOSDは患者ごとの異質性が強く臨床像が多彩である一方，診断特異性の高い症候や検査所見に乏しいため，診断の際に参考にされる山口らの分類基準にも除外項目として感染症，悪性腫瘍，膠原病があげられています（表1）[5,6]．実診療においてはそれらの疾患，特に悪性リンパ腫をはじめとした悪性腫瘍の完全な除外は難しく，いわゆるごみ箱診断となってしまっている症例が見られるのも実情と思われます．

　本項ではAOSD疑いとして紹介された症例を提示しつつ，AOSDの一要素であるフェリチン高値という観点を軸にAOSDとその鑑別診断について概説します．

表1◆山口らの成人スチル病の分類基準（自己免疫性疾患に関する調査研究班）

大項目	除外項目
1. 39℃以上の発熱が1週間以上続く	1. 感染症（特に敗血症，伝染性単核球症）
2. 関節症状が2週間以上続く	2. 悪性腫瘍（特に悪性リンパ腫）
3. 定型的な皮膚発疹	3. 膠原病（特に結節性多発動脈炎，リウマトイド血管炎）
4. 80%以上の好中球増加を伴う白血球増多（10,000/mm³以上）	

小項目	大項目中2項目以上に該当し，かつ，小項目の各項目を含めて5項目以上に該当する場合に成人スチル病と診断する．
1. 咽頭痛	ただし，大項目，小項目に該当する事項であっても除外項目に該当する場合は除外する．
2. リンパ節腫脹あるいは脾腫	感度79〜96%，特異度91〜92%
3. 肝機能障害	
4. リウマトイド因子陰性および抗核抗体陰性	

（文献5，6を参考に作成）

症例

　70歳女性．来院1カ月前から食思不振が見られ，3週間前から38℃前後の発熱，肩や膝の関節痛が見られるようになり，他院を受診した後に当院内科外来を紹介受診した．当院初診時の血液検査ではCRP・肝胆道系酵素・フェリチン高値（CRP 22.26 mg/dL，AST 216 U/L，ALT 189 U/L，LDH 783 U/L，ALP 153 U/L，γ-GTP 106 U/L，フェリチン11,601 ng/mL）を認め，胸部・腹部・骨盤部単純CTで明らかなリンパ節腫大はないものの脾腫を認め，症状とあわせてAOSDが疑われ当科にコンサルトされた．各種培養検査を提出したうえで，精査加療目的に入院とした．

---

❶ フェリチンとは

　フェリチンは24個のH鎖サブユニット（21 kDa），L鎖サブユニット（19 kDa）からなる2量体の可溶性鉄貯蔵蛋白で，その構造内に鉄を内包します[7]．**全身臓器，特に肝臓，脾臓，骨髄に多く見られ，大部分は細胞内に存在し，一部は細胞外へ放出され血清中には微量が存在します**[8]．

　フェリチンには細胞質フェリチンとミトコンドリアフェリチン（mitochondrial ferritin：FTMT）の2種類があります．細胞質フェリチンの役割は有毒Fe^{2+}を無毒Fe^{3+}として貯蔵し，トランスフェリンとの鉄交換で細胞外へ鉄を供給して骨髄赤芽球・網赤血球のヘモグロビンを産生することです．FTMTは，細胞の鉄代謝の中心となるミトコンドリアの機能を保護し，酸化ストレスによる損傷を防ぐ[9]など，細胞質フェリチンとは異なる機能をもち，異なる方法で制御されていますが，まだ未解明な部分が多いです．

　フェリチンは体内鉄貯蔵量に応じて増減し，酸化ストレスや炎症などの細胞ストレスによっても制御されるため，鉄欠乏性貧血と慢性疾患に伴う貧血の鑑別に用いられます．

1) フェリチン増加の機序 [10~12]

a) 鉄濃度依存的制御

フェリチンの合成は，mRNA 5'-iron-responsive element（IRE）によって調節されます．細胞内鉄濃度が低い場合，iron regulatory protein 1/2（IRP）がIREに結合し転写を抑制し，鉄濃度が高まるとIRPが不活化して転写が促進され，フェリチン合成が増加します．

b) 酸化ストレスや炎症

酸化ストレスや炎症によって，Nrf2やNF-κBといった転写因子が活性化され，IL-1βやTNF-αといった炎症性サイトカインを介してフェリチン合成が増加します．

c) 低酸素状態

低酸素状態では，低酸素誘導因子（hypoxia-inducible factor：HIF）がFTMTの発現を増加させ，ミトコンドリアを酸化ストレスから保護します．

d) フェリチンの漏出

急性肝障害においては肝細胞から漏出し，また血球貪食症候群（hemophagocytic syndrome：HPS）ではマクロファージから漏出します．

e) 腫瘍細胞による分泌

膠芽腫細胞などの腫瘍細胞からフェリチンが分泌されることがあります．

f) クリアランスの減少

フェリチン増加は以上のように多くの機序からなり，いくつかの要素が複合的に組合わさっている場合がほとんどであると思われます．例えば肝疾患であれば炎症や鉄過剰，肝細胞傷害による漏出やクリアランスの減少などが，急性腎障害でも炎症や酸化ストレスなどが関与しフェリチンが増加します．

2) フェリチン高値の鑑別診断

フェリチン高値は，鉄過剰状態や血液疾患，感染症，自己免疫性疾患，肝・腎疾患，さらには悪性腫瘍など多くの病態・疾患に関連します（表2）[11, 13]．10,000 ng/mLを超える症例では，上記疾患のほかに，AOSD，HPS/マクロファージ活性化症候群（macrophage activation syndrome：MAS）などの稀な疾患も念頭に置くべきです[11]．フェリチンが10,000 ng/mLを超える成人例583例の後方視研究では，血液腫瘍（25.7 %），肝不全（16 %），HPS（14.2 %）の順番で多く[14]，ほかの研究では感染症や慢性輸血/鉄過剰，肝・腎不全，血液腫瘍などの疾患が大半を占めました[15, 16]．

❷ AOSDとその鑑別

1) AOSDの臨床像

本邦のAOSD 216例の臨床像を表3に示します[17]．ほぼすべての症例で発熱を，9割の症例に皮疹を認めますが，**皮疹は必ずしも発熱時に見られる定型的なサーモンピンク疹だけでなく，**

表2 ◆ 高フェリチン血症の鑑別診断

鉄過剰による合成増加	鉄過剰を伴わない合成増加	細胞傷害による逸脱
● 遺伝性ヘモクロマトーシス ● 二次性鉄過剰症 　サラセミア 　遺伝性溶血性貧血 　無セルロプラスミン血症 　無トランスフェリン血症 　赤血球無効造血 　　骨髄異形成症候群 　　鉄芽球性貧血 　　再生不良性貧血 　医原性（輸血，鉄剤）	● 悪性腫瘍（特に aggressive lymphoma） ● 血球貪食症候群 ● マクロファージ活性化症候群 ● 急性・慢性感染症 ● 慢性炎症性疾患 ● 慢性疾患 ● 自己免疫疾患（特に AOSD，劇症型抗リン脂質抗体症候群，抗 MDA5 抗体陽性皮膚筋炎） ● 遺伝性高フェリチン血症・白内障症候群 ● Gaucher 病	● 肝疾患（急性・慢性肝炎，肝硬変） ● アルコール依存症

（文献11，13を参考に作成）

表3 ◆ 本邦における成人スチル病の臨床像

臨床所見	発生頻度	合併症	発生頻度	血液検査項目	検査値（中央値）
発熱	99.5 %	マクロファージ活性化症候群	22.3 %	白血球	12,600/μL
皮疹	90.7 %	播種性血管内凝固	13.4 %	好中球	10,677/μL
肝機能障害	81.0 %	腎機能障害	3.7 %	ヘモグロビン	11.1 g/dL
関節痛	79.5 %	胸膜炎	12.5 %	血小板	258/μL
咽頭痛	63.3 %	心膜炎	7.4 %	血沈	76 mm/h
リンパ節腫脹	63.5 %	間質性肺炎	2.3 %	AST	69 U/L
脾腫	49.5 %			ALT	52 U/L
胸痛	1.9 %			LDH	521 U/L
腹痛	1.9 %			CRP	10.8 mg/dL
				フェリチン	7,230 ng/mL

（文献17を参考に作成）

掻痒を伴い持続する persistent pruritic eruption や scratch dermatitis といった非定型疹も4割程度に見られます．海外の報告と比べると，胸痛・腹痛の頻度，また胸膜炎・心膜炎・肺疾患の合併率が低いという特徴が見られます．同コホート内[17] ではフェリチン＞1,000 ng/mLとなる症例が86.1 %，＞3,000 ng/mLが66.7 %，＞10,000 ng/mLが40.3 %でした．

　診断特異性の高い症候や検査所見が乏しく臨床医泣かせの AOSD ですが，そのなかで有用性が本邦のガイドライン[18] で言及されているのが血清 IL-18 です．**血清 IL-18 は AOSD の活動性と相関し，AOSD での診断的価値が高いとされ**[19, 20]，自験例でもまさに AOSD だという症例では著明な上昇を認めることがほとんどです．保険未収載かつ，提出から結果が判明するまで時間がかかることが多いですが，診断の参考になる検査です．

ひとことパール

spike fever，診察上所見の乏しい咽頭痛，発熱時に見られる淡い紅斑，薬剤アレルギー[21] などは AOSD らしさを上げる所見です．

表4◆成人スチル病の鑑別診断

感染症	
●ウイルス感染症 急性ヒト免疫不全ウイルス感染症 伝染性紅斑（パルボウイルスB10） 伝染性単核球症（EBウイルス，CMV） ヘルペスウイルス ウイルス肝炎 麻疹/風疹 ●菌血症/敗血症 ●感染性心内膜炎	●マイコプラズマ肺炎 ●エルシニア感染症 ●ブルセラ症 ●ライム病 ●梅毒 ●トキソプラズマ ●結核

悪性腫瘍	
●悪性リンパ腫 ●血管免疫芽球性T細胞リンパ腫 ●多中心性Castleman病	●骨髄増殖性疾患 ●白血病 ●固形癌（乳房，肺，腎臓，大腸，メラノーマ）

自己免疫疾患・自己炎症性疾患	
●血清反応陰性関節リウマチ ●全身性エリテマトーデス ●皮膚筋炎 ●ANCA関連血管炎	●家族性地中海熱 ●Schnitzler症候群 ●TNF受容体関連周期性症候群（TRAPS） ●高IgD症候群，メバロン酸キナーゼ欠損症

その他	
●薬剤性過敏症症候群（DIHS） ●反応性関節炎 ●菊池病	●サルコイドーシス ●Sweet病 ●Whipple病

CMV；cytomegalovirus
TRAPS；tumor necrosis factor receptor-associated periodic syndrome
DIHS；drug-induced hypersensitivity syndrome
（文献13，22を参考に作成）

2）AOSDの鑑別診断

　前述の通りAOSDは非特異的な症候・検査所見から構成され，臨床像が多彩であり，鑑別診断は多岐にわたります．感染症，悪性腫瘍，自己免疫疾患/自己炎症性疾患，その他の4つに分け（表4）[13, 22]，鑑別を進めます．特に**感染症と悪性腫瘍はAOSDとしての治療がその後の経過に悪影響を与える可能性が高く，可能な限り除外しておく必要があります．**他疾患除外のために皮膚生検，リンパ節生検，骨髄生検など複数の侵襲的な検査が必要となることも多いです．また，HPS/MASや播種性血管内凝固を合併するような症例では早急な治療導入が必要であり，治療と他疾患の除外を並行する場合もあります．**AOSDと考え治療を行って経過が不良である場合，またいったんは軽快しても治療をテーパリングしていくなかで早期に再燃するような場合は，悪性腫瘍や感染症の可能性がないか再検討する必要があります．**

> **ひとことパール**
>
> AOSDとしての診断・治療後，一度は軽快した症例でも悪性腫瘍，特に悪性リンパ腫の可能性は頭の片隅に置いておきます．

本症例の最終診断

血管内大細胞型B細胞性リンパ腫

■ 最終診断に至ったプロセス

　発熱，関節痛などの症候およびフェリチン高値や脾腫などの検査異常からAOSDは鑑別診断の1つと考えたが，皮疹や咽頭痛を認めず，白血球や好中球増多がない点は非典型的であった．入院翌日に提出した可溶性IL-2受容体は10,400 U/mLと著増しており，悪性リンパ腫，特に本症例においては身体診察・画像検査で明らかなリンパ節腫脹を認めないことから血管内リンパ腫は重要な鑑別診断であると考えた．また，AOSDであったとしてもMASを引き起こしている可能性が考えられ，血液疾患の評価目的に入院翌日血液内科に骨髄検査を，また血管内リンパ腫の診断目的に皮膚科にランダム皮膚生検を依頼した．

　皮膚病理で一部内腔に異型小円形細胞を認め，CD20陽性であり血管内大細胞型B細胞性リンパ腫と診断した．血液内科に転科後化学療法が開始され，状態は改善し自宅退院された．

おわりに

　フェリチンの概要とその増加の機序，またAOSDとその鑑別診断について説明しました．前述の通りAOSDは非特異的な症候および検査異常で構成されることが多く，AOSDとしての治療が経過に悪影響を及ぼしうる感染症や悪性腫瘍の除外が重要です．筆者の限られた経験のなかでも，AOSD疑いとして紹介され劇症型A群レンサ球菌感染症，感染性心内膜炎，舌癌による腫瘍随伴症候群などのミミッカー症例の経験があります（逆にpseudosepsis[13]と言いたくなる激烈なAOSDを経験することもあります）．疾患特異性の高さという意味では，保険未収載ではあるものの血清IL-18が診断の参考となりますが，結果を待たずに治療介入が必要となる状況も想定されます．そのため，**AOSDを想起し鑑別診断の筆頭となる場面では，より一層丁寧な他疾患の除外を心がける必要があります**．また，AOSDの診断後に悪性腫瘍が顕在化した47症例のレビューでは，33％が悪性腫瘍への治療でAOSD症状が改善したと報告されています[23]．**一度は治療で改善したようにみえるAOSDであっても悪性リンパ腫や腫瘍随伴症候群をみている可能性を頭の片隅に置いて診療していくことが望ましいです**．

◆ 文　献

1）Still GF：On a Form of Chronic Joint Disease in Children. Med Chir Trans, 80：47-60.9, 1897［PMID：20896907］

2）Bywaters EG：Still's disease in the adult. Ann Rheum Dis, 30：121-133, 1971［PMID：5315135］

3）Fautrel B, et al：EULAR/PReS recommendations for the diagnosis and management of Still's disease, comprising systemic juvenile idiopathic arthritis and adult-onset Still's disease. Ann Rheum Dis, 83：1614-1627, 2024［PMID：39317417］

4）Ruscitti P, et al：Recent advances and evolving concepts in Still's disease. Nat Rev Rheumatol, 20：116-132, 2024［PMID：38212542］

5) Yamaguchi M, et al：Preliminary criteria for classification of adult Still's disease. J Rheumatol, 19：424-430, 1992 [PMID：1578458]

6) Jiang L, et al：Evaluation of clinical measures and different criteria for diagnosis of adult-onset Still's disease in a Chinese population. J Rheumatol, 38：741-746, 2011 [PMID：21285163]

7) Harrison PM & Arosio P：The ferritins: molecular properties, iron storage function and cellular regulation. Biochim Biophys Acta, 1275：161-203, 1996 [PMID：8695634]

8) Theil EC：Ferritin protein nanocages-the story. Nanotechnol Percept, 8：7-16, 2012 [PMID：24198751]

9) Nie G, et al：Overexpression of mitochondrial ferritin causes cytosolic iron depletion and changes cellular iron homeostasis. Blood, 105：2161-2167, 2005 [PMID：15522954]

10) Yanatori I, et al：Newly uncovered biochemical and functional aspects of ferritin. FASEB J, 37：e23095, 2023 [PMID：37440196]

11) Cullis JO, et al：Investigation and management of a raised serum ferritin. Br J Haematol, 181：331-340, 2018 [PMID：29672840]

12) Jaksch-Bogensperger H, et al：Ferritin in glioblastoma. Br J Cancer, 122：1441-1444, 2020 [PMID：32203223]

13) 「Kunimatsu's Lists ～國松の鑑別リスト～」（國松淳和／著），中外医学社，2020

14) Otrock ZK, et al：Elevated serum ferritin is not specific for hemophagocytic lymphohistiocytosis. Ann Hematol, 96：1667-1672, 2017 [PMID：28762079]

15) Sackett K, et al：Extreme Hyperferritinemia: Causes and Impact on Diagnostic Reasoning. Am J Clin Pathol, 145：646-650, 2016 [PMID：27247369]

16) Senjo H, et al：Hyperferritinemia: causes and significance in a general hospital. Hematology, 23：817-822, 2018 [PMID：29914346]

17) Sugiyama T, et al：Latent class analysis of 216 patients with adult-onset Still's disease. Arthritis Res Ther, 24：7, 2022 [PMID：34980244]

18) 「成人スチル病診療ガイドライン 2017年版 [2023年Update]」（厚生労働科学研究費補助金難治性疾患等政策研究事業自己免疫疾患に関する調査研究班／編），診断と治療社，2022

19) Priori R, et al：Interleukin 18: a biomarker for differential diagnosis between adult-onset Still's disease and sepsis. J Rheumatol, 41：1118-1123, 2014 [PMID：24786926]

20) Kim HA, et al：Serum S100A8/A9, but not follistatin-like protein 1 and interleukin 18, may be a useful biomarker of disease activity in adult-onset Still's disease. J Rheumatol, 39：1399-1406, 2012 [PMID：22660800]

21) Jung JH, et al：High toxicity of sulfasalazine in adult-onset Still's disease. Clin Exp Rheumatol, 18：245-248, 2000 [PMID：10812499]

22) Govoni M, et al：How I treat patients with adult onset Still's disease in clinical practice. Autoimmun Rev, 16：1016-1023, 2017 [PMID：28778712]

23) Hofheinz K, et al：Adult onset Still's disease associated with malignancy-Cause or coincidence? Semin Arthritis Rheum, 45：621-626, 2016 [PMID：26581485]

第3章　症状からの紹介

2　四肢浮腫，関節痛がありますが，関節リウマチでしょうか？

中村海人

Point
- 四肢浮腫ではまず心・腎・肝疾患を鑑別するが，関節リウマチ，RS3PE症候群，好酸球性血管浮腫でも四肢浮腫を呈する可能性がある
- 高齢者が四肢浮腫と関節痛を訴えた場合は，高齢発症関節リウマチやRS3PE症候群，腫瘍随伴症候群の可能性を考慮する
- 若年女性が対称性の四肢浮腫を訴えた場合は，好酸球性血管性浮腫を鑑別にあげて血算と白血球分画を確認する

Keyword　浮腫　好酸球増多　好酸球性血管性浮腫

はじめに

　四肢浮腫は非常にコモンな症状であり，さまざまな診療セッティングで遭遇する症状でもあります．浮腫は間質の水分量の増加によって生じますが，その分布から全身的な要因によって生じたものか，局所的な要因によって生じたものかを考えます．全身的な要因として多いのは，心臓や肝臓，腎臓の疾患であり，まずはこれら重要臓器の評価が必要です．また，低アルブミン血症による血漿膠質浸透圧低下や，薬剤性（カルシウム拮抗薬，ステロイド，NSAIDsなど）による浮腫もメジャーな原因です．

　ところで，四肢浮腫に加えて関節痛も訴えるケースでは，どのように考えたらよいでしょうか？　浮腫があるから関節がなんとなく痛いのか，それとも関節に異常があるせいで浮腫んでいるのか，悩んでしまうかもしれません．本項では，ジェネラリストが遭遇する可能性がある，とある疾患をとり上げてみました．

症例

　30歳代女性．約2週間前から特に誘因なく両足部の浮腫と疼痛が出現した．その2日後には両手首と手指の腫脹と疼痛が出現し，前医よりロキソプロフェンが処方されたが改善は得られなかった．前医での血液検査で白血球18,400/μL，好酸球72％（好酸球数13,248/μL）と著明な好酸球増多を認めたため，当院総合診療科へ紹介となった．

❶ 関節リウマチと浮腫

まず，関節リウマチと浮腫の関係について考えてみたいと思います．関節リウマチにより関節炎を生じると，関節液が貯留したり，関節滑膜が肥厚することによって関節の腫脹をきたします．炎症が高度になると関節周囲にも炎症の影響が波及して，間質の水分量が増加して局所的な浮腫に見えることがあります．特に手根部に関節炎が生じると，手背に浮腫が生じて手がパンパンに見えることがあります．また，関節リウマチでは腱鞘滑膜炎をきたすことが多く，手・手指の腱鞘滑膜炎を合併すると手が全体的にパンパンに腫れて圧痕性浮腫を呈することがあります．これは，腱鞘滑膜炎によりリンパ還流が阻害されるためと報告されています[1]．関節リウマチによる関節炎や腱鞘滑膜炎は典型的には左右対称性に起きますので，両側対称性の四肢浮腫を合併して全身性浮腫のように見える場合があります．一方で，関節リウマチの慢性持続性炎症による消耗が大きいと，低アルブミン血症を合併して全身性浮腫を合併することもあります．したがって，関節リウマチの炎症によって四肢浮腫があるように見える場合もありますし，全身性の消耗によって全身性浮腫を合併する場合もあります．

❷ 関節痛と浮腫

次に，関節リウマチに限らずに，関節痛と浮腫をきたす疾患について考えてみたいと思います．

1）RS3PE症候群

まずあげられるのがRS3PE（remitting, seronegative, symmetrical synovitis with pitting edema）症候群です．RS3PE症候群は1985年にMcCartyらによって提唱された疾患概念で，① 両手の浮腫，② 突然発症の多関節炎，③ 高齢者，④ リウマトイド因子陰性，⑤ X線写真上骨びらんを認めない，といった臨床的特徴を有する疾患です[2, 3]．高齢者で比較的急性に発症する両手・両足の圧痕性浮腫と対称性関節炎ではRS3PE症候群を念頭に，関節炎をきたす他疾患（高齢発症関節リウマチ，リウマチ性多発筋痛症，脊椎関節炎など）や浮腫をきたす他疾患を除外します．また，RS3PE症候群では悪性腫瘍との関連が示されており，RS3PE症候群と診断した際には腫瘍随伴症候群の可能性を考慮して，状況に応じた悪性腫瘍スクリーニングが望まれます．ステロイドによる治療が有効であり，悪性腫瘍を合併している場合はそちらの治療もあわせて行う必要があります．

2）肥大性骨関節症

筆者が過去に経験した関節痛＋四肢浮腫の症例として，肺癌に合併した肥大性骨関節症（hypertrophic osteoarthropathy：HOA）の症例がありました．HOAは手足のばち指，長管骨の骨膜新生，関節炎をきたす症候群です．HOAは原因疾患の有無によって原発性HOAと二次性HOAに分けられます．多くは二次性であり，原因疾患として最も多いのは肺癌です．関節痛を呈する腫瘍随伴症候群の1つでもあります．肺癌のほか，胸膜中皮腫や心疾患，腹部疾患

で生じる可能性もあります[4]．HOAでは関節痛を呈し，関節リウマチに類似した関節炎をきたすこともあります．HOAそのもので浮腫を生じるかどうかは文献的には明らかではありませんが，HOAの骨膜反応や悪性腫瘍による悪液質が関与して浮腫が生じる可能性があります．身体所見ではばち指を認めることが重要であり，手指の爪をよく観察して見逃さないように注意しましょう．正常では左右の爪を合わせると爪床部にダイヤモンド型の隙間ができますが，ばち指ではこの隙間が消失し，シャムロス徴候（Schamroth sign）と呼ばれます．単純X線では脛骨・腓骨や橈骨・尺骨などの長管骨に骨膜肥厚を認めます．また，骨シンチグラフィーでは長管骨の長軸に沿った集積を認めます．二次性HOAでは原疾患の治療により症状改善が期待できます．

> **ひとことパール**
>
> 高齢者の関節痛＋浮腫では腫瘍随伴症候群の可能性を想起する．

3）甲状腺疾患

　　甲状腺機能低下症では下肢の非圧痕性浮腫を認めます．また，甲状腺機能低下症によりさまざまな筋骨格症状をきたすことがあります[5]．甲状腺機能低下症に伴うミオパチーでは，近位筋の筋痛や筋力低下をきたし，CPK上昇も認めるため，しばしば炎症性筋疾患と間違われます．線維筋痛症に類似した全身あちこちの痛みを訴えることもあります．このほかにも，甲状腺機能低下症では非特異的な関節痛やこわばり，レイノー症状，手根管症候群を合併することがあります．

　　一方，甲状腺機能亢進症でも浮腫や筋骨格症状をきたすことがあります．バセドウ病では稀に肢端肥大症を合併し，手指の腫脹やばち指，骨膜炎を呈します．甲状腺機能亢進症による心不全を合併すると全身性浮腫を呈する可能性がありますし，バセドウ病では脛骨前粘液水腫を呈することもあります．

❸ 好酸球増多と浮腫・関節痛

　　冒頭に提示した症例では，浮腫・関節痛に加えて好酸球増多を伴っていました．好酸球増多はアレルギー疾患やリウマチ性疾患，好酸球増多症候群（hypereosinophilic syndrome：HES）などさまざまな疾患・病態が原因となります[6]．そのなかで浮腫と関節痛をきたす可能性がある疾患としては，好酸球性血管性浮腫や好酸球性多発血管炎性肉芽腫症（eosinophilic granulomatosis with polyangiitis：EGPA），HES，好酸球性筋膜炎があげられます．

1）好酸球性血管性浮腫

　　好酸球性血管性浮腫は，好酸球増多を伴って四肢の血管性浮腫を呈する疾患です．再発性のepisodic angioedema with eosinophilia（EAE）と，再発をくり返さないnon-episodic angioedema with eosinophilia（NEAE）に分かれます．NEAEは日本や韓国からの報告が多く，本邦の好酸球性血管性浮腫の多くはNEAEとされています[7]．NEAEは20〜40歳代の若年女性に好発し，韓国での後ろ向き研究では全例が女性，発症年齢は平均31.79歳と報告されています[8]．ワクチン接種や感染症といった先行イベントがある場合もあります．症状は両下肢の浮腫が典型的で，両上肢の浮腫を伴うこともあります．関節痛を伴うことも多く，本邦でのケースシリーズでは15例中8例（57.3％）に関節痛を伴っていたと報告されています[9]．血液検査では好酸球の増多が特徴的であり，LDHの上昇が認められることもあります．炎症反応は正常〜微増にとどまります．NEAEの治療に関しては，短期間のステロイド投与で著明な改善が得られます．ステロイドの用量としては，通常プレドニゾロン（PSL）10〜20 mg/日の内服が用いられます．

　若年女性の関節痛＋浮腫のプレゼンテーションでは，NEAEが関節リウマチのミミッカーになる可能性があります．通常，関節リウマチでは好酸球増多は見られませんので，血算と白血球分画を確認して好酸球増多の有無を確認することでNEAEの可能性に気づくことができます．

> **ひとことパール**
>
> ## 若年女性の四肢浮腫では好酸球性血管性浮腫の可能性を想起する．

2）好酸球性血管性浮腫の鑑別疾患

　好酸球性血管性浮腫では四肢浮腫の症状が前面に立ち，臓器障害はきたしません．もし好酸球増多に臓器障害を伴っている場合には，EGPAやHESの可能性を考慮する必要があります．EGPAやHESでは関節病変を合併すると関節痛を呈しますし，心病変を合併して心不全をきたすと浮腫を呈する可能性があります．また，HESの部分症状として好酸球性血管性浮腫を呈する場合もあります[10]．

　好酸球性筋膜炎では四肢に左右対称性の筋膜炎が比較的急速に生じ，四肢の痛みや発赤・腫脹を呈します[11]．また，四肢の皮膚に対称性の板状硬化を認めます．典型例では，静脈に沿った皮膚の凹み（groove sign）や，オレンジの皮のような凹凸を呈する皮膚所見（peau d'orange）を呈することが知られています[12]．診断には皮膚から筋膜までを含む十分な深さの生検が必要になります．

本症例の最終診断

Non-episodic angioedema with eosinophilia（NEAE）

■ 最終診断に至ったプロセスとその後の経過

　診察では両上下肢に浮腫を認めたが，関節の圧痛は明らかではなかった．関節エコーでも関節滑膜炎は認めなかった．血液検査では前医での結果と同様に好酸球増多を認めたが，CRPは陰性であった．リウマトイド因子や抗CCP抗体，抗核抗体も陰性であった．EGPAやHESを疑うような臓器障害は認めず，好酸球性筋膜炎を疑うような皮膚硬化も認めなかった．若年女性

の四肢浮腫と好酸球増多よりNEAEと診断し，PSL 15 mg/日の内服を開始した．1週間後の再診時には浮腫は完全に消失し，その後好酸球も正常化したためPSLを漸減し，1カ月でPSLを終了した．その後，症状再発は見られていない．

おわりに

　若年女性が四肢の浮腫と疼痛を訴え，好酸球性血管性浮腫の診断に至った症例をご紹介しました．若年女性が対称性の四肢浮腫を訴えた場合は，NEAEが鑑別にあがります．一方で，高齢者が四肢浮腫を訴えた場合には，基本に忠実に浮腫の原因鑑別を行ってください．もし関節痛がある場合は，高齢発症関節リウマチやRS3PE症候群，腫瘍随伴症候群の可能性を考慮してください．

◆ 文　献

1) Paira S, et al：Distal extremity swelling with pitting oedema in rheumatoid arthritis. Clin Rheumatol, 20：76-79, 2001［PMID：11254249］

2) McCarty DJ, et al：Remitting seronegative symmetrical synovitis with pitting edema. RS3PE syndrome. JAMA, 254：2763-2767, 1985［PMID：4057484］

3) Borges T & Silva S：RS3PE syndrome: Autoinflammatory features of a rare disorder. Mod Rheumatol, 33：640-646, 2023［PMID：35904275］

4) Yap FY, et al：Hypertrophic Osteoarthropathy: Clinical and Imaging Features. Radiographics, 37：157-195, 2017［PMID：27935768］

5) 岸本暢將：内分泌疾患（糖尿病，甲状腺疾患など）に伴う筋骨格系症状．medicina, 61：1455-1459, 2024

6) 中島裕史：好酸球増多に遭遇した際の診断アプローチ．medicina, 58：240-245, 2021

7) 池田秀平，他：好酸球性血管性浮腫の4例．日本病院総合診療医学会雑誌, 10：56-58, 2016

8) Ha Y, et al：Non-episodic angioedema with eosinophilia as a differential diagnosis of eosinophilia in young females. World Allergy Organ J, 17：100981, 2024［PMID：39512674］

9) Takizawa Y & Setoguchi K：The unique clinical and laboratory characteristics of nonepisodic angioedema with eosinophilia: a case series of 18 patients. J Investig Allergol Clin Immunol, 22：523-525, 2012［PMID：23397677］

10) Plötz SG, et al：Clinical overview of cutaneous features in hypereosinophilic syndrome. Curr Allergy Asthma Rep, 12：85-98, 2012［PMID：22359067］

11) Ihn H：Eosinophilic fasciitis: From pathophysiology to treatment. Allergol Int, 68：437-439, 2019［PMID：30910631］

12) Iloabuchi V & Sokumbi O：Eosinophilic Fasciitis: A Classic Presentation. Mayo Clin Proc, 99：1629-1630, 2024［PMID：39254623］

第3章 症状からの紹介

3 発熱，リンパ節腫脹がありますが，キャッスルマン病でしょうか？

山口裕之

> **Point**
> - キャッスルマン病は，発熱・リンパ節腫脹が特徴だが，感染症・腫瘍など鑑別疾患が多い疾患でもある
> - キャッスルマン病は不明熱以外にも原因不明の血球減少，体液貯留などの臨床像を示すときもある
> - 確定診断方法はリンパ節生検だが，結核・悪性リンパ腫の除外を念頭に実施する必要がある

Keyword キャッスルマン病　　TAFRO症候群　　リンパ節炎

はじめに

　キャッスルマン病は原因不明のリンパ節腫脹・発熱などを特徴とする疾患です．リンパ節腫脹以外の病態が多彩で，鑑別すべき疾患が多いという点から診断の難しい疾患でもあります．一方で致死的になる可能性のある疾患でもあります．

　キャッスルマン病の詳細については成書などに譲ります[1,2]が，キャッスルマン病をみたことのない方も多いと思いますので，① **どういう患者にキャッスルマン病を疑うべきか？**，② **キャッスルマン病疑いへの精査**，③ **キャッスルマン病と確定診断する道筋**の3点を重点的に説明させていただきます．

> **症例**
> 80歳代女性．3カ月前からの発熱・頸部リンパ節腫脹で受診．採血上炎症反応上昇・小球性貧血・可溶性IL-2レセプター抗体高値であった．当初キャッスルマン病・悪性リンパ腫が鑑別にあがった．

① キャッスルマン病とは？

　キャッスルマン病は，1950年代にCastlemanらによって記載されたリンパ増殖性疾患です[3]．

1990年代に本邦でIL-6の過剰産生による疾患であると確定され，現在病態解析や治療法の開発が急速に進んでいます．原因不明のリンパ節腫脹や画像検査で体内に腫瘤が見つかり，感染症・悪性腫瘍が除外された場合，鑑別診断の1つとしてあがってきます．

以下の2つの病型に大別されます．

- **単中心性キャッスルマン病**（unicentric Castleman disease：UCD）
  1つのリンパ節のみが腫大．発症年齢中央値は30歳代で，小児例も多い．
- **多中心性キャッスルマン病**（multicentric Castleman disease：MCD）
  複数のリンパ節が腫大．発症年齢中央値は50歳代で，小児例は稀．

また近縁疾患としてTAFRO症候群・POEMS症候群があり，キャッスルマン病とは別病態とする文献もありますが，本項では近縁疾患として扱います．

- **TAFRO症候群**：特徴的な5症状〔thrombocytopenia（血小板減少），anasarca（全身性浮腫），fever（発熱），reticulin fibrosis（骨髄線維症），organomegaly（臓器腫大）〕から命名された疾患概念で，リンパ節生検でキャッスルマン病に合致する組織像（多くは混合型または過剰血管型）が得られることがあります．
- **POEMS症候群**：モノクローナル蛋白血症・多発神経炎などを特徴とする多発性骨髄腫類縁のリンパ系腫瘍．一部がキャッスルマン病と重なる病態を呈します．

UCDは比較的予後良好ですが，TAFRO症候群・一部のMCDは予後不良な場合があり，重症例は死亡リスクがあります．このため早期診断・早期治療が望ましいですが，**病型が多彩・確定診断方法がリンパ節生検とハードルが高い・治療抵抗例が多い**，という点から難しい疾患でもあります．

❷ どういう患者にキャッスルマン病を疑うべきか？（表1）

基本的には不明炎症＋リンパ節腫脹ですが，ほかにもさまざまな症状（原因不明の胸腹水など）があります．

キャッスルマン病は年単位で緩徐に進行することが多く，炎症反応や貧血などが進んで消耗するまでに時間がかかる場合があります．このため慢性経過の不明熱・血球減少という臨床像もあります．一方でキャッスルマン病には特異的な検査マーカーはないため，不明炎症という形をとりやすいです．**このため全身画像精査などを行ってはじめてリンパ節腫脹発覚→生検の結果キャッスルマン病と診断されるというケースが多い印象です．**

ひとことパール

キャッスルマン病はリンパ節炎以外にも，治らない〇〇→CTでリンパ節腫脹発覚，という臨床像もある．

3 発熱，リンパ節腫脹がありますが，キャッスルマン病でしょうか？ 177

表1 ◆ キャッスルマン病を疑う臨床像とポイント

臨床像	ポイント
不明熱・不明炎症	MCDの大半で見られる． 随伴症状の確認，血液・画像検査での他疾患の除外が必要．
治らないリンパ節炎	UCD・MCDどちらでもありうる． 画像検索によるリンパ節腫脹部位の特定，リンパ節生検での確定診断が重要． 悪性リンパ腫・結核を必ず除外する．
画像での深部リンパ節腫脹	UCDで多い． 確定診断は生検． 生検実施有無・アプローチ方法は患者，外科医との相談が必須．
原因不明の血球減少	IL-6過剰産生に伴う小球性～正球性貧血，血小板増多が多い． TAFRO症候群の場合，血小板低下を起こす場合もある．
原因不明の体液貯留	利尿薬投与・抗生物質投与などで改善しない体液貯留． 通常のMCDでは少ないが，TAFRO症候群・POEMS症候群で多い． 通常は漿液性の滲出性胸水・腹水で，血性や膿性になることは稀．
原因不明の血栓症	動脈血栓・静脈血栓どちらもありうる． 特にTAFRO症候群の場合，血栓症リスクが高い． 副腎梗塞が特徴的という報告もある[4]．

UCD：unicentric Castleman disease（単中心性キャッスルマン病）
MCD：multicentric Castleman disease（多中心性キャッスルマン病）

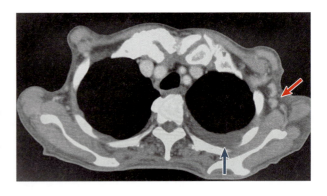

図1 ◆ 多中心性キャッスルマン病患者の体幹部CT画像
左腋窩リンパ節腫脹（→）および原因不明の胸水（→）で受診．最終的に多中心性キャッスルマン病（MCD）と診断．（自験例）

1）リンパ節腫脹の分布

　　UCDの場合限局した部位の腫脹が多いですが，MCDの場合多発リンパ節腫脹が見られます．リンパ節腫脹部位は腹部などの深部が多いですが，頸部などの表在リンパ節腫脹も多いです．

- UCD：病変が表在リンパ節の場合，しこりとして患者が自覚し，深部の場合単発の腫大したリンパ節（長径5～6 cm程度）のことが多いです．病変部位は腹部，頸部，縦隔の順に多く，そのほか鼠径，肺門部，腋窩にも見られます．

- MCD：**単中心性と比較してかなり小さなリンパ節腫脹が多発することが多く，反応性リンパ腫脹様のことが多いです．急激に増大することは少ないです．**またリンパ節腫脹が軽度のため，CTなどの画像検査を行ってはじめて多発リンパ節腫脹に気づいたという例も多いです（図1）．

2) リンパ節以外の症状

　UCDの場合リンパ節腫脹のみのことが多いですが，MCDの場合，いろいろなリンパ節外症状が見られます．

- 全身症状：発熱，盗汗，体重減少など非特異的なものが多いです．
- 臓器症状：非常に多彩です．皮疹（紫色丘疹，発疹など），原因不明・消退をくり返す浮腫・胸腹水，出血傾向，血栓症，末梢神経障害が多いです．一部の症例では腎障害（蛋白尿，血清クレアチニン値上昇），間質性の肺病変，肺高血圧症，拡張型心筋症，自己免疫性の血小板減少症，自己免疫性溶血性貧血，内分泌異常（甲状腺機能低下症など），アミロイドーシスを合併する場合もあります．

❸ キャッスルマン病を疑った場合の精査

　血液検査，画像検査（造影CT，表在リンパ節腫脹がある場合はリンパ節超音波検査）を実施したうえで，リンパ節生検を実施すべきか吟味すべきです（表2）．ただ，キャッスルマン病を疑うような患者の場合重篤感が強いことが多いため，リンパ節生検の閾値は低いほうがいいと思います．

❹ キャッスルマン病と確定診断する道筋

　膠原病内科または血液内科が精査・治療することが多いですが，症状の多彩さ・鑑別の多さから一般内科・総合内科で精査するシチュエーションも多いと思います．

　専門家不在の場合，リンパ節生検をしてくれる外科医を探して依頼→確定診断→専門科紹介，という流れが現実的です．

1) リンパ節生検について

　リンパ節生検の目的としては，キャッスルマン病の確定診断・悪性腫瘍（特に悪性リンパ腫）の除外です．TAFRO症候群の場合リンパ節腫脹があまりにも軽度・血球減少などの理由で生検が難しい場合もあります．しかし確定診断にどうしても必要なので，本気で疑うならなんとか実施することをお勧めします．

　リンパ節生検に関しては以下の点に注意が必要です．

① 絶対的なものではなく，あくまでも検査結果である：悪性の有無を含めてグレーゾーンの病理所見しか得られない場合がある

② 病態を反映した理想的な検体が採取できていない場合がある：十分量が必要なので，針生検ではなく切除生検が推奨されます．また**頸部・腋窩リンパ節の生検を優先し，鼠径リンパ節生検は避けてください**（ほかの部位に比べ反応性腫脹が多く，腫瘍組織に反応性細胞が多く含まれると診断が困難になる場合があるため[6]）

③ 検体すべてをホルマリンに入れない：ホルマリン固定することで，一般細菌・抗酸菌検査はできなくなる

3　発熱，リンパ節腫脹がありますが，キャッスルマン病でしょうか？　179

表2 ◆ キャッスルマン病を疑った際に考慮すべき検査とそのポイント

	検査項目	ポイント
病歴聴取	ペット飼育歴 渡航歴 結核罹患・接触歴	トキソプラズマ,リケッチア,結核との鑑別を念頭に聴取する(いずれも不明炎症＋リンパ節炎という臨床像をとりうる).
血液	血算 血液像	慢性炎症を反映した小球性貧血・血小板増多が多いが,TAFRO症候群で見られるような血小板減少に注意.
感染症	TSPOT 各種培養 HIV検査	感染症の除外がまず必須.
	HHV-8 DNA定量	HHV-8関連MCDはHIV患者に多く,予後不良で治療方針も異なる(日本では稀[2]).
生化学	一般生化学検査(特に炎症反応,LDH,アルブミン,ALP) sIL2R (自費)血清IL-6,VEGF	炎症高値のほか,血清LDH低値,低アルブミン血症,高アルカリホスファターゼ血症が多い.血清IL-6,VEGF高値も見られるが,一般診療では検査困難. sIL2Rは悪性リンパ腫との鑑別で測定するが,MCDでも高値が多いため注意.
免疫	自己抗体(抗核抗体・抗SS-A抗体など) 免疫グロブリン,IgG4	MCDの場合,高ガンマグロブリン血症,高IgE血症が多い.自己抗体陽性も見られやすい. TAFRO症候群の場合,高ガンマグロブリン血症は少ない. SLE・IgG4関連疾患の鑑別が重要. 高ガンマグロブリン血症にともなって血清IgG4高値が多いため,IgG4関連疾患が鑑別となる. ただ発熱・炎症反応高値・小球性貧血・血小板増多などがある場合,IgG4関連疾患よりもキャッスルマン病を優先的に疑う.
画像	造影CT 表在リンパ節超音波検査 (可能なら)PET-CT	リンパ節腫脹部位の同定に用いる. その他胸腹水,肝脾腫,間質性の肺陰影が見られる場合もある. 超音波検査ではリンパ節に豊富な血流信号を認めることが多い.
その他	骨髄検査	補助的診断ツールであるが,悪性リンパ腫などの除外に有用. 細網線維増生,骨髄過形成,形質細胞増多が多いが非特異的なので注意[5]. TAFRO症候群を疑う場合,骨髄巨核球増加が多い.
	リンパ節生検	病理検査・一般細菌・抗酸菌検査・リンパ腫検査(フローサイトメトリー,染色体検査)の4項目がルーチン. 病理型は硝子血管型,形質細胞型,混合型,過剰血管型(TAFRO症候群で特徴的)などがある.

MCD:multicentric Castleman disease(多中心性キャッスルマン病)
sIL2R:soluble interleukin-2 receptor(可溶性IL-2レセプター抗体)
SLE:systemic erythematosus(全身性エリテマトーデス)
HHV-8:human herpesvirus-2(ヒトヘルペスウイルス8型)

 ここがポイント　フローサイトメトリー検体に救われた話

　リンパ節腫脹・不明炎症を呈した症例においてリンパ節生検を外科に依頼した際,検体が小さすぎて培養提出は難しいと言われたことがありました.疑っているのは悪性リンパ腫・キャッスルマン病であったため,しかたなく培養検査を削除しましたが,病理結果はまさかの結核性リンパ節炎でした.再度生検するわけにもいかず困っていたところ,「フローサイトメトリー検体はホルマリン固定ではないため,残検体を使えば培養検査を出せる」と他施設の先生に教えてもらい,培養検査を提出できました.

本症例の最終診断

結核性リンパ節炎

■ **最終診断に至ったプロセス**

頸部リンパ節生検を実施．病理組織より乾酪性壊死像あり，結核性リンパ節炎と診断した．後日リンパ節検体培養より *Mycobacterium tuberculosis* が同定され，抗結核薬での治療を実施した．

> **ここがポイント**
>
> 治らない発熱＋リンパ節炎，という患者の臨床像の鑑別は多彩です．炎症性疾患の鑑別は感染症，腫瘍，膠原病の3種になり，血液画像検査などで鑑別を進めます．ただ確定診断方法はリンパ節生検であり，診断に難渋する症例では早期にリンパ節生検を実施することで早期診断につながります．
>
> また，本症例のように感染性リンパ節炎の可能性もあるため，リンパ節検体はすべてホルマリン固定しないよう注意しましょう．

❺ キャッスルマン病の治療

詳細は成書に譲りますが，UCDの場合病変の外科的切除が多く，MCDの場合ステロイドを中心とした免疫抑制療法を行うことが多いです．TAFRO症候群の場合ステロイドへの治療抵抗例が多く，トシリズマブなどの併用が重要となります．重症例では血漿交換療法・さらなる免疫抑制薬の併用が行われることもあり，基本的には治療に精通した専門医のもとで行われるべきです．

おわりに

キャッスルマン病は症状が多彩なため，さまざまな紹介の形がある印象です．治らないリンパ節炎のほか，謎の血小板減少，利尿薬に反応しない胸腹水，不明熱といった形で紹介を受けたこともあります．ただどの例でもリンパ節腫脹＋炎症反応高値→キャッスルマン病を疑う→他疾患を除外およびリンパ節生検での確定診断をめざす，という形が基本です．

◆ **文 献**

1) 「キャッスルマン病，TAFRO症候群」（吉崎和幸，川上 純／編），フジメディカル出版，2022
   ▶ キャッスルマン病についてきわめて詳細かつ実践的な記載があります．キャッスルマン病について勉強する場合は必読書です．
2) キャッスルマン病診療ガイドライン統括委員会 キャッスルマン病診療ガイドライン作成ワーキンググループ：キャッスルマン病診療ガイドライン 令和2年度初版，2020
   https://minds.jcqhc.or.jp/summary/c00624/
3) Castleman B, et al：Localized mediastinal lymphnode hyperplasia resembling thymoma. Cancer, 9：822-830, 1956 [PMID：13356266]
4) Yonezaki S, et al：Bilateral Adrenal Infarctions as an Initial Manifestation of TAFRO Syndrome: A Case Report and Review of the Literature. Intern Med, 61：743-747, 2022 [PMID：34393171]
   ▶ 筆者が経験したTAFRO症候群の症例報告です．両側副腎梗塞から診断に至りました．
5) Belyaeva E, et al：Bone marrow findings of idiopathic Multicentric Castleman disease: A histopathologic analysis and systematic literature review. Hematol Oncol, 40：191-201, 2022 [PMID：35104370]
6) Miura I：[Programs for Continuing Medical Education: B session; 7. Differential diagnosis of lymph node swelling and the choice of the treatments for lymphoma]. Nihon Naika Gakkai Zasshi, 105：505-510, 2016 [PMID：27319201]

第3章 症状からの紹介

4 不明熱の患者のCTで大動脈の壁肥厚がありますが，巨細胞動脈炎でしょうか？

須永敦彦

Point
- 超音波検査・FDG-PETなどの画像検査により大血管炎の診断は飛躍的に進歩している
- ただし画像検査で大動脈の壁肥厚を認める鑑別疾患は膠原病，感染症，薬剤性，血液疾患など多数ある
- 大血管以外の詳細な病歴聴取・診察と，巨細胞性動脈炎・高安動脈炎「らしさ」を押さえることで正確な診断は可能

Keyword 巨細胞性動脈炎　高安動脈炎　FDG-PET　血管超音波検査　不明熱

はじめに

大血管炎は巨細胞性動脈炎（giant cell arteritis：GCA）や高安動脈炎（Takayasu arteritis：TAK）に代表され，局所症状に乏しいことが多く，不明熱の原因となりやすい疾患群です．近年の画像検査の進歩は大血管炎の診断に大きく貢献しており，不明熱で困っているさなかに画像検査で大動脈の壁肥厚を見つけたら，「GCA・TAKだ！」と飛びつきたくなるかもしれません．しかし本当にそれで大丈夫でしょうか？

症例
70歳代女性．2カ月前から頭痛，発熱，難聴が出現し，歯痛を訴え経口摂取が進まず衰弱していた．CRP上昇と腎機能低下を認め，熱源検索のため造影CTを撮影したところ下行大動脈に全周性壁肥厚を認めた．巨細胞性動脈炎（GCA）と腎前性の腎障害が疑われ当科に紹介となった．

1 大血管炎における画像診断の精度と限界

1）画像診断の方法と有用性

GCA・TAKにおける近年の画像検査の役割や評価法については2023年の欧州リウマチ学会（EULAR）の推奨が参考になります[1]．各疾患で推奨度は異なりますが超音波検査・FDG-PET・MRI・造影CTの有用性が示され（図1A，B），遅くともグルココルチコイド（ス

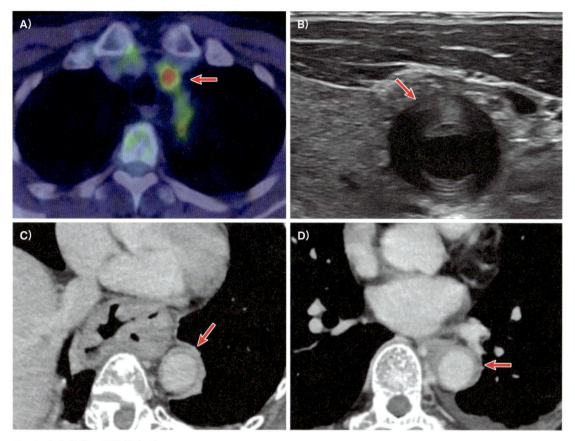

図1 ◆ 大血管炎の画像検査所見
A) 巨細胞性動脈炎の PET-CT. 再燃時に左鎖骨下動脈に集積亢進を認めている（→）.
B) 高安動脈炎の超音波検査. 左総頸動脈に著明な壁肥厚を認めている（→）.
C) 多発血管炎性肉芽腫症による大血管炎（→）.
D) G-CSF 製剤による大血管炎.
C, D の症例はどちらも造影効果を伴う壁肥厚を下行大動脈に認めており（→）画像所見だけで鑑別はできない.
（すべて自験例）

テロイド）開始後72時間までに施行し，疑い例で典型的な所見があればGCAでも側頭動脈生検は必須でないとされています．

　それぞれの画像モダリティについて，**超音波検査は侵襲性がなく迅速簡便で，GCA患者において感度88％，特異度96％と報告されており第一選択**となっています[2]．それぞれの評価動脈の壁肥厚のカットオフ値は，総浅側頭動脈：0.42〜0.44 mm，頭頂枝：0.29〜0.36 mm，前頭枝：0.34 mm，腋窩動脈：1.0 mmが評価部位・カットオフとして提案されています．

　FDG-PETは感度76％，特異度95％で[2]，**非典型例において血管炎以外に感染症や悪性腫瘍，リウマチ性多発筋痛の検出も可能**です．CTでは典型的なdouble ring enhancementを見るうえで**動脈相・平衡相での造影検査が必要**です．MRIでは非造影検査も可能ではあるものの基本的には造影検査が望ましいです．大動脈壁肥厚は2.2 mmを目安にします[3]．

表1◆大血管炎の鑑別となる疾患

分類	鑑別疾患
大型血管炎	高安動脈炎，巨細胞性動脈炎
多様な血管を侵す血管炎	ベーチェット病，Cogan症候群
単一臓器血管炎	限局性大動脈炎
感染性大動脈炎	細菌性大動脈炎（ブドウ球菌，肺炎球菌，連鎖球菌，サルモネラなど），結核性大動脈炎，真菌性大動脈炎，心血管梅毒など
膠原病・リウマチ性疾患に関連した動脈炎	IgG4関連疾患，ANCA関連血管炎，関節リウマチ，全身性エリテマトーデス，脊椎関節炎，再発性多発軟骨炎，サルコイドーシス
薬剤性大動脈炎	G-CSF製剤，免疫チェックポイント阻害薬
その他の疾患	動脈硬化，アミロイドーシス，骨髄異形成症候群（MDS），悪性リンパ腫，Erdheim-Chester病

（文献6，7を参考に作成）

2）画像検査の限界

　高い診断性能をもつ画像検査ですが，それで診断がついてしまうほど，大血管炎診療は簡単ではありません．

　大血管炎のFDG-PET検査は集積性を肝臓と視覚的に比較して評価するため[4]，実臨床では評価者の主観や習熟度に左右される可能性があります．筆者自身もPET-CT陰性の不明熱として紹介された患者で自院の読影医に再読影を依頼したところ有意な集積ありと判断され最終的にTAKと診断した経験があります．また本邦での大血管炎への適応は「ほかの検査で病変の局在または活動性の判断のつかない患者」であり[5]，血管炎疑い段階や不明熱の診断目的では保険適用外と判断され約10万円の自己負担が発生する可能性に留意する必要があります．

　超音波検査は胸郭内に限局する大血管炎の診断には物理的に不向きです．また機器性能や検者の習熟度に大きく精度が左右されます．側頭動脈超音波は必ずしもすべての技師が施行できるわけではなく，医師も経験が浅いと上記の精度は発揮できません．

　そして何よりTAKやGCAと似た見た目の大血管病変を呈する疾患は多数あり，大動脈壁ばかり眺めていても鑑別は難しいです（図1C，D）．結局画像検査が進歩しても「どれほど検査前確率をつめられるか」が大事という原則は変わりません．

❷ 巨細胞性動脈炎・高安動脈炎ミミックになる見た目の疾患たち

　画像的に大血管炎ミミックになる疾患，大血管炎を実際に起こす疾患を表1にまとめています．特に注意すべき疾患の特徴を，私見を交えて解説していきます．

1）感染性大動脈炎

　感染性大動脈炎は胸背部痛（60％）や腹痛（20％）などの局所症状が急性経過で目立ち[8]，CTでも周囲脂肪織濃度上昇やリンパ節腫脹，ガス像や液貯留，嚢腫状の大動脈瘤など，**全体にTAK・GCAらしからぬ急激な派手**さがあります．血液培養陽性は50～85％程度ですが上記

184　「この患者さんリウマチ・膠原病かも？」と迷ったときの診断のカンどころ

所見と合わせて鑑別は可能です．結核性大動脈炎はきわめて稀で，仮性動脈瘤や動脈狭窄，内部壊死を伴うリンパ節腫脹などが特徴です[9]．心血管梅毒は無治療患者の10～15％に感染後10～30年で生じる現代では稀な病態で[10]，無症状や鈍痛，心不全が主体であり大血管炎ミミックになることは少なそうです．

2）膠原病・リウマチ性疾患

多くの疾患は二次的に大血管炎を合併しても関節炎や皮疹など他所見が目立つため診断は可能だと思います．注意が必要なのはANCA関連血管炎（anti-neutrophil cytoplasmic antibody-associated vasculitis：AAV）による大血管炎です[11, 12]．頭痛・頭皮痛や顎跛行など大血管炎らしい症状と画像所見を呈しますが（図1C），組織所見は側頭動脈自体やその小分枝血管にフィブリノイド壊死を認める点などが異なります．**糸球体腎炎，肺病変，多発単神経炎などの小血管炎所見の合併時はANCAの測定や組織学的検査で診断を確定し，本体であるAAVに準じた治療を行います．**IgG4関連疾患は大動脈周囲炎だけでなく約8％の例で大動脈炎を起こし[13]，胸部大動脈を中心に外膜の全周性肥厚±周囲の均一な軟部腫瘤を呈します．基本は無熱性ですが大動脈病変を有するIgG4関連疾患はないものより，CRPが弱陽性になりやすいことは知っておきましょう[14]．

3）薬剤性大血管炎

ペグフィルグラスチムを中心に全G-CSF製剤で報告されています．GCAやTAKと類似の病変を呈しますが（図1D）[15]，投与から15日以内の急性発症で経過が異なり[16]，「**好中球減少症リスクのある化学療法中，抗生物質無効の急な不明熱で悪性腫瘍治療科から相談**」という流れを覚えておきましょう．近年では免疫チェックポイント阻害薬による大血管炎の症例報告も散見されます[17]．どちらも薬剤中止±ステロイド投与で寛解し，GCA・TAKとは治療が異なるため診断に注意が必要です．

4）その他

「高度の動脈硬化による血管肥厚＋全く別部位の不明熱」という臨床像は診断に悩みます．造影検査が実施できないと単純CTで鑑別することは難しく，FDG-PETでも程度の差はあるものの粥状（アテローム）硬化に集積を認める点が判断に迷う点です[18]．

骨髄異形成症候群（myelodysplastic syndrome：MDS）に伴う炎症性疾患の1つに**GCAも報告されています**[19]．ステロイド依存性や再燃率が高く，**本来慢性炎症で上昇する血小板や白血球数がむしろ低い（あるいは白血球が病的高値）場合は考慮**しましょう．血球減少＋血管炎では後天性自己炎症性疾患のVEXAS症候群（vacuoles, E1 enzyme, X-linked, autoinflammatory, somatic）も2.2％ながら大血管炎の合併が報告されています[20]．非ランゲルハンス細胞性組織球症であるErdheim-Chester病ではcoated aortaという特徴的な病変を呈します[21]．

表2 ◆ 不明熱＋大動脈壁肥厚のときに追加で確認する血液・尿検査

分類	検査項目
血算	血液像目視
免疫血清学的検査	C3, C4, CH50, IgG, IgA, IgM, (IgG4), 赤沈, 抗核抗体, MPO-ANCA, PR3-ANCA, (抗ds-DNA抗体, RF, 抗CCP抗体)
感染症関連検査	RPRまたはTPHA, QFTまたはT-SPOT®
尿検査	尿沈渣（赤血球形態含む）, 尿蛋白/Cre
培養検査	血液培養2セット（再検も考慮）

（筆者私案，括弧部分は病状次第で追加）

❸ 巨細胞性動脈炎・高安動脈炎を正しく診断するために

上記のような疾患から見極めるために，個人的に注意している病歴・身体診察・臨床検査のGCA・TAK「らしさ」をお示しします．

1) 病歴の「らしさ」

まず軽微な症状を含めて極力発症機転（onset）を特定します．発症から診断までGCAなら月，TAKなら月〜年単位の経過が多く[22]，この「慢性〜亜急性感」を「らしさ」としてつかむことが大事です．頭皮痛は「髪をとくとヒリヒリ痛い」，顎跛行は「歯科で異常なしと言われた歯痛・顎関節症」，鎖骨下動脈盗血症候群は「棚の荷をとろうとしてめまい・失神」と述べられることもあります．呼吸器病変がなくとも4％で乾性咳嗽を初発症状に認めることも知っておきましょう[23]．TAKでは潰瘍性大腸炎（HLA-B52が共通リスク）や壊疽性膿皮症の既往も確認します．

2) 身体所見の「らしさ」

おおむね教科書通りの頸部・鎖骨下の血管雑音，側頭動脈の圧痛腫脹に加え，GCAにリウマチ性多発筋痛症の合併があっても疼痛を訴えられないことがあり，上下肢他動時の表情や反応を観察します．重度の高血圧ではTAKの腎動脈病変の可能性を考慮して血管雑音を聴診します．

3) 臨床検査の「らしさ」

私が特に確認する項目を表2にお示しします．大血管炎の特徴とされるALP上昇や赤沈100mm/時超は他疾患から鑑別できるほどの特異性はない印象ですが，後者は病歴聴取困難な患者で血小板増多・貧血・低Alb・高IgGとともに長期経過を示唆します．HLA-B52はTAKの60％で陽性ですが[24]，保険適用外かつ健常者でも20％は陽性であり確信度が低い不明熱例ではみていません．

4) 側頭動脈炎と高安動脈炎の鑑別

プライマリ・ケアの段階では，GCAとTAKは年齢と病変の分布で区別するとよいです．GCAは50歳以上でより末梢側の病変（側頭動脈，眼動脈，腋窩動脈近位），TAKは18〜49歳でよ

り中枢側（頸動脈，鎖骨下動脈近位，腹部大動脈，腎動脈）に多いです[25]．症状・画像検査の双方でこの分布を意識して評価しましょう．

5）側頭動脈生検

　　画像検査が進歩した現在でもGCAにおいて側頭動脈生検は重要で，超音波検査所見が陰性でも，生検が陽性でGCAの診断に至る症例が5％程度あるうえ[26]，**AAVやアミロイドーシスなど他疾患がはじめて発覚する**ことがあり，やはりtissue is the issueです．欧州と異なり米国リウマチ学会（ACR）のガイドラインでは第一に側頭動脈生検が推奨されており[27]，GCA疑いでも不明性が残る例では積極的に施行しています．

本症例の最終診断

　　多発血管炎性肉芽腫症による大血管炎

■ 最終診断に至ったプロセス

　　側頭動脈超音波検査でhaloサイン陽性でありGCAを疑ったが，難聴や進行性腎障害が気になり検査を追加したところ中耳炎や血尿・蛋白尿を認め，PR3-ANCA陽性と判明した．腎生検で半月体形成性糸球体腎炎，側頭動脈生検で小分枝血管のフィブリノイド壊死を認めた．多発血管炎性肉芽腫症に伴う大血管炎と診断し，プレドニゾロンとリツキシマブで治療開始したところ，発熱，頭痛は消失し聴力や腎機能も改善した．

● おわりに

　　画像検査のほかにまだまだ大血管炎診療で考えることが多いことがわかったかと思います．科に囚われず幅広く知識をもち，画像検査のみに依存せず「病歴→診察→鑑別→検査」の手本に沿って，正しい大血管炎診断を心がけましょう．

ひとことパール

大血管炎の診断では画像検査を過信せずに，大動脈壁以外の病歴・身体所見にこだわるべし．

◆ 文　献

1）Dejaco C, et al：EULAR recommendations for the use of imaging in large vessel vasculitis in clinical practice: 2023 update. Ann Rheum Dis, 83：741-751, 2024［PMID：37550004］
　　▶ 画像検査の性能だけでなく各モダリティの推奨される設定や注意点などが詳細に記載されており，大血管炎診療にかかわる可能性のある医師は必読です．

4　不明熱の患者のCTで大動脈の壁肥厚がありますが，巨細胞動脈炎でしょうか？　　187

2) Bosch P, et al：Imaging in diagnosis, monitoring and outcome prediction of large vessel vasculitis: a systematic literature review and meta-analysis informing the 2023 update of the EULAR recommendations. RMD Open, 9：e003379, 2023 [PMID：37620113]

3) Berthod PE, et al：CT analysis of the aorta in giant-cell arteritis: a case-control study. Eur Radiol, 28：3676-3684, 2018 [PMID：29600479]

4) Grayson PC, et al：(18) F-Fluorodeoxyglucose-Positron Emission Tomography As an Imaging Biomarker in a Prospective, Longitudinal Cohort of Patients With Large Vessel Vasculitis. Arthritis Rheumatol, 70：439-449, 2018 [PMID：29145713]

5) 日本核医学会：FDG PET，PET/CT 診療ガイドライン 2020. 2020
https://jsnm.org/wp_jsnm/wp-content/uploads/2018/09/FDG_PET_petct_GL2020.pdf

6) Saadoun D, et al：Medium- and Large-Vessel Vasculitis. Circulation, 143：267-282, 2021 [PMID：33464968]

7) Gornik HL & Creager MA：Aortitis. Circulation, 117：3039-3051, 2008 [PMID：18541754]

8) Lopes RJ, et al：Infectious thoracic aortitis: a literature review. Clin Cardiol, 32：488-490, 2009 [PMID：19743492]

9) Delaval L, et al：New insights on tuberculous aortitis. J Vasc Surg, 66：209-215, 2017 [PMID：28254396]

10) Dourmishev LA & Dourmishev AL：Syphilis: uncommon presentations in adults. Clin Dermatol, 23：555-564, 2005 [PMID：16325063]

11) Delaval L, et al：Temporal Arteritis Revealing Antineutrophil Cytoplasmic Antibody-Associated Vasculitides: A Case-Control Study. Arthritis Rheumatol, 73：286-294, 2021 [PMID：32951354]

12) Kaymakci MS, et al：Large vessel involvement in antineutrophil cytoplasmic antibody-associated vasculitis. Rheumatology (Oxford), 63：1682-1689, 2024 [PMID：37672018]

13) Nikiphorou E, et al：Overview of IgG4-related aortitis and periaortitis. A decade since their first description. Autoimmun Rev, 19：102694, 2020 [PMID：33121641]

14) Peng L, et al：IgG4-related aortitis/periaortitis and periarteritis: a distinct spectrum of IgG4-related disease. Arthritis Res Ther, 22：103, 2020 [PMID：32366271]

15) Harada M, et al：Granulocyte colony stimulating factor-associated aortitis evaluated via multiple imaging modalities including vascular echography: a case report. Eur Heart J Case Rep, 5：ytaa503, 2021 [PMID：33598604]

16) Shirai T, et al：Migratory Aortitis Associated with Granulocyte-colony-stimulating Factor. Intern Med, 59：1559-1563, 2020 [PMID：32188815]

17) Yıldırım R, et al：An underrecognized association: immune checkpoint inhibitor-related aortitis, a case report with the review of the literature. Int Cancer Conf J, 13：235-239, 2024 [PMID：38962051]

18) Espitia O, et al：Specific features to differentiate Giant cell arteritis aortitis from aortic atheroma using FDG-PET/CT. Sci Rep, 11：17389, 2021 [PMID：34462502]

19) Roupie AL, et al：Giant-cell arteritis associated with myelodysplastic syndrome: French multicenter case control study and literature review. Autoimmun Rev, 19：102446, 2020 [PMID：31838164]

20) Sullivan M, et al：Vasculitis associated with VEXAS syndrome. Rheumatology (Oxford)：keae550, 2024 [PMID：39392442]

21) Cui R, et al：Coated aorta in Erdheim-Chester disease. Rheumatology (Oxford), 60：986-987, 2021 [PMID：33527114]
    ▶ Erdheim-Chester 病はマニアックな疾患ではありますが一度このimageだけでも見ておいてください．

22) Sreih AG, et al：Diagnostic delays in vasculitis and factors associated with time to diagnosis. Orphanet J Rare Dis, 16：184, 2021 [PMID：33882989]

23) Larson TS, et al：Respiratory tract symptoms as a clue to giant cell arteritis. Ann Intern Med, 101：594-597, 1984 [PMID：6486590]

24) Kimura A, et al：Comprehensive analysis of HLA genes in Takayasu arteritis in Japan. Int J Cardiol, 54 Suppl：S61-S69, 1996 [PMID：9119528]

25) Watanabe R, et al：Pathogenesis of Giant Cell Arteritis and Takayasu Arteritis-Similarities and Differences. Curr Rheumatol Rep, 22：68, 2020 [PMID：32845392]
    ▶ 本項で十分に記載できていない巨細胞性動脈炎と高安動脈炎の違いについて詳しく知りたい方はこのreviewを参照してください．

26) Hansen MS, et al：Comparison of temporal artery ultrasound versus biopsy in the diagnosis of giant cell arteritis. Eye (Lond), 37：344-349, 2023 [PMID：35094027]

27) Maz M, et al：2021 American College of Rheumatology/Vasculitis Foundation Guideline for the Management of Giant Cell Arteritis and Takayasu Arteritis. Arthritis Rheumatol, 73：1349-1365, 2021 [PMID：34235884]

第3章 症状からの紹介

5 皮疹がありますが，皮膚筋炎でしょうか？

山口裕之

Point
- 皮膚筋炎は特徴的な皮疹と皮膚外症状を見落とさないことが診断の鍵である
- 皮膚筋炎の皮疹は顔・手に多く，特に手指は所見の出やすく特徴的な部位である
- ① 皮疹＋全身症状，② 皮疹＋間質性肺炎，③ 特徴的な皮疹，の3パターンから皮膚筋炎を疑えるようにする必要がある

Keyword 皮膚筋炎　Gottron徴候　Heliotrope疹　無筋症性皮膚筋炎（CADM）

はじめに

皮膚筋炎は間質性肺炎や悪性腫瘍との関連が深い危険な膠原病疾患で，早期診断・治療が求められます．しかし初期症状は皮疹のみでプライマリ・ケア医を受診することも多く，単なる湿疹と思っているうちに進行して致死的となりえます．このため特徴的な皮疹から皮膚筋炎を疑い，キャッチアップすることが重要です．加えて，**特徴的な皮疹に気づくこと・診察と検査から皮膚外所見を見落とさないこと**の2つが皮膚筋炎の診断に必須です．

> **症例**
> 50歳代女性．3カ月前から手指・手背に皮疹が出現し，近医皮膚科で外用薬での治療を行ったが改善乏しく，皮膚筋炎疑いとして紹介受診．皮膚外症状はなかった．手背・膝などの露光部・擦過部を中心に鱗屑を伴う紅斑があるものの，皮膚筋炎に典型的なGottron徴候・Heliotrope疹などはなかった（図1）．

1 皮膚筋炎の皮疹を見落とさないポイント

ひとことパール
顔・手に注目し，特徴的な皮疹を見落とさない！

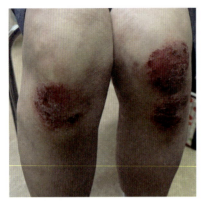 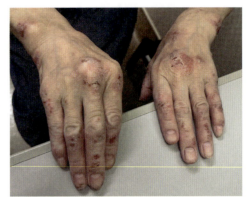

図1 ◆ 本症例：膝・手背の皮疹
（自験例）

　皮疹は鑑別疾患が多岐にわたりますが，日常外来で遭遇する皮膚疾患のうち約半数が湿疹皮膚炎群・白癬・蕁麻疹であり，皮疹があるからといって膠原病を疑う必要は基本的にはありません[1]．
　膠原病を疑うべきときは以下の2つです．

① **皮疹＋全身症状があるとき：例）関節痛（乾癬性関節炎，皮膚筋炎など），肺炎（全身性強皮症，皮膚筋炎），発熱（成人スチル病），筋痛・筋力低下（皮膚筋炎）**
② **特徴的な皮疹，顔面・手指に限局した皮疹分布を伴う場合**

　筋炎症状のない／乏しい皮膚筋炎は無筋症性皮膚筋炎（clinically amyopathic dermatomyositis：CADM）と呼ばれ，抗MDA5抗体陽性例が多く，治療抵抗性の急速進行性間質性肺炎を合併することが多いです．一方で初期段階では自覚症状が皮疹のみのこともあります．このため特徴的な皮疹を伴い，他症状が乏しい例ではCADMの可能性を念頭に精査することが勧められます．
　特徴的な皮疹は顔面・手指に多く，皮膚筋炎においてGottron徴候・Heliotrope疹（後述の図2，図6参照）がともに見られない例は比較的稀です[2]．特に手指の皮疹は膠原病疾患に特徴的で鑑別も少ないため，注意して見る必要があります．
　顔面・手指に加えて，擦過部位の皮疹も特徴的で，特に肘や膝の伸側，耳介に多いです（後述の図6参照）．皮膚筋炎の皮膚症状に好発部位があるのは，物理的刺激によって誘発される（Köebner現象）ためと考えられています．ほかに紫外線，寒冷なども原因となります．このため**物理的刺激・紫外線を受けやすい肘膝伸側の擦過部，上背部，耳介などに皮疹が好発します．**この皮疹は掻痒感を伴うことが多いです．できるだけ服を脱いでもらい，全身を確認する必要があります．

> **ひとことパール**
> **皮膚筋炎の皮疹は好発部位が決まっている．特に顔面と手指に注目！**

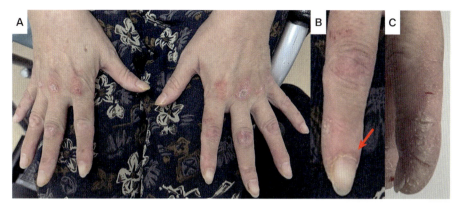

図2◆皮膚所見から疑う皮膚筋炎〜A）Gottron徴候，B）爪周囲紅斑，C）メカニクスハンド（機械工の手）

A）Gottron徴候：手指関節伸側の角化性紅斑．
C）メカニクスハンド：手指の側面（特に母指尺側や示指橈側）に生じる手湿疹に類似した皮疹で，抗ARS抗体陽性例に多い．しもやけ・あかぎれ様に見える例が多く，患者が皮疹として自覚していない例が多いため注意．
（すべて自験例）

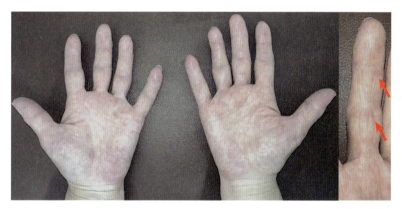

図3◆皮膚所見から疑う皮膚筋炎〜逆Gottron徴候

逆Gottron徴候は手指関節屈側に出現する皮疹で，別名「**鉄棒のマメ皮疹**」と呼ばれる．抗MDA5抗体陽性例に多い．
抗MDA5抗体はCADM例・急速進行性間質性肺炎合併例が多く，診断・治療が遅れると致死的な場合がある．このため，逆Gottron徴候がある例では胸部X線写真などでの間質性肺炎スクリーニングを早期に行い，疑わしい場合は診断を待たずに早期紹介・治療が望ましい．
（自験例）

　そのほか稀な皮膚筋炎の皮疹としては，色素沈着，皮膚萎縮，皮膚潰瘍，皮下石灰化などがありますが，これらのみが出現することは比較的稀です．このため詳細は他論文などに譲り[3]，本項では割愛させていただきます．
　皮膚筋炎の皮疹の代表例を図2〜図6に示します．

　ただ物理的刺激・紫外線が原因となる皮膚筋炎に似た皮疹も多く，その代表例としては以下があげられます．

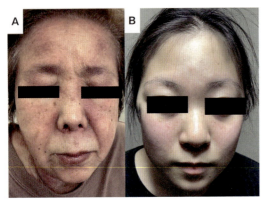

図4◆皮膚所見から疑う皮膚筋炎〜A) 顔面紅斑（皮膚筋炎），B) 蝶形紅斑〔※全身性エリテマトーデス (SLE) 患者のもの〕

皮膚筋炎の顔面紅斑は光線過敏によって起こるため，SLEの蝶形紅斑に類似する．しかし皮膚筋炎の場合，鼻唇溝を超えることが多いことが鑑別ポイント．
脂漏性皮膚炎との鑑別も重要．
（すべて自験例）

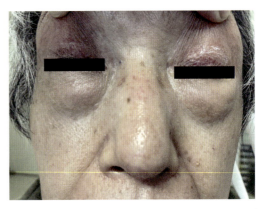

図5◆皮膚所見から疑う皮膚筋炎〜Heliotrope 疹

両上眼瞼周囲の淡紫紅色調の浮腫性紅斑．下眼瞼に出る場合もある．
特に女性の場合，化粧品などのアレルギー性接触皮膚炎との鑑別が重要．
（自験例）

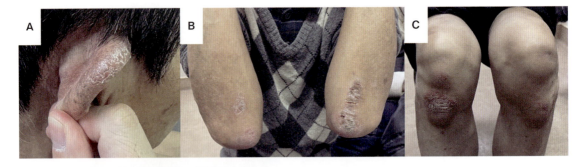

図6◆皮膚所見から疑う皮膚筋炎〜擦過部の湿疹
A) 耳介，B) 肘伸側，C) 膝伸側
露光部・擦過部に好発する．
耳介はマスクゴムによる擦過が多く，見落としがちなので注意．
（すべて自験例）

- 全身性疾患：尋常性乾癬，SLE，皮膚エリテマトーデス，ペラグラ，薬疹など
- 顔面・頭皮の紅斑：脂漏性皮膚炎

鱗屑を伴うという点から，以下も注意です．

- 白癬：鏡検で鑑別．中心治癒傾向，指間を含んで皮疹が起こる点が鑑別ポイント．
- 乾癬：擦れる部分に後発するため，手指に限局する場合は非常に稀．

皮膚筋炎の皮疹の場合，Köebner 現象を反映した鱗屑・角質の異常（痂皮形成）が多いです．このため他疾患と比較して「ガサガサした」湿疹が，手指などのKöebner現象好発部位に限局して発生する，という特徴が重要です[4]．

2 爪周囲所見

> **ひとことパール**
> 毛細血管異常を見落とさない！

皮膚筋炎は他の湿疹と違い，毛細血管病変所見が多く見られます．**皮膚筋炎患者では爪周囲に紅斑および毛細血管病変を反映した血管異常が高頻度で見られ，疾患活動性と相関する**という研究もあります[5]．

図7に示すように，爪周囲の甘皮部分に点状の出血斑が高頻度で見られます．肉眼的にも観察可能ですが拡大観察すると，爪周囲毛細血管拡張および出血が確認できます．市販されているスマホ顕微鏡で十分観察可能です．インターネット通販において数千円程度で購入できますので，外来での常備をおすすめします．

爪周囲の毛細血管異常は，皮膚筋炎のほかに全身性強皮症・血管炎などでも見られるため特異的な所見というわけではありません．しかし皮疹＋毛細血管異常は全身性疾患を示唆しますので，価値ある所見です．

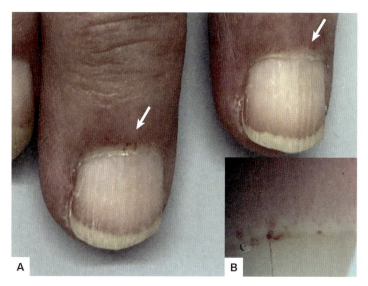

図7◆皮膚筋炎（抗ARS抗体陽性，間質性肺炎合併）における爪周囲紅斑（A），拡大鏡で観察できる爪周囲毛細血管拡張・出血所見（B）
（自験例）

3 皮疹から皮膚筋炎を疑った際，どのように精査・紹介すべきか？

膠原病診療といえば自己抗体検査ですが，皮膚筋炎の診断において3つ注意点があります．

① 皮膚筋炎の抗体（筋炎特異抗体）は抗核抗体陽性になりにくい抗体であり，別途検査する必要がある

② 保険診療では測定できない筋炎特異抗体があり，商業ベースで測定できる筋炎特異抗体が陰性でも皮膚筋炎を否定することは困難である

③ CADMは抗MDA5抗体陽性例・急速進行性間質性肺炎合併例が多く，早期治療が行われない場合予後不良である．このため外注抗体検査結果を待っている間に増悪するリスクがある

以上より皮膚筋炎が疑われる例では抗体検査結果を待つのではなく，病歴聴取・診察から皮膚筋炎を疑って採血・肺画像検査を実施し，**① 全身症状や血清クレアチニンキナーゼ（CK）値上昇などの皮膚外所見・検査異常がある**，**② 肺画像検査で間質性肺炎が疑われる**，**③ 他症状に乏しいがGottron徴候などの皮膚筋炎に特徴的な皮疹がある**，の3パターンで皮膚筋炎としての紹介・精査を考慮してください．特に間質性肺炎合併が疑われる場合は抗MDA5抗体陽性例の可能性があり，抗体検査結果を待たずに専門機関へ早期紹介することをおすすめします．

次ページの表1に診察ポイントを示します．

本症例の最終診断

ペラグラ〔ビタミンB_3（ナイアシン）欠乏症〕

■ 最終診断に至ったプロセス

病歴を聴取してみると，30歳代からアルコール依存症罹病歴があった．採血上，大球性貧血およびニコチン酸をはじめとしたビタミン低値があり，筋炎特異抗体は陰性であった．皮膚生検を実施したが皮膚筋炎様ではなかった．

以上よりアルコール依存症・偏食に伴うペラグラと診断した．ビタミン補充・栄養指導を実施したところ，皮疹は徐々に改善した．

● おわりに

皮膚筋炎は稀な病気ですが，早期診断・治療によって患者の予後を劇的に改善できる疾患です．プライマリ・ケアでは皮疹のみの状態で受診しうる疾患でもありますが，症例のように他の疾患と鑑別が必要な場合もあり，専門機関との連携が重要です．原因不明の皮疹，皮疹＋全身症状に出会ったとき，本項のことを思い出していただければ幸いです．

表1◆皮膚筋炎を疑った際の診察・検査のポイント

診察・検査		ポイント
病歴聴取	近位筋筋力低下	「階段の上り下りや立ち上がりがつらくなっていないですか」 筋炎があっても筋痛のない場合が多い．筋力低下を倦怠感と捉えている例も多い
	嚥下障害の有無	「飲み込みにくさ，むせこみが多くなったりしていませんか」 抗TIF1γ抗体陽性例・悪性腫瘍合併例で多い[6]
	生肉・椎茸摂取歴	「最近ジビエや生焼けの椎茸を食べていませんか」 生肉摂取による播種性旋毛虫症で皮膚筋炎に類似した皮疹・筋力低下が起こる（非常に稀） 加熱不十分の椎茸摂取で皮膚筋炎様のむち打ち様皮疹が起こる場合がある
	薬剤歴	「ここ数カ月で新しく始まった薬はありますか」 薬疹による皮疹・発熱と鑑別する．特に筋力低下のある場合，スタチンによる薬剤性ミオパチーに注意する
	癌検診歴，癌家族歴	「ここ数年で胃カメラ・大腸カメラ（・婦人科検診）などの癌検診を受けていますか」 皮膚筋炎は悪性腫瘍合併比率が高く，特に抗TIF1γ，NXP2抗体陽性例で多い． CADMでも合併率が高く注意が必要[7]
	光線過敏 レイノー現象	「日差しの強いところに行くと，皮膚が赤くただれたりしますか」 「朝顔を洗うとき，指先が白くなってから青ざめることがありますか」 SLE，全身性強皮症とのオーバーラップの可能性を考慮して病歴聴取する
	呼吸器症状	「最近動くと息切れや咳が増えていませんか」 間質性肺炎の合併を念頭に聴取する．ただし筋炎・関節炎による機能制限と区別する必要がある
身体所見	徒手筋力テスト	近位筋中心に評価を実施する．坐位・蹲踞から補助なしで立ち上がれるか評価することで，簡便に下肢近位筋の評価が可能である． 遠位筋の筋力低下が中心の場合，封入体筋炎や神経疾患との鑑別が重要となる
	皮膚診察	顔面・手指を注意深く観察し，皮膚筋炎に特徴的な皮疹があるか確認する 擦過部（耳・肘/膝伸側・体幹など）の診察も重要で，できる限り服を脱いでもらって観察する
	爪周囲の観察	爪周囲紅斑・毛細血管病変有無を細かく見る．可能であれば拡大鏡で観察する
	肺聴診	間質性肺炎は肺底部に好発するため，背部聴診が重要．両側肺底部での吸気終末のfine cracklesが典型的
血液検査	筋逸脱酵素：CK,アルドラーゼ	筋炎症状のある患者の大半で上昇する．CK値は筋炎以外でも運動後，薬剤性，代謝性ミオパチーなど多彩な疾患で上昇するため注意．筋力低下があるにもかかわらずCK値正常の場合，ニューロパチーとの鑑別が重要となる
	フェリチン	初診時フェリチン高値（＞500 ng/mL）の抗MDA5抗体陽性皮膚筋炎における間質性肺炎は予後不良とされ[8]，フェリチン高値のCADM疑いでは注意が必要
	抗核抗体	筋炎特異抗体の大半は細胞質型（cytoplasmic pattern）で，抗核抗体陰性例が多い． 高力価陽性の場合，SLE・全身性強皮症のオーバーラップ症例に注意が必要
	筋炎特異抗体	**保険診療では抗ARS，Mi-2，TIF1γ，MDA5抗体が測定可能**．抗Jo-1抗体は抗ARS抗体の一部． 保険診療では測定できない筋炎特異抗体も多数あるため，上記抗体が陰性でも皮膚筋炎は否定できない点に注意
	抗SS-A抗体	SLE，シェーグレン症候群のオーバーラップ症例に注意が必要．皮膚筋炎単独でも陽性例がある． 抗ARS，MDA5抗体陽性皮膚筋炎において抗SS-A抗体陽性の場合，間質性肺炎などの重症度が高いという報告があり[9]，注意が必要
その他検査	肺画像検査（可能ならCT）	筋炎所見のない例で間質性肺炎があった場合，CADM否定困難のため早期紹介・治療を考慮する．軽度の肺炎像であっても，抗MDA5抗体陽性例では急激に増悪する場合があるため注意
	皮膚生検	皮膚筋炎の診断に必須ではないが，鑑別疾患（非特異的湿疹・乾癬など）の除外が必要な場合には考慮する．皮膚科と実施の必要性を相談するのがよい．

5 皮疹がありますが，皮膚筋炎でしょうか？

ここがポイント　抗MDA5抗体陽性皮膚筋炎

　2023年，抗MDA5抗体陽性皮膚筋炎に伴う間質性肺炎により著名歌手が逝去されたニュースは多くの方々に衝撃を与え，皮膚筋炎の重大性が広く認識されるようになりました．CADM・間質性肺炎合併疑いの患者さんに，即座の入院加療を提案すると「大げさではないですか？」と戸惑われることがよくあります．しかしニュースで認知が広がったこともあり，皮膚筋炎の特徴と予後について丁寧に説明すると，多くの患者さんは治療の必要性を理解してくださいます．特に抗MDA5抗体陽性の皮膚筋炎では，間質性肺炎が急速に進行する可能性があり，その予後は治療開始のタイミングに大きく左右されます．恩師から「MDA5の治療は"When is more important than how"（どのように治療するかよりも，いつ治療をはじめるかが重要）」と教えられた言葉は，今でも診療の指針となっています．

◆ 文　献

1）古江増隆，他：本邦における皮膚科受診患者の多施設横断四季別全国調査．日本皮膚科学会雑誌，119：1795-1809, 2009
2）Marvi U, et al：Clinical presentation and evaluation of dermatomyositis. Indian J Dermatol, 57：375-381, 2012［PMID：23112358］
3）Muro Y, et al：Cutaneous Manifestations in Dermatomyositis: Key Clinical and Serological Features-a Comprehensive Review. Clin Rev Allergy Immunol, 51：293-302, 2016［PMID：26100618］
4）「皮疹の因数分解・ロジック診断」（北島康雄／著），Gakken，2018
5）Johnson D, et al：Nailfold Capillaroscopy Abnormalities Correlate With Disease Activity in Adult Dermatomyositis. Front Med (Lausanne), 8：708432, 2021［PMID：34447769］
6）Mugii N, et al：Oropharyngeal Dysphagia in Dermatomyositis: Associations with Clinical and Laboratory Features Including Autoantibodies. PLoS One, 11：e0154746, 2016［PMID：27167831］
7）Gerami P, et al：A systematic review of adult-onset clinically amyopathic dermatomyositis (dermatomyositis siné myositis): a missing link within the spectrum of the idiopathic inflammatory myopathies. J Am Acad Dermatol, 54：597-613, 2006［PMID：16546580］
8）Gono T, et al：Anti-MDA5 antibody, ferritin and IL-18 are useful for the evaluation of response to treatment in interstitial lung disease with anti-MDA5 antibody-positive dermatomyositis. Rheumatology (Oxford), 51：1563-1570, 2012［PMID：22589330］
9）Decker P, et al：An updated review of anti-Ro52 (TRIM21) antibodies impact in connective tissue diseases clinical management. Autoimmun Rev, 21：103013, 2022［PMID：34896652］

第3章　症状からの紹介

6　両下腿が浮腫んで皮膚が硬化していますが、全身性強皮症でしょうか？

長縄達明，安岡秀剛

Point
- 浮腫をみた際は，まず基本的なアプローチに従い，原因を評価することが重要である
- 浮腫に加えて皮膚硬化を伴う場合は，全身性強皮症以外のscleroderma mimicsの可能性も考慮し，適切な鑑別を行う必要がある
- 全身性強皮症の皮膚硬化は，炎症を伴う浮腫期が治療対象であり，特に進行性の皮膚硬化を認める場合には早期治療介入が求められる

Keyword　浮腫　　scleroderma mimics　　全身性強皮症　　浮腫期

はじめに

　全身性強皮症（systemic sclerosis：SSc）は，皮膚および内臓の線維化，微小血管障害，自己抗体産生を主徴とする結合組織疾患です（1章8参照）．SScの皮膚硬化は手指からはじまり体幹に向かって拡大することが特徴であり，皮膚硬化の治療対象は炎症を伴う初期の浮腫期です．しかし，浮腫をきたす疾患は多岐にわたり，浮腫を認める患者の診察をする際は，まず浮腫に対する基本的なアプローチに則った評価が求められます．また，浮腫をきたすことにより皮膚硬化様の所見を呈する場合があるため，SScに類似した経過を呈する疾患（scleroderma mimics）を鑑別しながら正確にSScと診断することが重要です．本項では，基本的な浮腫へのアプローチを振り返るとともに，浮腫を伴う皮膚硬化を呈するさまざまな疾患を確認し，治療介入が必要となるSScの診断について，今年（2025年）発表された本邦のガイドラインを踏まえて解説します．

症例

60歳代女性．1年前より手指の腫れを自覚し，前腕と下腿も腫れてきたため，紹介受診となった．
【病歴聴取】浮腫が夕方に増強したり，体位により変化したりすることはなかった．排尿の回数や1回のおおまかな量が減ったわけではなかった．
【理学所見】浮腫は四肢に見られ，単一の肢または下肢に偏った分布は見られなかった．頸静脈の怒張は見られず，聴診では心音ならびに呼吸音に異常は見られなかった．
【血液・尿検査】血清アルブミン値は正常であり，肝硬変や重度の栄養障害，ネフローゼ症候群の存在は示唆されなかった．血清クレアチニン値は正常範囲内で，尿一般ならびに尿沈渣に異常所見は見られず，腎疾患の存在も示唆されなかった．
【胸部X線検査】胸部X線では心胸郭比は正常で，重度の心不全を示唆する所見も見られなかった．

表1◆浮腫の発生する機序と原因

機序	原因
毛細血管圧の上昇	● 静脈還流の障害：心不全，深部静脈血栓症，リンパ管閉塞など ● 有効動脈容量の減少（腎血流量低下によるレニン・アンジオテンシン系の活性化） ● 腎疾患：腎不全，糸球体腎炎など（腎性のNa・水分貯留）
血漿膠質浸透圧の低下	● 蛋白喪失：ネフローゼ症候群，蛋白漏出性胃腸症，熱傷など ● アルブミン合成障害：肝硬変 ● アルブミン合成基質の不足：重度の栄養障害，吸収不良症候群など
血管透過性の亢進	● 毛細血管の損傷：感染症，熱傷，機械的損傷，過敏反応，薬剤性など ● 炎症性：蜂窩織炎など
薬剤性	● NSAIDs，カルシニューリン阻害薬，グルココルチコイド，血管拡張薬など
内分泌異常	● 甲状腺機能低下症（粘液水腫）など

❶ 浮腫に対するアプローチと鑑別疾患

　浮腫とは，臨床的に明らかな間質液の増加と定義されます[1]．体内総水分量の約1/3は細胞外にあり，その75％が間質液で残りが血漿です．毛細血管の静水圧や間質液の膠質浸透圧が体液の血管外への移動を促進し，血漿蛋白による膠質浸透圧や間質液の静水圧が血管内への体液移動を促します．このような機序を背景に，毛細血管の動脈側から，毛細血管の静脈側ならびにリンパ管を経由して血管系へと戻ります．このバランスが崩れることで，浮腫が生じます．指輪が以前よりきつくなる，特に夕方になると足が靴に入りにくくなるという病歴があれば，浮腫の存在を疑います．皮膚を圧迫した後に陥凹が残ることで浮腫を確認できます．

　浮腫の発生する機序と原因は，**表1**のように分類できます．

　鑑別の進め方は，まず浮腫が局所性か全身性かをまず判断することからはじめます．浮腫が局所性であれば，深部静脈血栓症やリンパ浮腫など，静脈ならびにリンパ管の異常を調べます．静脈疾患では通常片側性の浮腫を呈しますが，顔面と頸部，上肢に限局している場合は上大静脈症候群の可能性も考慮する必要があります．また，蜂窩織炎など局所の炎症の有無も確認します．炎症による浮腫は通常局所性で，発赤・熱感・圧痛を伴い，非圧痕性であることが特徴です．浮腫が全身性であれば，著明な低アルブミン血症がないかを評価します．低アルブミン血症がある場合は，ネフローゼ症候群や消化管疾患，肝硬変，重度の栄養障害の有無を評価します．一方，血清アルブミン値が正常であれば，心不全や腎疾患，内分泌異常の可能性を検討します．心不全による浮腫は，下肢に優位で，夕方に増悪し，臥床時には仙骨部に浮腫が出現するなど体位依存性であることが特徴です．また，腎疾患による浮腫では，血清クレアチニン値や尿検査の異常を確認するとともに，朝方に浮腫が顕著であるか，乏尿や無尿であるかなどを確認します．特にネフローゼ症候群では，眼窩周囲や顔面などの柔らかい部位に浮腫が目立つことが特徴です．また，粘液水腫はヒアルロン酸の沈着を伴い，非圧痕性であることが特徴です．

表2◆全身性強皮症（SSc）と鑑別を要する疾患

疾患	皮膚硬化の分布	鑑別のポイント
全身性強皮症	手指，手背，前腕，上腕，顔面，体幹，手指	手指末端から近位にかけて皮膚硬化が進展 レイノー現象（＋） 爪郭毛細血管異常（＋） 抗核抗体（＋）
汎発性限局性強皮症	頭部，四肢，体幹部	手足と乳頭は障害されない 爪郭毛細血管異常（－）
好酸球性筋膜炎	遠位の四肢から体幹に及ぶ	手足と顔は障害されない レイノー現象（－） 抗核抗体（－）
腎性全身性線維症	四肢（好発部位は下肢）と体幹	顔は障害されない レイノー現象（－） 抗核抗体（－）
脂肪皮膚硬化症	両下腿	レイノー現象（－） 抗核抗体（－）

（文献2, 3を参考に作成）

❷ SScと鑑別を要する疾患

　下腿浮腫をきたす一部の疾患では皮膚硬化様の所見をきたすことがあります．SSc以外にも皮膚硬化をきたす疾患は多数存在し，これらはSScと臨床的に類似することがありscleroderma mimicsとも呼ばれます．したがって，浮腫を伴う皮膚硬化を認めたら，scleroderma mimicsを念頭に置き，適切な鑑別診断を行うことが求められます（表2）．本項では，特に下腿の皮膚硬化をきたす疾患について解説します[2~4]．

1）限局性強皮症

　限局性強皮症（morphea）は，非対称性の皮膚の限局した硬化性病変を特徴とする疾患であり，若年発症が多い疾患です．皮膚硬化は左右非対称であり，硬化局面の境界は明瞭で，病初期から皮下の静脈が透見できることが特徴的です．皮疹は硬化に先行して炎症を伴うため，拡大する皮疹の周囲には紅斑が見られ，ライラックリングと呼ばれます．SScとは異なり微小血管障害は伴わないものの，抗核抗体が陽性になることがあります．限局性強皮症の分類には，2004年に欧州小児リウマチ学会が発表した分類が広く用いられており，以下のように分類されます[5]．

《限局性強皮症の分類》[5]
- 斑状強皮症
- 線状強皮症
- 汎発性限局性強皮症
- pansclerotic morphea
- mixed morphea

6　両下腿が浮腫んで皮膚が硬化していますが，全身性強皮症でしょうか？　　199

汎発性限局性強皮症は，四肢や体幹に広範囲の皮膚硬化が多発し，免疫異常を高頻度に伴うことから，SScとの鑑別を要します．さらに，汎発性限局性強皮症のうち，高度かつ進行性に病変が深部におよび，筋，腱，骨を障害するものをpansclerotic morpheaといいます．**いずれの病型においても，手指尖部や足趾尖部には皮膚硬化を伴わないこと，微小血管障害を伴わないことは，SScとの鑑別において重要です**．

なお，限局性強皮症は，皮膚硬化の様式や分布においてSScと全く異なり，微小血管障害や内臓病変も欠くため，SScと類似した用語でありますが全く異なる疾患です．限局性強皮症とSScでは，臨床経過，治療方針，予後が全く異なるため，用語の誤認を避けることが重要です．

2) 好酸球性筋膜炎（びまん性筋膜炎）

好酸球性筋膜炎は，四肢に対称性の皮膚硬化をきたす疾患です．病理組織学的に筋膜に好酸球を伴うびまん性の炎症が見られることが多く，血中の好酸球比率が高いことが報告されています．しかし，組織の好酸球浸潤が見られない症例もあるため，びまん性筋膜炎とも呼ばれます．硬化病変は主に筋膜から皮下組織にかけてであり，病変は真皮浅層には及ばないため，細かいしわをつくることが可能です．また，**手指には筋膜が存在しないため，手指に皮膚硬化をきたさないことがSScとの鑑別のポイント**です．特徴的な皮膚所見として，病変部の皮膚表面には凹凸が見られ，毛孔が目立ちオレンジの皮様（orange-peel sign）になること，硬化局面に静脈と一致した皮膚の凹み（groove sign）が見られることがあげられます．本疾患では，稀に抗核抗体が検出されることはありますが，SSc関連自己抗体は検出されません．また，レイノー現象や爪郭毛細血管異常といった微小血管障害の所見も見られません．

3) 腎性全身性線維症

腎性全身性線維症は，主に腎不全患者に発症し，ガドリニウム造影剤の使用後に皮膚硬化をきたす疾患です．ガドリニウム造影剤は腎臓を介して排出されますが，腎機能の低下によりクリアランスが低下すると，組織への暴露時間が長くなり，沈着したガドリニウムが線維化を引き起こすと考えられています．皮膚硬化の特徴は，両側対称性で，四肢（特に下肢）から出現し体幹に広がり，皮膚は疼痛・発赤・腫脹を伴い，手指にも及ぶこともありますが顔面は障害されず，皮膚硬化に伴い関節拘縮をきたすことがあることです．本疾患の存在が広く認識されるようになり，現在では腎機能障害のある患者に対するガドリニウム造影剤の使用について適応基準が定められています．

4) 慢性静脈不全

慢性静脈不全は，静脈の逆流性または閉塞性病変により還流障害をきたす病態です．下肢の静脈還流の低下により静脈高血圧を生じ，うっ滞性皮膚炎や脂肪硬化皮膚症を合併します．脂肪硬化皮膚症の特徴は，急性期には下腿内側に発赤・熱感・疼痛が出現し，慢性期に入ると同部位の皮膚が硬化します．病理組織学的には，真皮の拡張した静脈血管腔の周囲に炎症細胞浸潤が見られ，脂肪組織隔壁の肥厚が見られます．進行すると，脂肪組織隔壁は線維化し，徐々に脂肪小葉内に拡大し，脂肪細胞の壊死を伴います．

ここがポイント

これらの鑑別疾患を評価する際に重要なのは，**手指の皮膚硬化の有無**や，**レイノー現象や爪郭毛細血管異常**といった微小血管障害の有無，そして**自己抗体**の検出の有無など，SScで見られる所見を確認することです．特に，SScの臨床経過と一致しない場合は，scleroderma mimicを疑う必要があります．なお，SScの診断には皮膚生検は不要ですが，手指以外の硬化局面が見られる場合，scleroderma mimicsを除外する目的で皮膚生検を行うことは有用です．

症例つづき

追加の病歴聴取で，2年前から冷房の効いた部屋に入ると手指の色が変わりしびれるようになった．手指の色は白→紫と変化し，暖めると改善した．理学所見では手指の腫脹を認め，前腕と上腕，下腿と顔面の皮膚は硬化し，浮腫状であった．爪郭部に毛細血管異常があり，キャピラロスコピーで強皮症パターンを認めた．血液検査では，血清CRP値の軽度陽性，抗核抗体陽性，抗トポイソメラーゼⅠ抗体陽性を認めた．

❸ SScにおける皮膚硬化の特徴と治療標的となる病期

　SScにおいて，皮膚の線維化は皮膚硬化で表現されます．病期は，浮腫期，硬化期，萎縮期の3つに分類されます．特にびまん皮膚硬化型SSc（diffuse cutaneous SSc：dcSSc）では，初期には炎症を伴う浮腫期からはじまり，手指は腫脹状（puffy finger）になります．浮腫期では皮膚は緊満し，その後，硬化期に入ると皮膚は硬化し光沢を帯び，近位へ拡大します．線維化が主体の硬化期を経て，真皮の細胞外マトリックスが疎になり皮膚硬化が改善する萎縮期へと移行します．萎縮期では真皮が菲薄化し，蝋様の光沢を呈するとともに，色素沈着と脱失が混在した病変を示し，真皮と皮下組織の癒着を伴います．

　皮膚硬化の範囲と程度を半定量的に評価する方法として，Rodnanが提唱したスキンスコアの原法を簡略化したmodified Rodnan total skin score（mRSS）があります[2, 6]．mRSSでは全身の17カ所を評価対象とし，皮膚硬化の程度を0から3までの4段階で評価し（表3），最大51点で評価されます[7]．mRSSは，真皮に沈着した細胞外マトリックスの量と相関し，SScにおける病理学的な線維化を反映する指標とされています[8]．mRSSは観察者間のばらつきが少なく，再現性も高いため[9]，簡便かつ費用もかからない優れた評価法です．なお，測定時の留意点として，浮腫がある場合は皮膚がふっくらしてつまみにくくなるため，圧迫により浮腫を排除するなどの処置が必要です[7]．

　皮膚硬化の様式により，大きく2つの病型に分類されます．経過中の皮膚硬化の最大範囲が肘・膝を越えて四肢近位（上腕，大腿）に及ぶものをdcSSc，肘・膝関節より遠位（前腕，下腿）にとどまるものを限局皮膚硬化型SSc（limited cutaneous SSc：lcSSc）と定義します（図1）[10]．これら病型間では，皮膚硬化の自然経過，臓器病変の発症様式，および生命予後に違い

表3 ◆ modified Rodnan total skin score (mRSS) による皮膚硬化の程度の評価

スコア	
スコア0	皮膚の厚みがない
スコア1	指で軽くつまむと折りたたみができ，細かなしわを認める
スコア2	指でつまむと折りたたみが困難で，細かなしわを認めない
スコア3	指でつまんでも折りたたみが全くできない

（文献7を参考に作成）

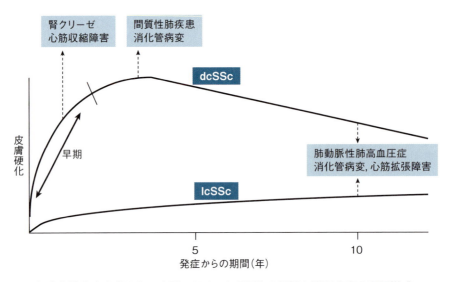

図1 ◆ 全身性強皮症（SSc）の病型における皮膚硬化の推移と臓器病変の出現様式
mRSS：modified Rodnan total skin score
dcSSc：diffuse cutaneous SSc（びまん皮膚硬化型SSc）
lcSSc：limited cutaneous SSc（限局皮膚硬化型SSc）
（文献10を参考に作成）

が見られるため，皮膚硬化の定量評価が重要されています．dcSScでは，発症6年以内に皮膚硬化が進行し，この時期に一致して肺，消化管，腎，心などの臓器病変や関節屈曲拘縮が進行します．特に，重篤な皮膚硬化の70％が発症3年以内に生じるとされ，発症6年以降に再び皮膚硬化が悪化することは稀です．したがって，皮膚硬化の治療対象は，進行している時期のdcSScの皮膚硬化となります．

皮膚硬化の治療対象となるのは，炎症を伴う初期の浮腫期です．2025年に発表された本邦のガイドラインによると，皮膚硬化に対する疾患修飾療法の適応は以下の条件で示されています[11]．

《皮膚硬化に対する疾患修飾療法の適応条件》[11]
① 皮膚硬化出現から6年以内の症例
② 急速な（数カ月～1年以内）皮膚硬化の進行を認める症例
③ 浮腫性硬化が主体の症例

上記のうち，②を含む2項目以上を満たす症例を疾患修飾療法の対象とすべきと提案されています．以上より，皮膚に浮腫性硬化が認められる場合は，浮腫期として疾患修飾療法の適応を判断する必要があります．**したがって，下腿に浮腫と皮膚硬化を認めた場合は，まず浮腫をきたす一般的な疾患を鑑別し，皮膚硬化を生じる他疾患を除外したうえで，SScの診断的評価をすみやかに進める必要があります**．なお，発症早期例では，lcSScかdcSScかを判別できず，病型が分類不能な場合があります．そのような場合でも，抗トポイソメラーゼ–I抗体や抗RNAポリメラーゼⅢ抗体が陽性である，あるいは抗U3RNP抗体の存在が示唆される場合には，dcSScへと進展する可能性が高いと考えられます．

SScの診断において，手指の皮膚硬化は非常に重要な役割を果たします．SScの皮膚硬化の特徴は，手指から体幹へと連続した皮膚硬化であること，診断的評価の際は手指が重要な部位であり，足趾は診断に用いられないことなどがあげられます．SSc 100例を対象とした初診時および経過中の臨床所見・放射線学的評価の報告によると，足の臨床症状は手よりも出現が遅れることが示されています[12]．初診時に下肢の皮膚硬化を認めた割合は26％と，手の96％と比較して有意に低い結果でした．さらに，累積発症率をみても，手は初診時と同様に96％であるのに対し，足は経過中に48％まで増加したものの，それでも手の半数にとどまり有意に低いことが示されています．したがって，SScにおける手指の皮膚硬化の感度は高く，診断において重要な所見であることが示唆されます．一方，足趾のみの皮膚硬化が認められる場合は，SSc以外の疾患を鑑別にあげる必要があります．2013年の米国リウマチ学会・欧州リウマチ学会（ACR/EULAR）の分類基準をみても，その除外基準に「patients with "skin thickening sparing the fingers" are not classified as having SSc」と明記されています[13]．これは，手指を除く皮膚硬化を有する患者はSScに分類されないことを意味し，手指の皮膚硬化の確認がSScの診断において非常に重要であることを示しています．

本症例の最終診断

びまん皮膚硬化型全身性強皮症（dcSSc）

■ **最終診断に至ったプロセス**

手指から体幹部に拡大する皮膚硬化，微小血管障害の所見，抗核抗体ならびにSSc関連自己抗体の陽性所見を踏まえ，SScと診断した．皮膚硬化の最大範囲から，dcSScと判断した．進行性の皮膚硬化を認め，発症早期のdcSScであり，さらに皮膚に浮腫性硬化の所見を伴うことから，疾患修飾療法の適応と判断し，免疫抑制療法を開始した．

● おわりに

本項では，浮腫を伴う皮膚硬化について，症候から診断に至るまでのアプローチを中心に概説しました．浮腫を認めた際には，まず基本的な浮腫の評価を行い，皮膚硬化を伴う場合は

scleroderma mimics を考慮しながら SSc の診断的評価を進めることが求められます．SSc の皮膚硬化の治療対象は炎症を伴う初期の浮腫期であり，この時期を見逃さずに早期治療介入することが予後改善に重要です．

◆ 文 献

1）「ハリソン内科学 第5版」（福井次矢，黒川 清／日本語版監修），メディカル・サイエンス・インターナショナル，pp256-259，2017

2）Nashel J & Steen V：Scleroderma mimics. Curr Rheumatol Rep, 14：39-46, 2012（PMID：22131103）

3）Orteu CH, et al：Scleroderma mimics‐Clinical features and management. Best Pract Res Clin Rheumatol, 34：101489, 2020（PMID：32147386）

4）Gutierrez LR：Management of hypodermitis or lipodermatosclerosis: an up-to-date review. Phlebolymphology, 30：6-25, 2023

5）Laxer RM & Zulian F：Localized scleroderma. Curr Opin Rheumatol, 18：606-613, 2006（PMID：17053506）

6）Clements PJ, et al：Skin thickness score in systemic sclerosis: an assessment of interobserver variability in 3 independent studies. J Rheumatol, 20：1892-1896, 1993（PMID：8308774）

7）Khanna D, et al：Standardization of the modified Rodnan skin score for use in clinical trials of systemic sclerosis. J Scleroderma Relat Disord, 2：11-18, 2017（PMID：28516167）

8）Furst DE, et al：The modified Rodnan skin score is an accurate reflection of skin biopsy thickness in systemic sclerosis. J Rheumatol, 25：84-88, 1998（PMID：9458208）

9）Clements P, et al：Inter and intraobserver variability of total skin thickness score (modified Rodnan TSS) in systemic sclerosis. J Rheumatol, 22：1281-1285, 1995（PMID：7562759）

10）LeRoy EC, et al：Scleroderma (systemic sclerosis): classification, subsets and pathogenesis. J Rheumatol, 15：202-205, 1988（PMID：3361530）

11）「全身性強皮症診療ガイドライン 2025年版」（厚労科研 強皮症研究班／編，日本小児リウマチ学会，他／協力），金原出版，pp31-32，2025

12）La Montagna G, et al：Foot involvement in systemic sclerosis: a longitudinal study of 100 patients. Semin Arthritis Rheum, 31：248-255, 2002（PMID：11836657）

13）van den Hoogen F, et al：2013 classification criteria for systemic sclerosis: an American College of Rheumatology/European League against Rheumatism collaborative initiative. Arthritis Rheum, 65：2737-2747, 2013（PMID：24122180）

第3章 症状からの紹介

7 日焼けがひどいと言いますが，全身性エリテマトーデスでしょうか？

吉田知宏

> **Point**
> - 光線過敏症は，紫外線暴露後に異常な皮膚反応を生じる現象である
> - 一部の膠原病では，紫外線暴露が病勢悪化の原因となる
> - 患者指導において，正しい紫外線対策を伝えることが重要である

Keyword 全身性エリテマトーデス　光線過敏症　紫外線　日焼け　医薬品副作用

はじめに

　全身性エリテマトーデス（systemic lupus erythematosus：SLE）は多様な皮膚症状を引き起こすことが知られています．本項のテーマである光線過敏症（photosensitivity）もその1つです．かつてのSLE分類基準である米国リウマチ学会1997年分類基準でも割と目立つところに書かれていました（表1）[1,2]ので，SLEの皮膚症状として記憶している方も多いでしょう．

　しかし，内科医が光線過敏症を体系的に学ぶ機会は少なく，その概念や鑑別，診断，生活指導など，曖昧な方もいらっしゃるのではないでしょうか．そこで本項では，SLEの症例をベースに，膠原病診療の視点で光線過敏症を掘り下げようと思います．

症例

　農業に従事する60歳女性．25年前にSLE（発熱＋皮疹＋関節炎＋腎炎）と診断され，他院の膠原病内科で寛解導入療法が実施された．以降の経過は良好で，10年前からプレドニゾロン2.5 mg/日＋タクロリムス1.5 mg/日で寛解が維持されている．併存症として2型糖尿病があり，5年前からDPP-4阻害薬が処方されている．2年前に近隣に転居したのを機に，当院の総合診療科外来でフォローが開始された．

　9月上旬，患者さんから「1週間前から酷い日焼けが出ています．近所の皮膚科で『光線過敏症でしょう．SLEの再燃かもしれません』と言われたものだから心配で……」と相談を受けた．病歴聴取により，日焼け対策をせずに農作業をしていたこと，その後から皮疹が出てきたことが判明した．顔面や首周り，両上腕など，露光部に限局してsunburn（日焼け）様皮疹が出現しており，確かに光線過敏症として矛盾なさそうな経過であった．主治医はSLEの再燃を念頭に精査を開始した．

表1 ◆ 米国リウマチ学会（ACR）1997年分類基準

観察期間中，経時的あるいは同時に11項目中4項目以上存在すればSLEと分類する

項目	定義
①頬部紅斑	鼻唇溝を避けた頬骨隆起部の扁平あるいは隆起性の持続性紅斑
②円板状紅斑	斑癒着性角質性鱗屑および毛嚢角栓を伴う隆起性紅斑，陳旧性病変では萎縮性瘢痕のこともある
③日光過敏	患者の病歴または医師の観察による日光暴露による異常反応としての皮疹
④口腔潰瘍	医師による観察で口腔，鼻咽喉に生じる，無痛性が多い
⑤関節炎	2関節以上の末梢関節の圧痛・腫脹あるいは関節液貯留を認め，非破壊性
⑥漿膜炎	a. 胸膜炎（確実な胸膜痛の病歴，医師による胸膜摩擦音の聴取，胸水の証明） b. 心膜炎（心電図，摩擦音あるいは心嚢液貯留の証明） a，bのいずれか
⑦腎障害	a. 尿蛋白＞0.5 g/日または＞3＋以上の持続性蛋白尿 b. 細胞性円柱（赤血球，顆粒，尿細管性円柱） a，bのいずれか
⑧神経障害	a. 痙攣（他に誘因がないもの：薬剤，尿毒症，アシドーシス，電解質異常などを除く） b. 精神症状（他に誘因がないもの：薬剤，尿毒症，アシドーシス，電解質異常などを除く） a，bのいずれか
⑨血液異常	a. 溶血性貧血（網赤血球上昇を伴う） b. 白血球＜4,000/μL（2回以上） c. リンパ球＜1,500/μL（2回以上） d. 血小板＜10万（薬剤によらない） a，b，c，dのいずれか
⑩免疫異常	a. 抗ds-DNA抗体の異常高値 b. 抗Sm抗体陽性 c. 抗リン脂質抗体 　①抗カルジオリピンIgG/IgM抗体，ループスアンチコアグラント陽性 　②6カ月以上にわたる梅毒反応偽陽性 a，b，cのいずれか
⑪抗核抗体	蛍光抗体法による．薬剤性ループスに関連する薬剤投与がない．どの時点で陽性でもよい

吉田常恭先生のブログ（文献3）に掲載された表を引用．光線過敏症（日光過敏）の項目は上から3番目と，目立つ場所に位置している．

疑問① そもそも光線過敏症とは何なのか？ どのような原因が考えられるのか？

疑問② 光線過敏症の診断にあたって，どのような点に気をつければよいのか？

疑問③ 光線過敏症に対して，どのような対処（生活指導）を行えばよいのか？

❶ 光線過敏症とは

　紫外線（ultraviolet：UV）に暴露した後に「異常な皮膚反応」を生じる疾患や病態を総称して「光線過敏症」と呼びます．UVは波長10～400 nmの電磁波と定義され，その波長によってUVA，UVB……，と細かく分類されています（図1）．地表に届くUVはUVAとUVBのみで，そのほとんどはUVAですが，皮膚への悪影響（例：皮膚がん発症リスク）が大きいのはUVBです．光線過敏症を英語に直訳すると"photosensitivity"ですが，皮膚疾患の枠組みに入りますので，"photodermatosis"（光線皮膚症）という表現も用いられます．日常生活で問題となる光線暴露の多くは日光ですので，日光過敏症と呼ぶこともあります．光線過敏症が問題となる

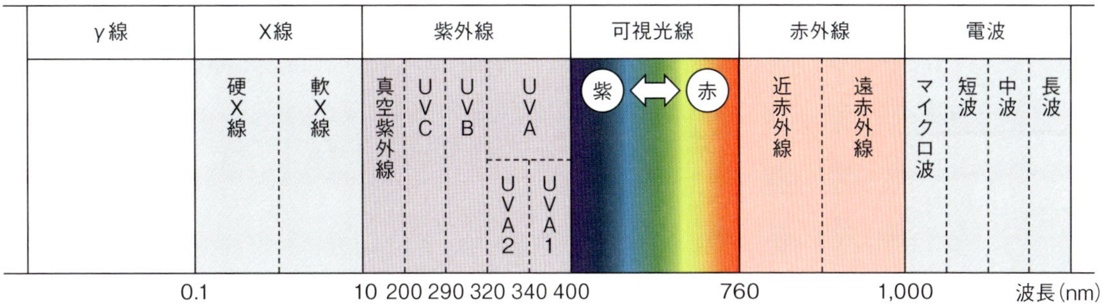

γ線	X線		紫外線				可視光線	赤外線		電波			

図1◆波長に基づく電磁波の分類
注：波長の境界は厳密に定義されていない．本図で示した境界値は，UpToDate®に準じた．
（文献4および文献5のシェーマをもとに筆者作成）

表2◆光線過敏症をきたす疾患の分類（文献6の記載をもとに筆者作成）

分類	疾患の例
特発性疾患	多形日光疹，光線性痒疹，日光蕁麻疹
遺伝性皮膚疾患	色素性乾皮症，ブルーム症候群，コケイン症候群
外因性物質が原因となる疾患	薬剤性光線過敏症，植物性光皮膚炎
内因性物質が原因となる疾患	ポルフィリン症，スミス・レムリ・オピッツ症候群
光線により誘発／増悪する疾患	全身性エリテマトーデス，皮膚筋炎，ペラグラ

疾患は多く，例えばUpToDate®では特発性疾患（例：多形日光疹），遺伝性皮膚疾患（例：色素性乾皮症），**外因性物質が原因となる疾患**（例：薬剤性光線過敏症），内因性物質が原因となる疾患（例：ポルフィリン症の一部），**光線により誘発／増悪する疾患**（例：膠原病の一部），に大別されています[6]（表2）．

❷ 光線過敏症の機序

光線過敏症を「光アレルギー」と説明する場面をよくみますが，これは正確ではありません．**光線過敏症にはアレルギー性と非アレルギー性の2つの機序があること**，光線過敏症のなかでも薬剤性光線過敏症は（被疑薬に応じて）どちらの機序もとりうることを，ここで整理しておきましょう[7, 8]．

1）アレルギー性

一部の薬剤性光線過敏症はアレルギー性の機序で発症します．すなわち，体内物質（投与された医薬品）が光線に暴露されることでアレルゲン（光抗原）に変化し，アレルギー反応が惹起されることで発症します．皮膚病変は湿疹として現れ，その分布は露光部に限りません．Ⅳ型（遅延型）アレルギーの機序ですので，感作成立までに（投与開始から発症までに）時間がかかります．

アレルギー性の光線過敏症として，ほかには日光蕁麻疹が有名です[8]．こちらはⅠ型（即時型）の機序ですので，光線暴露から発症までの時間は短く，暴露された光線の量しだいではアナフィラキシーを起こしかねません．また，分布も露光部に限られます．

7　日焼けがひどいと言いますが，全身性エリテマトーデスでしょうか？　207

2) 非アレルギー性

　代表的な非アレルギー性の機序として「光毒性」があり，一部の薬剤性光線過敏症が該当します．具体的には，体内物質（投与された医薬品）が光線に暴露されることで炎症性メディエーターが発生し，皮膚組織が傷害されることで発症します．皮膚病変は疼痛を伴う紅斑（見た目は激しい日焼け様で，組織所見も日焼けと同様）として現れ，その分布は露光部に限られます．感作を経ないため，誰でも，初回投与でも発症しえますし，発症までの時間も短いです．

　また，ヒトには「紫外線暴露により生じたDNA損傷を修復するシステム」が先天的に備わっていますが，修復システムに異常があると光線過敏症の原因となります（例：色素性乾皮症）．そのほか，膠原病の光線過敏症も非アレルギー性の機序ですが，その病態は複雑です（後述）[9]．

❸ 光線過敏症と日焼け

　「日光暴露後に皮膚が変化する」現象として馴染み深いのは「日焼け」ですが，日焼けは正常な皮膚反応（acute reaction）ですので，光線過敏症とは明確に区別されます[8]．

　ところで，日焼けは日光暴露から数時間で皮膚が赤くなるもの（sunburn），少し時間が経ってから皮膚が黒っぽくなるもの（suntan）に分類され，どちらがどの程度出現するのかは人種差や個人差によります[10]．日本人はsunburnを発症した後にsuntanに移行する「赤→黒」が主流で，sunburnの程度には個人差があります．ですので，**光線過敏症の有無を確認する際，「日光に当たると皮膚が赤くなりますか？」と質問するだけでは不十分**です．この聞き方ではsunburnも該当してしまうため，多くの健常人がyesと答えうるからです．逆に，この病歴がないなら光線過敏症の存在は否定的と言えるでしょう．

❹ 医薬品が原因となる光線過敏症

　ここで，診療科を問わず出会う可能性がある薬剤性光線過敏症について整理しましょう．薬剤性光線過敏症は，医薬品による皮膚有害事象の約8％を占めること[11]，高齢者における医薬品有害事象の約20％を占めること[12]がこれまでに報告されており，決して稀な有害事象ではないことがわかります．抗菌薬，抗マラリア薬，抗真菌薬，抗ウイルス薬，非ステロイド性抗炎症薬，降圧薬，抗不整脈薬，脂質降下薬，抗悪性腫瘍薬，向精神薬……など，被疑薬のカテゴリは多岐にわたり，本邦ではこれまでに200種類以上の被疑薬が報告されています[13]．光毒性と光アレルギー性，両方の機序が報告されておりますが，commonなのは光毒性です．両者にはいくつかの相違点があります（**表3**）が，厳密に区別することは難しく，また両機序とも起こしうる医薬品も複数報告されています[7]．

　ちなみに，**外用薬による薬剤性光線過敏症は「光接触皮膚炎」と呼ばれることが多く**，なかでもケトプロフェン外用薬（湿布であればモーラス®など）による皮膚炎は有名だと思います．「湿布を貼った後に日光に当たると，湿布を貼った場所だけ赤く腫れる」ようになる「湿布かぶれ」の病歴が特徴的です．

208　「この患者さんリウマチ・膠原病かも？」と迷ったときの診断のカンどころ

表3 ◆ 薬剤性光線過敏症における光毒性と光アレルギー性の相違点

	光アレルギー性	光毒性
頻度	低い	高い
病態生理	Ⅳ型アレルギー	直接的な組織傷害
発症に必要な薬剤量	少量	一般的には多量
発症に必要な光線量	少量	多量
光線暴露からの発症時間	＞24時間	＜24時間
皮膚病変の所見	湿疹様	酷い日焼け様反応
感作	必要	不要
皮膚病変の分布	露光部以外にも認めうる	露光部に限局
色調変化	一般的ではない	しばしば認める
病理所見	表皮の海綿状態，リンパ球の放出，血管周囲の炎症細胞浸潤	角化細胞壊死，リンパ球と好中球を主体とする真皮浸潤

（文献7の表を筆者翻訳）

❺ 膠原病と光線過敏症

　　光線過敏症を伴う膠原病として，SLE，皮膚筋炎（dermatomyositis：DM），そしてシェーグレン症候群（Sjögren's syndrome：SS）が知られています．その出現頻度は高く，過去の研究ではSLE患者の最大93％，DM患者の最大50％，SS患者の約80％以上に，それぞれ光線過敏症が認められたと報告されています[9]．重要なのは，**光線暴露を契機に（皮膚だけではなく）全身性に炎症が惹起されうる，すなわち膠原病の病勢が悪化しうる**ということです．皮膚の異常反応にとどまらない可能性があるということですね．例えばSLE患者が「日光に当たったところ，顔が赤くなって，関節が痛くなって，熱っぽくなって，永らく落ち着いていたループス腎炎が再燃した」みたいな病歴を訴えた場合，一連の病歴は光線過敏症の守備範囲になります．こうした側面は分類基準には十分に記載されていませんし，ついつい「光線過敏症＝皮膚のトラブル」と考えてしまいがちですが，これを機に整理しておきましょう．

　　膠原病における光線過敏症の機序は複雑で，十分に解明されているとは言えません．直近のレビューを紐解くと，そもそも表皮に異常があることだったり，光線暴露を契機として皮膚内や体内でさまざまな反応が起こる（① 炎症性メディエーターが過剰に産生される，② 臓器に各種免疫細胞がリクルートされる，③ 細胞のアポトーシスが促進され，死細胞が蓄積し，死細胞由来の抗原と自己抗体が結合して免疫複合体を形成する，など）ことが機序として想定されています[9]．UVAとUVBのどちらが膠原病の光線過敏症に関与しているのかですが，直近のレビューではUVB-mediatedとされています[9]．しかし，文献によって見解が異なるようですので，UVAとUVB双方に注意が必要と心得ましょう．

　　膠原病患者が光線過敏症を訴えた際，まずは膠原病の病勢悪化を考えたくなりますが，その前に薬剤性光線過敏症の可能性を検討することを心がけましょう．1つ目の理由として，**抗菌薬や降圧薬など，処方頻度の高い医薬品が被疑薬になる，すなわち誰にでも起こりうる**ことがあげられます．他院で処方された医薬品を漏れなくタイムリーに把握するのは難しいですが，

7　日焼けがひどいと言いますが，全身性エリテマトーデスでしょうか？　　209

（光線過敏症に限らず）予定外の事象が起きたときは，自院以外での処方状況も確認して，副作用（有害事象）の可能性を検討する習慣をつけましょう．2つ目の理由として，**膠原病治療薬も被疑薬になる**ことがあげられます．**膠原病治療薬のうち，ヒドロキシクロロキン（hydroxychloroquine：HCQ），メトトレキサート，非ステロイド性抗炎症薬は被疑薬として比較的有名です**（※私見）が，本邦で報告されている被疑薬リストには抗TNF-α抗体製剤や疾患修飾性抗リウマチ薬が多数記載されており，あらゆる膠原病治療薬が被疑薬になりうるとわかります[7, 13]．ちなみに，膠原病治療薬ではないですが，**ニューモシスチス肺炎の予防内服で頻用されるスルファメトキサゾール・トリメトプリム配合剤も被疑薬の1つですね**．例えばSLE患者から「HCQ内服を開始したところ，光線過敏症が再燃した」と言われた場合，SLEの再燃と薬剤性光線過敏症の可能性，いずれも検討する必要があるでしょう．

ここまでの内容を踏まえて，膠原病患者，あるいは膠原病が疑われる患者に対して，光線過敏症の有無を聴取する際のポイントを考えてみましょう．経験則で恐縮ですが，私は，おおむね次のような点を意識して病歴聴取しています．

1）単なる日焼けを超えた皮膚病変ではないか，分布がどうなのか

前述のように，「日光に当たった後に皮膚が赤くなる」だけでは，一般的な日焼け（sunburn）と区別することができません．このエピソードがなければ光線過敏症の可能性は下がるでしょうが，あるからといって光線過敏症と確定することはできません．また，病院受診時には光線過敏症の症状が消失している（皮膚病変を自分で評価できない）可能性があることも，診断を難しくさせます．

例えば，「もともと日焼けする体質ではなかったのに，1カ月前から，日に当たると皮膚が赤くなるようになった」とか「日に当たった場所が，日焼けにしては酷い／日焼けとは言い難い外観（水ぶくれなど）になった」といったエピソードが聴取できれば，「（sunburnとは異なる）異常な皮膚反応」が起こっているのではないか？と想起することができます．また，皮膚病変の性状や分布を確認するうえで，丁寧な病歴聴取はもちろん大事ですが，手持ちのスマホで写真を撮って見せてもらうことができれば，より確実です．

2）薬剤性光線過敏症や光接触皮膚炎の可能性はないか

光線過敏症に限りませんが，あらゆる事象の背後に医薬品有害事象が隠れていないか，一度は検討する必要があります．自院はもちろんのこと，他院での診療状況を確認し，被疑薬が新たに処方されていないかの確認が必要です．特に，皮膚病変の分布が外用薬（湿布，ゲルなど）の使用部位と一致している場合は，光接触皮膚炎が鑑別にあがります．

3）皮膚病変以外のエピソードがないか

膠原病はUV暴露を契機に病勢が悪化することが知られています．ですので「日光に当たったあと，発熱や倦怠感，関節痛が出ていませんか？」のように，膠原病関連の症状がセットで出現していないかを聴取することは有効でしょう．

❻ 紫外線対策

ここからは，光線過敏症を予防するための紫外線対策をみていきましょう．一般的には，①真昼の日光を避けること（10〜16時），②衣服を工夫すること（長袖シャツ，長ズボン，つばの広い帽子など），③UVカットのウィンドウフィルムを貼ること（UVAは窓を通過することが知られており，屋内や車内であっても窓越しにUV暴露する危険があるため），④ブロードスペクトラムの日焼け止めを使うこと（UVAとUVB両方をブロックすることが必要），以上の4点が推奨されています[4]．特に日焼け止めは，適切な強度の製品を，適切な量だけ，塗布することが重要です．少し詳しく見てみましょう．

1）適切な強度

日焼け止めの強度は，UVAに対する防御力を表したprotection grade of UVA（PA），UVBに対する防御力を表したsun protection factor（SPF）の2つの指標が用いられます．PAは日本で用いられる指標で，＋〜＋＋＋＋の4段階で表されます．＋が多いほど防御力が高く，明確な指針はないもののSLEではPA＋＋＋＋が推奨されています．SPFは国際的に用いられる指標で，数値で表されます．数値が大きいほど防御力が高く，**一般的な光線過敏症ではSPF 30以上がよいとされています**[4]が，**SLEではSPF 55以上の日焼け止めが推奨されています**[14]．

2）適切な量

日焼け止めの効果は，適切な量を用いることで発揮されるものです．しかし，過去の研究では「推奨量の約25％の量しか塗れていない」ことが報告されており[15]，量についても周知が必要と考えられます．ここでは，**日焼け止めの塗り方のルールとして知られている「ティースプーンルール」を紹介します**[16]．**コーヒーや紅茶に砂糖を入れるときの小さなスプーンを1単位として，日焼け止めの使用量を定義しています**（図2）．患者指導にお役立てください．

> 《日焼け止めの推奨量：図2》
> - 頭頸部（顔＋首）⇒合計でティースプーン1杯
> - 体幹部（胸＋腹＋背＋腰）⇒合計でティースプーン2杯
> - 上肢⇒ティースプーン1杯ずつ
> - 下肢⇒ティースプーン2杯ずつ

ほかにも，2〜3時間おきに塗り直す，重ね塗りする，といったさまざまな注意事項がありますが，詳しくは環境省が発行している「紫外線環境保健マニュアル2020」にまとめられています[17]ので，一度ご覧になることをお勧めします（当該パンフレットでは，ティースプーンルールとは異なる使用量の目安が書かれていますが，覚えやすい方を使っていただいてかまいません）．

ちなみに，こうした対策は晴天時にのみ行えばよい，というわけではありません．**曇りや雨の日，つまり「太陽が出ていない」天候であったとしても，日中のUV対策は必要です．**確か

7 日焼けがひどいと言いますが，全身性エリテマトーデスでしょうか？ 211

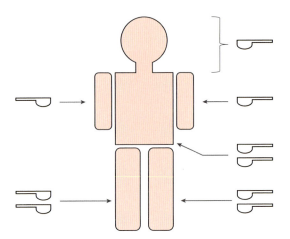

図2 ◆ ティースプーンルール（筆者作成）
頭＋首で1杯，体幹で2杯，右上肢で1杯，左上肢で1杯，右下肢で2杯，左下肢で2杯，の日焼け止めを塗布する．

に雲が存在することでUVの降り注ぎはある程度抑えられる（UVインデックスが低下する）と考えられますが，① UVAは雲を通過して地表に降り注ぐこと，② 雲（エアロゾル）に日光が衝突すると，光の散乱によりUV強度が増加しうること，が知られているためです[17]．

❼ 脱毛と日焼けサロン

　膠原病患者の多くは若年・女性ということもあり，医療脱毛（レーザー脱毛）やエステ脱毛（光脱毛）が可能なのか？と質問を受けることがあります．まず，**脱毛で照射される光線の波長領域は600〜1,100 nmが一般的です**[18]．図1でも示した通り，光線過敏症の原因となるUVの波長領域は10〜400 nmですので，原理的には「問題ない」（脱毛により光線過敏症が惹起されることはない）ということになります．一方で，日本リウマチ学会のWebサイトでは，医療脱毛について次のような見解が示されています[19]．引用元はSLEを対象とした文章ですが，膠原病患者に幅広く当てはまる原則だと思いますので，医療者は心得ておくのがよいでしょう．

《全身性エリテマトーデスの患者さんが脱毛を希望された場合》
- ステロイドの副作用で皮膚が脆弱になっている場合，光線照射により熱傷をきたす可能性がある．最初は目立たない部位に照射してもらい，問題なければ他の部位に照射してもらう方がよい．
- 皮膚の状態が悪い，あるいは皮疹後の色素沈着が残っている場合は避けた方がよい．
- 治療薬の副作用（シクロスポリン，ステロイドなど）で多毛となり，医療脱毛を希望している可能性を検討する．もしそうなら，まずは用量調整や他剤への変更ができないかを検討する．

※日本リウマチ学会のWebサイト[19]の記載を筆者が再構成

一方，日焼けサロンで用いられる光線はUVを含んでいます．最近では皮膚傷害の少なさを謳った日焼けサロンも増えていますが，皮膚傷害が少ない＝UVBをカットしている（＝UVA主体の光が使われている）というだけです[20]．光線過敏症が懸念される人は行かない方がよいでしょう[20]．

本症例の最終診断

薬剤性光線過敏症（被疑薬：テトラサイクリン系抗菌薬）

■ **最終診断に至ったプロセス**

主治医はSLEの再燃を念頭に精査を開始したが，発熱や関節炎といったSLEの全身症状はなく，各検査でもSLEの病勢悪化を疑う所見（低補体血症，自己抗体の抗体価変動，尿所見異常など）はなかった．SLEの再燃にしては非典型的と考えた主治医は，それ以外の原因を検討した．最近，何か変わったことがなかったかを患者さんに聞いてみたところ，**10日前にマイコプラズマ肺炎に罹患したこと，自宅近くの診療所でテトラサイクリン系抗菌薬を処方されて現在内服中であること**，が判明した．薬剤性光線過敏症を疑った主治医は，抗菌薬の内服中止を指示した（※肺炎の治療期間は完遂していると判断した）．

1カ月後のフォローアップ外来で，患者さんから「前回のような日焼け症状はすっかりなくなりました」と報告があった．それ以降も再発することはなく，本患者はテトラサイクリン系抗菌薬による薬剤性光線過敏症と診断された．

今回の出来事を機に，日焼け対策があらためて指導された．

● おわりに

本項では，光線過敏症に関して，その機序や原因，診察のポイント，対策法に至るまで，さまざまな切り口で解説させていただきました．膠原病診療に携わる医師であれば，膠原病の一症状として，あるいは医薬品の副作用として，光線過敏症に出会う機会は何回もあると思います．本項を足がかりとして，知識と理解をいっそう深めていただき，先生方の日常診療に役立てていただければ幸いです．

Conflict of interest（利益相反）：第一三共株式会社（社員）

◆ **文　献**

1）Tan EM, et al：The 1982 revised criteria for the classification of systemic lupus erythematosus. Arthritis Rheum, 25：1271-1277, 1982 [PMID：7138600]

2）Hochberg MC：Updating the American College of Rheumatology revised criteria for the classification of systemic lupus erythematosus. Arthritis Rheum, 40：1725, 1997 [PMID：9324032]

3） リウマチ膠原病徒然日記：どう違う？~SLEの分類基準~. 2019
　　https://tuneyoshida.hatenablog.com/entry/2019/07/19/CC

4） Elmets CA：Overview of cutaneous photosensitivity: Photobiology, patient evaluation, and photoprotection. UpToDate, 2024

5） 日本天文学会 天文学辞典：電磁波.
　　https://astro-dic.jp/electromagnetic-wave/

6） Elmets CA：Photosensitivity disorders (photodermatoses): Clinical manifestations, diagnosis, and treatment. UpToDate, 2023

7） Blakely KM, et al：Drug-Induced Photosensitivity-An Update: Culprit Drugs, Prevention and Management. Drug Saf, 42：827-847, 2019［PMID：30888626］
　　▶ 薬剤性光線過敏症について詳しくまとめられているレビューです.

8） Lehmann P & Schwarz T：Photodermatoses: diagnosis and treatment. Dtsch Arztebl Int, 108：135-141, 2011［PMID：21442060］

9） Estadt SN, et al：Mechanisms of Photosensitivity in Autoimmunity. J Invest Dermatol, 142：849-856, 2022［PMID：34167786］
　　▶ 膠原病における光線過敏症の知見がコンパクトにまとめられています.

10） Fitzpatrick TB：The validity and practicality of sun-reactive skin types I through VI. Arch Dermatol, 124：869-871, 1988［PMID：3377516］

11） Selvaag E：Clinical drug photosensitivity. A retrospective analysis of reports to the Norwegian Adverse Drug Reactions Committee from the years 1970-1994. Photodermatol Photoimmunol Photomed, 13：21-23, 1997［PMID：9361124］

12） Korzeniowska K, et al：Photosensitivity reactions in the elderly population: questionnaire-based survey and literature review. Ther Clin Risk Manag, 15：1111-1119, 2019［PMID：31571889］

13） 医薬品医療機器総合機構：調査結果報告書（令和3年11月5日）.
　　https://www.pmda.go.jp/files/000244334.pdf
　　▶ p.11〜（別紙1）に，光線過敏症を起こすことが知られている薬剤の一覧が掲載されています.

14） Wallace DJ：Systemic lupus erythematosus in adults: Overview of the management and prognosis. UpToDate, 2024

15） Bech-Thomsen N & Wulf HC：Sunbathers' application of sunscreen is probably inadequate to obtain the sun protection factor assigned to the preparation. Photodermatol Photoimmunol Photomed, 9：242-244, 1992［PMID：1343224］

16） Isedeh P, et al：Teaspoon rule revisited: proper amount of sunscreen application. Photodermatol Photoimmunol Photomed, 29：55-56, 2013［PMID：23281699］

17） 環境省：紫外線環境保健マニュアル 2020.
　　https://www.env.go.jp/chemi/matsigaisen2020/matsigaisen2020.pdf
　　▶ 一般の人に向けて製作された資料ですので，患者さんに説明するときなどに重宝します

18）「エビデンスに基づく美容皮膚科治療」（宮地良樹，葛西健一郎／編），中山書店，2019

19） 日本リウマチ学会：病気に関する情報箱.
　　https://www.ryumachi-jp.com/guidance/iinkai/pleasure/infobox/

20） 日本皮膚科学会 皮膚科Ｑ＆Ａ：Q14 日焼けサロンは大丈夫？
　　https://www.dermatol.or.jp/qa/qa2/q14.html

第3章 症状からの紹介

8 口内炎がひどいですが，ベーチェット症候群でしょうか？

髙橋幹弘

Point
- 全身性エリテマトーデス（SLE）などの膠原病に伴う口腔内潰瘍では特徴的な臨床像がある．ただしベーチェット病の口腔内アフタは再発性アフタ性口内炎（RAS）と特徴が共通しており，口腔病変のみで区別は難しい
- ベーチェット病やSLEなどの全身性疾患を疑う際には，分類基準を参考に口腔外の全身所見や検査値異常を確認する
- ベーチェット病として矛盾しない病態でも，慢性活動性EBウイルス感染症（CAEBV）などの血液疾患による表現型であることが稀にある．血液疾患の可能性に関しては常に留意しておく必要がある

Keyword 再発性アフタ性口内炎（RAS）　分類基準　SLE　ベーチェット病
慢性活動性EBウイルス感染症（CAEBV）

はじめに

　口内炎はありふれた症候であり，一般的には再発性アフタ性口内炎（recurrent aphthous stomatitis：RAS）と呼ばれる明確な病因のない病態が最多を占めます．しかし，口内炎がくり返される場合，全身性疾患を診断する1つの手がかりとなることもたびたび経験されます．本項では口内炎関連の代表的な自己免疫疾患を疑うヒントをまとめつつ，ベーチェット病の鑑別で必ず考慮すべき鑑別に関しても説明します．

症例 〜紹介状より〜

「平素より大変お世話になっております．
2X歳男性．以前よりくり返す口内炎・本入院中の喉頭蓋の病変に関してのご相談になります．
患者様は3カ月前からくり返す咽頭痛にて，耳鼻科にてフォローしておりました．
当初は1週間ほどの咽頭炎にとどまっておりましたが，1カ月半後に再度喉頭炎として再発・2週間で緩解し，3日前に喉頭蓋炎として再度当科入院となっております．くり返す病変として，鑑別を考えた際に，内視鏡挿入時に白色のアフタ性口内炎を認めていたことが確認されたため，ベーチェット病を鑑別に考えています．本人に確認したところ，半年前から口内炎をくり返しはじめ，発熱とともに認めていたようです．
ご多忙のところ大変恐縮ですが，ご高診のほどよろしくお願いいたします．」

1）病歴

【現病歴】
　半年前から，白色の痛みを伴う口内炎が1，2個ほど出現しては約2週間続くようになった．徐々に熱も伴うようになっていた．3カ月前に強い咽頭痛（＋口内炎）を認め，耳鼻科を受診した．抗生物質の内服で様子をみたところ1週間ほどで改善したが，入院1カ月半前に喉頭炎として再燃した．2週間ほどで改善したが，入院3日前から喉頭蓋炎として耳鼻科で入院している．

【既往歴】特記事項なし

【出身】　東南アジア（出稼ぎ）

【服薬歴】なし．薬剤アレルギーもなし

【家族歴】リウマチ・膠原病の家族歴なし，結核・肝炎なし，血液疾患なし

【生活歴】飲酒：なし，喫煙：なし，職業：会社員，旅行歴：数年間日本在住，動物・昆虫接触歴：虫にさされるとやけにかぶれるようになった

2）身体〜検査所見

【身体所見】
　嗄声，口腔内に白色アフタ2個，10 mm未満で辺縁整かつ疼痛の訴えあり．
　眼球結膜正常，眼瞼〜頬部に皮疹なし，頭皮発赤なし，前胸部〜前腕に毛穴に一致した膿疱あり，両下腿にアザのような紫斑散在（浸潤を伴う），肝腫大あり，脾腫大あり，後頚部〜腋窩リンパ節腫大あり，外陰部に潰瘍を認める．
　腫脹・圧痛関節：両肘・膝関節，爪：爪周囲紅斑なし，爪上皮血管拡張なし．

【検査値】WBC 12,000/μL, Hb 8.7 g/dL, PLT 5.0×10⁴/μL, TP 7.3 g/dL, Alb 3.0 g/dL, AST 60 U/L, ALT 80 U/L, LDH 550 U/L, ALP 400 U/L, γ-GTP 110 U/L, BUN 18.0 mg/dL, Cre 0.6 mg/dL, CRP 18.0, ESR 100 over mm/h, フェリチン10,000以上ng/mL, RF陰性，CCP抗体陰性，ANA 40倍未満，P-ANCA陰性，C-ANCA陰性

【尿検査】蛋白・潜血尿なし

【内視鏡検査】喉頭蓋浮腫＋，一部潰瘍も伴う

【体幹部造影CT】肝脾腫著明．肝臓・脾臓に低吸収の腫瘤影多数

❶ くり返す口内炎の病態と鑑別

　　　くり返す口内炎のなかでも最も一般的なのは，明確な病因が特定されていない再発性アフタ性口内炎（RAS）であり，人口における平均有病率は約20％に達します．本疾患では，口腔内に反復性の潰瘍が生じるものの，持続期間は数日で自然寛解するものから，数年間にわたって再発をくり返すものまでさまざまです．

　　現在推測されている病態メカニズムとしては，T細胞媒介性免疫反応が関与し，腫瘍壊死因子（TNF-α）の産生が引き金となり，細胞障害性T細胞（CD8⁺T細胞）が活性化されることで，上皮細胞が破壊されると考えられています．RASの発症には，アレルギー，遺伝的素因，血液学的異常，ホルモンバランスの不均衡，免疫学的要因，感染，栄養失調，喫煙，身体的・精神ストレス，外傷など，さまざまな因子が関与している可能性が指摘されています[1]．

　　RASが最も一般的な病態ですが，口内炎が全身性病態の症候として現れることもあります．代表的な疾患として全身性エリテマトーデス（SLE）とベーチェット病があげられます．その他の鑑別に関しては表1の通りになります．口腔内上皮のターンオーバーである2週間を過ぎても口内炎が持続するときに，全身疾患に伴う場合や口腔内腫瘍の可能性を考慮することが重要です．

表1◆ くり返す口内炎の鑑別

分類	疾患	全身症候＋α
一般的	RAS	
薬剤性	NSAIDs, βブロッカー, BIS, 抗癌薬, など	薬疹を伴うことあり
栄養不足	鉄欠乏	舌炎・口角炎・嚥下障害
	ビタミンB$_{12}$欠乏	ハンター舌炎・味覚障害
局所的な要因	外傷・熱傷	
	放射線治療	放射線照射部位に一致
感染症	壊死性口内炎	パンチで抜いたような潰瘍, 出血, 疼痛, 歯肉に限局した隣接部壊死であり, 歯肉, 特に歯間部に限局する
	HSV/VZV	ヘルペス皮疹の合併, 三叉神経第2,3枝領域, 再発時は同部位多数
	深在性真菌症	免疫抑制時に注意
	伝染性単核球症/HIV	発熱・肝脾腫・後頸部リンパ節腫脹・咽頭痛 / 下痢や倦怠感時にはよりHIV注意
	梅毒	梅毒の時期により表現型多彩, バラ疹やリンパ節腫脹など, 第二期梅毒での「カタツムリの痕」
	結核	全身性結核とともに稀に出現. 一次口腔感染は稀
	淋菌	滲出性咽頭炎, 皮疹
	手足口病	（夏の流行歴を参考に）手・足・臀部の皮疹
	ヘルパンギーナ	（夏の流行歴を参考に）口蓋・咽頭を含む口腔内後部
皮膚疾患	多型滲出性紅斑	皮膚所見, 不規則な辺縁をともなう潰瘍, 炎症性ハロー・口唇の出血性沈着物が特徴
	扁平苔癬	皮膚所見（伴わない場合もある）
	尋常性天疱瘡	50％の症例で天疱瘡の初期症状として
	粘膜類天疱瘡	40歳女性・歯肉最多・出血性病変
	結節性紅斑, sweet病	ベーチェット様症候, 結節性紅斑は四肢末梢, Sweet病は体幹中心分布
消化器疾患	IBD	下血・腹痛, 腸管外病変（ぶどう膜炎・付着部炎など）
	セリアック病	吸収不良, ヘルペス様皮疹
膠原病・自己炎症性疾患	SLE（Sjögren/APS）	SLE分類基準（ACR criteria 1997, ACR/EULAR 2019ともに重要）
	ベーチェット病	ベーチェット病分類基準
	血管炎	GCA, ANCA関連で稀に口腔内潰瘍の報告あり／多発単神経炎・肺・腎病変／側頭動脈壁肥厚など
	MDA5陽性皮膚筋炎	SLEとともにtypeⅠIFNを反映してか, 口腔内潰瘍・血球減少etc SLEと共通. 逆ゴットロン徴候, メカニックハンド
	反応性関節炎	付着部炎・仙腸関節炎・結膜炎・尿道炎・脂漏性角化症
	PFAPA	アフタ性口内炎・咽頭炎・リンパ節炎／1週以内に改善する発熱で上記／発熱周期は3〜8週
	TRAPS	発熱・眼窩浮腫・関節炎・漿膜炎・結膜炎／〜8週持続する発熱
悪性疾患	扁平上皮癌	口腔内悪性腫瘍で最多（90％の報告あり）／基本無痛性
	基底細胞癌	本来露光部原発だが, 隣接する頬粘膜に／初期：隆起した丘疹／進行：中央に痂皮のある潰瘍, 境界滑らかな陥凹を伴う
血液疾患	悪性リンパ腫	他のリンパ腫と比較し, B症状をめったにともなわない. 腫瘤形成から潰瘍へ進展することが多い. 46.4％で口腔内診断後に他の節外性リンパ腫が確認→口腔内への浸潤が播種の一部とする報告あり
	白血病	急性骨髄性白血病・急性リンパ球性白血病で初発症状として口腔内病変が比較的起こりやすい
	アミロイドーシス（M蛋白）	舌・頬粘膜での潰瘍性病変報告例あり／舌肥大や, 手根管症候群など
	好中球減少	先天性では, 周期性の発熱とともに／薬剤性では, 右下腹部痛（好中球減少性腸炎）
	CAEBV	ベーチェット病の4大徴候を満たしうる. またIBDのミミックとしても有名. どちらも口内炎をとりうる疾患である

（文献12〜21を参考に作成）

❷ SLEにおける口腔内潰瘍

SLEに伴う口腔内潰瘍は，同疾患の粘膜障害の最も一般的な症状の1つであり，SLE患者の7〜52％に発生すると報告されています．特に硬口蓋は好発部位として知られ，そのほかにも頬粘膜や口腔粘膜，歯肉の境界部が多いです．潰瘍は紅斑を伴いながら進展し，一般的に潜在性かつ無痛性であることが特徴的です．報告によっては，82％が無痛性であり，病歴聴取時に自覚症状を訴えないケースも少なくありません．そのため，口腔内病変は身体診察を通じてのみ確認されたとする報告もあり，**日常診療においては患者の訴えがなくとも口腔内を詳細に観察すること**が重要です[2〜4]．

❸ ベーチェット病における口腔内アフタ

一方，ベーチェット病に伴う口腔内アフタは，有痛性で境界が明瞭な白色病変を呈し，深在性であることが特徴的であり，RASにおける小アフタ型病変と類似しています．典型的な病変は円形で直径10 mm未満の潰瘍であり，非角化粘膜に生じるため，口腔内の広範な部位で発症する可能性があります．RASとベーチェット病の口腔内アフタは病理学的に共通点が多いため，小アフタ型RASをみた際にはベーチェット病の可能性を常に念頭に置く必要があります．逆に，ベーチェット病では，口腔内アフタは最も頻度の高い初発症状であり，文献によると発生率97〜100％とする報告もあります．そのため，口内炎の有無はベーチェット病の診断および除外診断においてきわめて重要です．なお，口内炎を認めないベーチェット様病態の場合は，結節性紅斑やSweet病などとの鑑別が必要となる場合があります[2, 5, 6]．

本症例の最終診断

慢性活動性EBウイルス感染症（CAEBV）

■ 最終診断に至ったプロセス

本症例では，RASの小アフタ型病変に相当する口腔内アフタを認めており，臨床経過からSLEよりもベーチェット病が疑わしいと考えられた．RASとの鑑別には，ベーチェット病に特徴的な全身性症候の確認が重要であり，診断の参考として分類基準の活用が望ましい．厚生労働省ベーチェット病診断基準（2016年小改訂：表2）に基づくと，本症例では主症状として口腔粘膜の再発性アフタ性潰瘍を認めるだけでなく，結節性紅斑様皮疹や毛嚢炎様皮疹といった皮膚症状も確認された．さらに外陰部潰瘍を伴い，主症状を3項目満たしていた．加えて，副症状として関節炎も認められたことから，ベーチェット病疑いに分類可能であった[6, 7]．

ベーチェット病においては，咽頭〜喉頭蓋炎・潰瘍病変の報告[8]が散見されており，本症例も一見すると矛盾しないように思われた．しかし，本症例では血算異常，LDHおよびALPの上昇が確認され，さらに肝脾腫や肝脾内の腫瘤影など血液疾患や悪性疾患の可能性を示唆する所見が認められた．あらためて患者に病歴を確認したところ，虫刺過敏症の既往が判明し，慢性活動性EBウイルス感染症（CAEBV）が疑われた．さらに末梢血EBV-DNA高値を認めたことから，血液内科にて精査を行い，最終的にCAEBVの診断に至った．

表2 ◆ 厚生労働省ベーチェット病診断基準（2016年小改訂）〈主要項目〉

主症状	1. 口腔粘膜の再発性アフタ性潰瘍 2. 皮膚症状 　（a）結節性紅斑様皮疹　（b）皮下の血栓性静脈炎　（c）毛嚢炎様皮疹，痤瘡様皮疹 　参考所見：皮膚の被刺激性亢進 3. 眼症状 　（a）虹彩毛様体炎　（b）網膜ぶどう膜炎（網脈絡膜炎） 　（c）以下の所見があれば（a）（b）に準じる 　　　（a）（b）を経過したと思われる虹彩後癒着，水晶体上色素沈着，網脈絡膜萎縮，視神経萎縮，併発白内障，続発緑内障，眼球癆 4. 外陰部潰瘍
副症状	1. 変形や硬直を伴わない関節炎　　　　2. 精巣上体炎（副睾丸炎） 3. 回盲部潰瘍で代表される消化器病変　4. 血管病変　5. 中等度以上の中枢神経病変
病型診断の基準	1. 完全型：経過中に4主症状が出現したもの 2. 不全型： 　（a）経過中に3主症状，あるいは2主症状と2副症状が出現したもの 　（b）経過中に定型的眼症状とその他の1主症状，あるいは2副症状が出現したもの 3. 疑い：主症状の一部が出現するが，不全型の条件を満たさないもの，および定型的な副症状が反復あるいは増悪するもの 4. 特殊病変：完全型または不全型の基準を満たし，下のいずれかの病変を伴う場合を特殊型と定義し，以下のように分類する 　（a）腸管（型）ベーチェット病—内視鏡で病変（部位を含む）を確認する 　（b）血管（型）ベーチェット病—動脈瘤，動脈閉塞，深部静脈血栓症，肺塞栓のいずれかを確認する 　（c）神経（型）ベーチェット病—髄膜炎，脳幹脳炎など急激な炎症性病態を呈する急性型と体幹失調，精神症状が緩徐に進行する慢性進行型のいずれかを確認する

（文献7より引用）

ここがポイント　慢性活動性EBウイルス感染症（CAEBV）

　慢性活動性EBウイルス感染症（chronic active Epstein-Barr virus infection：CAEBV）はベーチェット病の4大兆候を満たすミミックとして，小児例で散発的に報告されていますが，成人症例では比較的稀であるため，鑑別にあげにくいです．しかし，20歳代後半までの患者では鑑別診断に含めることが望ましいと考えます．表現型のみで除外することは困難なことが多く，本症例のようにリンパ腫への移行や血球貪食症候群などの致死的病態へ進展する前に，適切な診断を行うことがきわめて重要です[9, 10]．

ここがポイント　中年患者のベーチェット病疑いでは，EBV感染は考慮しなくてもよいか？

　基本的にCAEBVは若年発症が多く，後発年齢では稀であるため，鑑別順位は低いと考えられます．ただし，報告例は散見されるため，完全には否定できません．一方で傍腫瘍症候群として有名なSweet病がベーチェット病と類似した口腔内アフタ含む症状を呈することがあります．そのため，鑑別診断においては，血液疾患や膠原病の関与を慎重に除外することが望ましいです．また，中年から高齢者においても，EBV感染に伴う虫刺過敏症を訴える症例があり，これが悪性リンパ腫（特にマントル細胞リンパ腫[11]）

などの血液疾患の潜在的徴候として報告されています．自験例でも，ベーチェット病の
4大徴候を満たし，臨床経過上も矛盾しない症例でしたが，虫刺過敏症とEBVの再活性
化を伴っており，皮膚生検でT細胞性の病態が示唆された症例の経験もあります（少な
くとも1年の経過では腫瘍の発生は認めず，EBVサザンブロット陰性でした）．

ひとことパール

SLEの口腔内潰瘍は無痛性で赤色調を呈し，潜在性であることが特徴であ
り，硬口蓋にも見られることが多い．ベーチェット病の口腔内アフタは有痛
性で白色調，深在性であり，辺縁が明瞭である点で対称的．

おわりに

　くり返す口内炎は基本的に再発性アフタ性口内炎が頻度が多いですが，稀に全身性疾患が隠
れている場合があります．特に膠原病や自己炎症性疾患で代表的な疾患としてSLEやベーチェッ
ト病があげられますが，それぞれの口腔内潰瘍の特徴を把握しておくことが大切です．加えて，
分類基準を参考に他の全身所見がないか確認することがきわめて重要です．

◆ 文 献

1）D'Amario M, et al：Treatments for Recurrent Aphthous Stomatitis: A Literature Review. Dent J (Basel), 13：66, 2025［PMID：39996939］

2）Chi AC, et al：Oral manifestations of systemic disease. Am Fam Physician, 82：1381-1388, 2010［PMID：21121523］

3）Urman JD, et al：Oral mucosal ulceration in systemic lupus erythematosus. Arthritis Rheum, 21：58-61, 1978［PMID：623694］

4）Alharbi S：Gastrointestinal Manifestations in Patients with Systemic Lupus Erythematosus. Open Access Rheumatol, 14：243-253, 2022［PMID：36281321］

5）Taylor J, et al：Interventions for the management of oral ulcers in Behçet's disease. Cochrane Database Syst Rev, 2014：CD011018, 2014［PMID：25254615］

6）Saadoun D, et al：Behçet's Syndrome. N Engl J Med, 390：640-651, 2024［PMID：38354143］

7）ベーチェット病研究斑：厚生労働省ベーチェット病診断基準（2016年小改訂）
https://www.nms-behcet.jp/patient/behcet/standerd.html

8）Yano H & Kinjo M：Laryngeal ulcer with Behcet's disease. BMJ Case Rep, 12：e232777, 2019［PMID：31776157］

9）Shen K & Ma H：Chronic active Epstein-Barr virus infection manifest as extensive mucocutaneous ulceration mimicking Behçet's disease. Br J Haematol, 199：167, 2022［PMID：35916548］

10）Yu HH & Chiang BL：Genital ulcers in acute Epstein-Barr virus infection mimicking Behçet's disease. Clin Rheumatol, 42：633-634, 2023［PMID：36383240］

11）Darji K, et al：Mantle cell lymphoma presenting with exaggerated skin reaction to insect bites. BMJ Case Rep, 12：e227590, 2019［PMID：30902840］

12）Scully C & Shotts R：ABC of oral health. Mouth ulcers and other causes of orofacial soreness and pain. BMJ,

321：162-165, 2000（PMID：10894697）

13）Scully C & Felix DH：Oral medicine--update for the dental practitioner. Aphthous and other common ulcers. Br Dent J, 199：259-264, 2005（PMID：16155535）

14）Scully C：Clinical practice. Aphthous ulceration. N Engl J Med, 355：165-172, 2006（PMID：16837680）

15）Minhas S, et al：Oral Ulcers Presentation in Systemic Diseases: An Update. Open Access Maced J Med Sci, 7：3341-3347, 2019（PMID：31949540）

16）Sundharam S, et al：Oral Ulcers – A Review. J Dent Oral Disord, 4：1098, 2018

17）Tseng CH, et al：Clinical manifestations of oral lymphomas – Retrospective study of 15 cases in a Taiwanese population and a review of 592 cases from the literature. J Formos Med Assoc, 120：361-370, 2021（PMID：32505589）

18）Quispe RA, et al：Oral manifestations of leukemia as part of early diagnosis. Hematol Transfus Cell Ther, 44：392-401, 2022（PMID：34862157）

19）Dissanayaka DWVN, et al：Oral manifestations of systemic amyloidosis, an aid to diagnosis of multiple myeloma – report of two cases. Braz J Otorhinolaryngol, 88：146-149, 2022（PMID：33408060）

20）Hochberg MC：Updating the American College of Rheumatology revised criteria for the classification of systemic lupus erythematosus. Arthritis Rheum, 40：1725, 1997（PMID：9324032）

21）Aringer M, et al：2019 EULAR/ACR Classification Criteria for Systemic Lupus Erythematosus. Arthritis Rheumatol, 71：1400-1412, 2019

第3章 症状からの紹介

8 口内炎がひどいですが，ベーチェット症候群でしょうか？ 221

第3章 症状からの紹介

9 手足が冷たいですが、レイノー症候群でしょうか？

安部沙織，坪井洋人，松本　功

> **Point**
> - レイノー現象の診断は，色調変化（白→青→赤）の確認が重要である
> - 原発性レイノー現象が多いが，一部の続発性を見逃さないよう注意する
> - 薬物療法と合わせた生活指導（保温，禁煙）が有用である

Keyword 　レイノー現象　　原発性レイノー現象　　続発性レイノー現象　　爪郭毛細血管異常

はじめに

レイノー現象は，寒冷やストレスにさらされた際に，手足の末梢血管が異常に収縮することによって引き起こされる症状です．一般人口の約5％に見られると報告されており[1]，決して稀な症状ではありません．特に冬場は手足の冷えや色の変化を訴える患者さんに遭遇する機会は多いですが，それがレイノー現象であるのか，または背景疾患に関連する症状であるのかを見極めることが重要です．本項では，日常診療でレイノー現象を診断するポイント，鑑別の進め方，そして治療の基本を解説します．

> **症例**
> 60歳代女性．主訴は指先や足先が冷たくなること．2年前から特に冬場に指先が白く変化することに気づいていたが，冷え症によるものと考え，温めると改善するため放置していた．最近，かかりつけ医の診察中に"レイノー現象"の可能性の指摘を受け，膠原病内科を紹介，受診となった．病歴聴取では，寒冷時に両側の第2，3手指の指先が白色から青紫色に色調の変化が見られると言う．診察では，爪周囲紅斑を認め，ダーモスコピーを用いた診察では，爪郭毛細血管異常所見が認められた．

1 レイノー現象とは

1) レイノー現象の診断

「寒くなると手足が冷たくなる」という主訴は少なくありません．寒冷暴露で手指が冷たくな

るのは生理的範囲内の現象である可能性もあり，特に冷えは熱の産生源である筋肉量の少ない女性に多いといわれています．レイノー現象は，温かい診察室では出ていないことが多く，正確な診断のためにはレイノー現象に特有の色調変化を病歴聴取で聞き出すことが重要です．色調変化は，寒冷暴露による血管の攣縮と血流減少→毛細血管における静脈血のうっ滞→反応性の血管拡張に伴って血流が改善する病態を反映して，白→青→赤といった特徴的な変化を認めます．そのなかでも少なくとも2層性（白→青）の色調変化を聞き出すことが重要と考えられています[2, 3]．判断に迷う際には，症状が起きたときに写真を撮ってもらい確認するのも有効でしょう．より正確にレイノー現象の有無を判断するための病歴聴取のしかたとしては，① 寒い環境で指先が特に冷えやすいと感じますか？ ② 冷たいものを触ったときに，指先の色が変わりますか？ ③ ②のとき，指先の色は白や青に変化しますか？という3点を聞いてみてください．すべての質問に該当する場合，レイノー現象が考えられます[2]．

2) レイノー現象の鑑別

レイノー現象は，原発性と続発性に分類され，原発性は特定の基礎疾患がない場合，続発性は膠原病や他の疾患に関連している場合を指します．そのため，レイノー現象を認めた場合には，背景疾患の鑑別が重要です．特に原発性レイノー現象は全体の80〜90％を占めます．一方で，基礎疾患を有する続発性のレイノー現象との鑑別診断は，適切な治療を行ううえで大変重要です．

a) 原発性レイノー現象

原発性レイノー現象は，続発性に比べて発症年齢の若い女性に多く（15〜30歳），第1指には症状を認めないことが一般的です[2]．基礎疾患を伴わないものの，患者の約半数に第一親等以内のレイノー現象患者を認めることがあり，何らかの遺伝学的背景の関与が示唆されています．原発性レイノー現象の診断には，続発性レイノー現象に関連する背景疾患の除外が重要です．患者の病歴や身体所見から，表1に示すような背景疾患を疑う所見がなく，加えて血清学的検査の異常がないこと（特に抗核抗体が40倍以下であること），壊死や壊疽所見を伴わないこと，また爪郭毛細血管異常所見（nail-fold capillary change：NFCC）がないことが原発性レイノー現象と診断するポイントになります．NFCCとは，爪をとり囲む指の皮膚である爪郭（nail fold）における毛細血管の異常所見を指します．ダーマスコピーなどの拡大鏡を用いて確認することが可能であり，毛細血管の拡張，脱落，途絶などが異常所見としてあげられます．NFCCを観察することは非常に重要であり，レイノー現象を認める患者において，爪郭毛細血管異常所見は将来的な膠原病疾患への進展を予測する重要な因子であると報告されています[4]．そのため，レイノー現象を認める患者では，診察時に基礎疾患が診断されなくとも，NFCCを認める際にはその後の経過観察が必要であると考えられます．

b) 続発性レイノー現象

続発性レイノー現象の背景疾患としては，表1に示すようにさまざまな疾患があげられます．この中でも膠原病疾患は最も頻度が高く，続発性レイノー現象の約80〜90％を占めると報告

表1 ◆ 続発性レイノー現象の要因

膠原病リウマチ性疾患	● 強皮症 ● 全身性エリテマトーデス ● 皮膚筋炎 ● シェーグレン症候群 ● 混合性結合組織病
血液疾患	● クリオグロブリン ● 腫瘍随伴症候群 ● 寒冷凝集素症
代謝内分泌疾患	● 甲状腺機能低下症 ● 褐色細胞腫
血管・神経病変	● 血管の圧迫（例：胸郭出口症候群） ● 神経の圧迫（例：手根管症候群）
環境要因	● 振動への暴露（例：職業性） ● 凍傷
薬剤性	● エルゴタミン ● 交感神経遮断薬 ● 抗癌薬

（文献3を参考に作成）

されています[5]. また膠原病疾患のなかでも，特に多いのが全身性強皮症（systemic sclerosis：SSc）であり，SScでは96％以上の症例でレイノー現象が認められます. また混合性結合組織病（mixed connective tissue disease：MCTD）では厚生労働省改訂診断基準2019において，共通所見としてあげられています. 一方，炎症性筋疾患では40％，全身性エリテマトーデス（systemic lupus erythematodus：SLE）やシェーグレン症候群（Sjögren's syndrome：SS）では30％程度と，疾患によりレイノー現象を合併する頻度が異なります[1]. さらに，膠原病関連自己抗体とレイノー現象の関連性も知られており，強皮症関連自己抗体の1つである抗セントロメア抗体は，SScだけでなく，SLE，SS，関節リウマチといった膠原病疾患においてもレイノー現象合併のリスクを高めます[6]. MCTDの診断基準に含まれる抗U1-RNP抗体も，診断の有無にかかわらずレイノー現象と関連することが知られています[7]. 皮膚筋炎においては抗TIF1γ抗体との関連性が低い一方，抗ARS抗体との関連性が高いことも報告されており[8]，自己抗体の検査は膠原病疾患関連のレイノー現象をスクリーニングするうえで有用とも考えられます.

　膠原病疾患以外にも，血液疾患，代謝内分泌疾患，神経・血管病変，環境要因，薬剤性といった多様な原因が考えられ，これらの原因を鑑別するためには，病歴聴取や診察が重要です（**図1**）. 特に環境要因に関しては病歴聴取が非常に重要であり，手持ち式の振動工具を使用する職種の方では5％程度に振動誘発性手指の色調変化（vibration-induced white finger）を認めるといった報告があります[10]. さらに病歴聴取では，原発性との鑑別のためにも，発症年齢（若年発症か，40歳以降の発症か），症状の分布（左右対称性か，単一の指など限局性か），重症度（潰瘍・壊疽の有無）を確認します. 膠原病疾患を考慮する際には，発熱や関節症状，筋症状，

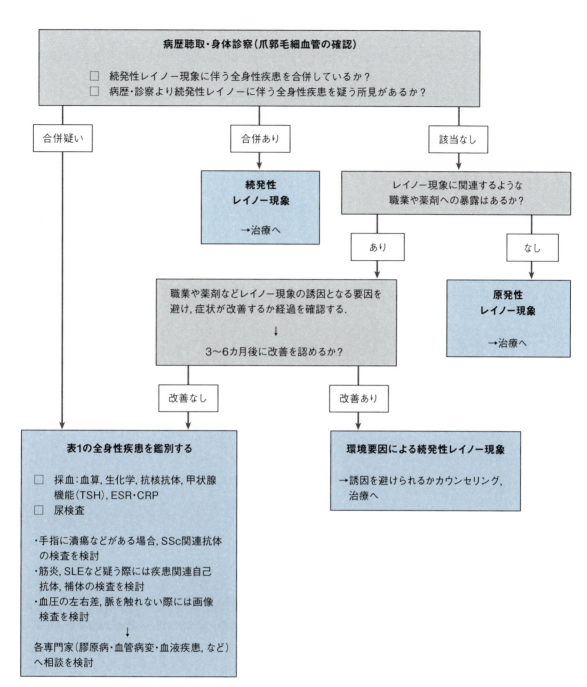

図1 ◆ レイノー現象に対するアプローチ
(文献9をもとに著者作成)

　皮膚変化, 消化器症状, 肺病変を疑う症状を確認します. 鑑別診断のための検査としては, 基本的な血算, 生化学, 尿検査に加え, 抗核抗体や甲状腺機能検査も有用です. 手指に潰瘍を伴う重症な症状が認められる場合, SSc関連自己抗体として, 抗セントロメア抗体, 抗トポイソ

メラーゼI抗体，抗RNAポリメラーゼⅢ抗体も確認するとよいでしょう．SLEやクリオグロブリン血症が疑われる際には，自己抗体に加えて補体価（血清C3値，C4値）や血清クリオグロブリン，またHCV抗体の確認も有用です．身体診察では，単一指の症状や非対称性の症状，また有症状側の脈拍触知不良や血圧の左右差を認める場合は，血管病変の可能性を考慮します．疑わしい場合には，鑑別のためにCTやMRアンギオグラフィーなどの画像検査を検討します．

このような続発性レイノー現象が疑われる場合には，適切な専門家への相談も重要です．

❷ 治療

レイノー現象を認める患者では，症状が重症と感じなければ医療機関へ相談していない場合も多々あります．ただし，ある報告によれば，レイノー現象を認める患者の64％が症状のコントロールが難しいと感じており，特に続発性レイノー現象では生活の質（QOL）への影響が深刻であることが示されています[11]．これらのデータは，レイノー現象が適切なマネジメントを必要とする症状であることを示唆しています．

1）非薬物療法

非薬物療法としては，まず寒冷刺激を避けることを患者に指導することは重要です．局所や全身を暖めることは非常に効果的であり，皮膚への血流も増加することが報告されています[12]．具体的には，手袋の着用や暖かい服装を推奨し，寒暖差の激しい状況を避けるように指導します．暖めることは，レイノー現象の症状をより早く回復させ，患者の不安軽減につながり，発作の重症度を軽減する効果があります．また，レイノー現象を悪化させる誘因があればそれを避ける指導も必要です．特に喫煙は必ず避けるように指導します．薬剤では，片頭痛に対して使用されるエルゴタミンや，交感神経遮断薬などを服用している場合には，かかりつけの医師と調整可能か相談する必要があります．エストロゲン製剤やカフェインについても悪化因子として指摘されることもありますが，明確な関連性は現在のところ不明です[2]．

2）薬物療法

特定の背景疾患が診断された場合には，そちらの治療を優先します．そのうえでレイノー現象に対する薬物療法としては，カルシウム拮抗薬が第一選択薬として考慮されます．カルシウム拮抗薬は，発作の頻度を約1/3程度に軽減させる効果が報告されています[13]．ほかの治療選択肢として，アンギオテンシンⅡ受容体拮抗薬，選択的セロトニン再取り込み阻害薬（SSRI），ニコチン酸トコフェノール（ビタミンE），ニトログリセリン製剤などがあります．続発性に伴う重症例や潰瘍を伴う場合には，抗血小板薬，プロスタグランジン製剤，ホスホジエステラーゼ5（PDE5）阻害薬，エンドセリン受容体拮抗薬などが検討されます．エンドセリン受容体拮抗薬であるボセンタンは指尖部潰瘍発症抑制の適応を本邦で取得しており，新規潰瘍発生を抑制したと報告されています[14]．アルプロスタジルはプロスタグランジンE1製剤であり，重症例において症状の軽減や皮膚潰瘍に対する治療として推奨されています[15]．

本症例の最終診断

超早期SSc（very early diagnosis of systemic sclerosis：VEDOSS）

■ **最終診断に至ったプロセス**

病歴聴取では，レイノー現象以外に自覚症状は認められなかった．診察では，手指尖端の潰瘍形成や皮膚硬化はなく，手指は軽度腫脹を認めた．関節症状はなく，消化器症状・呼吸器症状も認められなかった．40歳を過ぎてからのレイノー現象の出現であり，ダーモスコピーにて爪郭毛細血管の観察をしたところ，NFCCの異常が認められた．そのため採血採尿，胸部X線の検査を施行したが，膠原病疾患に関連する臓器障害は認められなかった．一方，自己抗体検査では抗セントロメア抗体が陽性であった．全身性強皮症の診断には至らないものの，今後の経過観察が必要であると考えられた．患者は冬場に症状がつらいという訴えがあったため，寒冷刺激を避け保温の指導を行い，血圧を確認しながら冬場のみカルシウム拮抗薬とニコチン酸トコフェノールの内服を行い経過観察の方針とした．

ここがポイント　VEDOSS

皮膚硬化がなくても，レイノー現象や全身性強皮症に特徴的なNFCCの異常や手指腫脹，特異的な自己抗体のいずれかがあれば超早期全身性強皮症（very early diagnosis of systemic sclerosis：VEDOSS）と呼ぶことが提唱されている[16]．VEDOSSは高い確率で全身性強皮症に進展することが知られており，注意深く経過観察するべきである．

おわりに

レイノー現象は一般的には原発性の症状であることが主ですが，一部に基礎疾患を有する続発性の場合があります．いずれの場合も的確な病歴聴取と診察が大変重要な症状であり，内科医の腕の見せどころと言えるでしょう．また本症例のように，続発性が疑われるものの診断には至らないケースも少なくありません．症状や対応に関しては適切な指導と患者の理解も重要と考えます．

ひとことパール

レイノー現象の診断には適切な病歴聴取と色調変化の確認が鍵です．正確な診断が，ときに隠れている背景疾患の早期発見と治療につながります．

◆ 文　献

1) Haque A & Hughes M：Raynaud's phenomenon. Clin Med (Lond), 20：580-587, 2020 [PMID：33199324]

2) Wigley FM & Flavahan NA：Raynaud's Phenomenon. N Engl J Med, 375：556-565, 2016［PMID：27509103］

3) Maverakis E, et al：International consensus criteria for the diagnosis of Raynaud's phenomenon. J Autoimmun, 48-49：60-65, 2014［PMID：24491823］

4) Pavlov-Dolijanovic SR, et al：The value of pattern capillary changes and antibodies to predict the development of systemic sclerosis in patients with primary Raynaud's phenomenon. Rheumatol Int, 33：2967-2973, 2013［PMID：23934522］

5) Spencer-Green G：Outcomes in primary Raynaud phenomenon: a meta-analysis of the frequency, rates, and predictors of transition to secondary diseases. Arch Intern Med, 158：595-600, 1998［PMID：9521223］

6) Nakano M, et al：Clinical significance of anticentromere antibodies in patients with systemic lupus erythematosus. J Rheumatol, 27：1403-1407, 2000［PMID：10852261］

7) Ascherman DP, et al：An Autoimmune Basis for Raynaud's Phenomenon: Murine Model and Human Disease. Arthritis Rheumatol, 70：1489-1499, 2018［PMID：29569858］

8) Fiorentino DF, et al：Distinctive cutaneous and systemic features associated with antitranscriptional intermediary factor-1γ antibodies in adults with dermatomyositis. J Am Acad Dermatol, 72：449-455, 2015［PMID：25595720］

9) Wigley FM, MD：Clinical manifestations and diagnosis of Raynaud phenomenon. UpToDate, 2023

10) Bovenzi M：A prospective cohort study of exposure-response relationship for vibration-induced white finger. Occup Environ Med, 67：38-46, 2010［PMID：19528045］

11) Hughes M, et al：Prediction and impact of attacks of Raynaud's phenomenon, as judged by patient perception. Rheumatology (Oxford), 54：1443-1447, 2015［PMID：25752312］

12) Flavahan NA：A vascular mechanistic approach to understanding Raynaud phenomenon. Nat Rev Rheumatol, 11：146-158, 2015［PMID：25536485］

13) Rirash F, et al：Calcium channel blockers for primary and secondary Raynaud's phenomenon. Cochrane Database Syst Rev, 12：CD000467, 2017［PMID：29237099］

14) Matucci-Cerinic M, et al：Bosentan treatment of digital ulcers related to systemic sclerosis: results from the RAPIDS-2 randomised, double-blind, placebo-controlled trial. Ann Rheum Dis, 70：32-38, 2011［PMID：20805294］

15) 浅野善英，他：全身性強皮症　診断基準・重症度分類・診療ガイドライン．日本皮膚科学会雑誌，126：1831-1896，2016

16) Matucci-Cerinic M, et al：The challenge of early systemic sclerosis for the EULAR Scleroderma Trial and Research group (EUSTAR) community. It is time to cut the Gordian knot and develop a prevention or rescue strategy. Ann Rheum Dis, 68：1377-1380, 2009

第3章　症状からの紹介

10　手のこわばりがありますが，関節リウマチでしょうか？

矢野裕介

> **Point**
> - 朝のこわばり，労作による緩和，持続時間が30分以上，が「リウマチ性疾患らしさ」
> - difficulties making a fist, squeeze test, prayer's signで迅速かつ簡便なスクリーニングが可能
> - こわばりの背景に感染症，固形腫瘍，血液疾患が潜んでいないか注意が必要

> **Keyword**　6週間以上持続するこわばり　　朝のこわばり　　労作で緩和する
> 持続時間が30分以上

はじめに

　日常診療の現場では，さまざまな理由で「手のこわばり」を訴える患者に出会います．多くの医師にとって，手のこわばりと聞くとまず頭に浮かぶのは関節リウマチ（rheumatoid arthritis：RA）でしょう．この直感にはメリットがありますが，同時に思わぬ落とし穴も潜んでいます．確かに，RAを早期に疑い，迅速に診断・治療へと進めることはきわめて重要です．実際，早期の診断と治療は，難治性RAへの進展を防ぐ手立てになることが示されています．しかし，焦るあまりに診断を急ぎ，誤診へとつながる危険性も無視できません．

　本項では，手のこわばりという症状から診断へとつなげていく方法について解説していきます．読者の皆さんが実臨床で活かせるよう，手のこわばりを広義に捉え，網羅的に解説していきます．

> **症例**
> 　50歳代女性．生来健康だが，RF陽性を指摘されたことがある．49歳で閉経し，51歳で乳癌と診断され，アナストロゾール内服が開始となった．同時期より両手全体のこわばりと全PIP・MCP関節痛が出現した．アセトアミノフェン，NSAIDsで対症療法がなされるも効果に乏しく，RF陽性の歴があることから，RAの疑いでリウマチ科に紹介となった．

❶ こわばりとは?

「こわばり (stiffness)」は,関節炎患者によく見られる訴えですが,明確な定義はなく,患者によってその意味合いは異なります.筋骨格系の炎症によるもの,ばね指による引っかかり,全身性強皮症 (systemic sclerosis:SSc) による皮膚硬化や拘縮に伴う関節の可動域制限,あるいはパーキンソン病による動きづらさも「こわばり」と表現されます.この中から,精査が必要なものを見極めることが必要です.症状が**6週間以上持続**する場合はRAなどの進行性に臓器障害をきたす疾患の可能性が高く,精査が必要と考えます[1].

本項では6週間以上の慢性のこわばりのうち,リウマチ性疾患とかかわりが深い,**炎症性のこわばり**と**皮膚硬化や拘縮による可動域制限に伴うこわばり**を重点的に解説します.

❷ こわばりの原因を探る〜診察のポイントは?〜

こわばりの原因を明確にするには,「炎症性か非炎症性か」,「どの組織が関与しているか」の2点を意識し,効率的に病歴聴取・視診・触診を行うことが重要です.

1) 炎症性か非炎症性かの判断

リウマチ性疾患を考える際,「朝のこわばり」,「労作により緩和する」,「持続時間が30分以上」の3点が炎症性のこわばりの特徴として注目されます[2].

a) 朝のこわばり

リウマチ性疾患のこわばりは朝に出現することが多く,これは「朝のこわばり (morning stiffness)」と呼ばれます.リウマチ性疾患のこわばりが朝に多い理由は以下のように諸説あります.

- 夜間安静に伴うゲル化現象 (gelling phenomenon) [3]
- 睡眠中の低換気に伴うアシデミアによる血管透過性亢進[3]
- サイトカインのサーカディアンリズムによる,夜間から早朝にかけての血中IL-6濃度の上昇[4]

b) 労作により緩和する

リウマチ性疾患による筋骨格系症状は運動により改善します.詳しい機序はわかっていませんが[5],運動による急性効果として,炎症性サイトカイン (IL-6やIL-1) の減少が関与している可能性があります[6].

c) 持続時間が30分以上

各疾患の最新の分類基準をみると,疾患ごとに持続時間のカットオフ値は異なりますし,同一疾患でも,分類基準によってカットオフ値は異なります〔例えばリウマチ性多発筋痛症 (polymyalgia rheumatica:PMR) のBirdらの基準では90分,米国/欧州リウマチ学会2012分類基

準では45分[7]）．よって，目の前の患者さんと分類基準の時間のズレに対しては柔軟に対応する必要があります．リウマチ性疾患らしさを考える際には，持続時間が30分以上をカットオフとするとよいでしょう[8]．ちなみに，60分以上となると，炎症性関節炎でしか見られないとされています[9]．

病歴聴取の際は，「こわばりは30分以上ですか？」と尋ねるのではなく，「朝，関節が最良の状態になるまでどれくらい時間がかかりますか？」とオープンクエスチョンで尋ね，患者のバイアスを防ぐようにします[2]．

2）解剖学的評価（どの組織が関与しているか）

こわばりの原因となる手の組織はさまざまです．こわばりの原因となる組織と診察のポイントを以下にまとめました．忙しい外来で，長時間の診察が難しいことも多いので，まずは，簡便なスクリーニングを行います．Difficulties making a fist，squeeze test，prayer's sign は簡便に行え，役立ちます．エコーでこれらを客観的に評価することも非常に有用で，診察では気がづけない変化も拾い上げることが可能です．

- 関節：腫脹，圧痛，発赤の有無
- 腱（pulley や腱鞘滑膜を含む）：腱に沿った圧痛，指炎（dactylitis），ばね指の有無
- 皮膚：皮膚硬化の有無
- 手掌筋膜：手掌の圧痛の有無
- 神経：運動（筋力低下，筋萎縮）や感覚（感覚低下，異常感覚）の有無

🔰 ここがポイント　手がこわばる患者さんの便利なスクリーニング法

①difficulties making a fist：患者さんに拳をつくってもらい，爪が隠れなければ異常です．MCP関節炎や屈筋・伸筋腱鞘炎を反映します[10]．

②squeeze test：MCP関節をまとめて握り，痛みの有無を確認します．RAのスクリーニングとして推奨されていますが[11]，感度が53％と低いことは知っておく必要があります[12]．

③prayer's sign：患者さんに手を合わせてもらい，両手の間に隙間ができればprayer's sign 陽性です．これは拘縮を意味し，上記のいずれかの構造に障害があることを示します．全身性強皮症（SSc），好酸球性筋膜炎，糖尿病性手関節症（diabetic cheiroarthropathy）などで陽性となります．

症例つづき

病歴聴取：こわばりの強さに日内変動はない．労作により緩和もされない．関節が腫れたことはない．RAの家族歴はない．他に体の不調はない．ホットフラッシュはない．

10　手のこわばりがありますが，関節リウマチでしょうか？　231

❸ 鑑別疾患は？

1）関節リウマチか？

　　こわばりをきたすリウマチ性疾患のなかで最もよく遭遇する**RAは，関節腫脹を伴うことが診断の前提**となります．詳細は成書に譲りますが，RAは典型的には**若年～中年の女性に発症し，手指の多関節炎を特徴とします**（MCP関節炎は約90％の症例で認められます）[13]．また，**RFや抗CCP抗体**が高頻度に陽性です．これらの典型像と異なる点が1つでもある場合，筆者は慎重に診断を行っています．また，これらと矛盾がなくとも，以下の症状があればRAの診断には慎重になるべきです．RAの前段階とされるclinically suspected arthralgia（CSA）も重要ですので，1章1を参考にしてみてください．

ひとことパール

以下の症状を伴ったらRAの診断を躊躇すべきである．

発熱，リンパ節腫脹，体重減少，血球減少，低補体血症，乾燥症状，強膜炎やぶどう膜炎，口腔内の粘膜病変（アフタ性口内炎，硬口蓋のびらんや潰瘍），皮疹，爪病変，DIP関節炎，腱付着部炎，炎症性腰痛，腎炎，腸炎

　→これらを認めれば，RA以外の膠原病またはその合併，感染症，悪性疾患を疑う．

症例つづき

【身体診察】全MCP・PIP関節に自発痛あり．腫脹関節なし．圧痛関節なし．difficulties making a fist，MCP squeeze test，prayer's signはいずれも陰性．その他の特記事項なし．
【血液検査】RF 陽性，抗CCP抗体 陰性，抗核抗体40倍以下，補体 正常．その他特記事項なし．
【筋骨格系エコー】手指関節，伸筋・屈筋腱，手根管内に滑膜増生やその他炎症所見は認められない．

2）関節リウマチ以外によるこわばり

　　鑑別疾患を考える際には，「新基準使用時のRA鑑別疾患難易度別リスト」が参考になります（**表1**）[14] 関節腫脹がなく，RAらしくないが，「こわばる・握れない」といった症状がある場合，筆者はさらに以下のようなリストを付け加えています（**表2**）[15, 16]．こわばりという症状から，どのような疾患たちに結びつけていくか，膠原病，感染症，腫瘍随伴症候群，その他疾患に分け，そのなかでも重要なものを少し掘り下げてみます．

a）膠原病に結びつける

　　RAと異なり，膠原病では全身性エリテマトーデス（SLE）のように滑膜炎所見が乏しく，関節痛のみが見られることがあります．そのため，炎症のガレノス5徴候（発赤・熱感・腫脹・疼痛・機能障害）のすべてが揃っていない場合でも，膠原病を否定できません．膠原病らしい所見の有無に加えて，自己抗体を確認します．商業ベースの自己抗体検査が陰性でも，抗核抗

表1 ◆ 新基準使用時のRA鑑別疾患難易度別リスト（一部改変）

鑑別難易度	
高	1. ウイルス感染に伴う関節炎（パルボウイルス，風疹ウイルスなど※） 2. 全身性結合組織病（シェーグレン病，全身性エリテマトーデス，混合性結合組織病，皮膚筋炎，全身性強皮症） 3. リウマチ性多発筋痛症 4. 乾癬性関節炎
中	1. 変形性関節症 2. 関節周囲の疾患（腱鞘炎，腱付着部炎，肩関節周囲炎，滑液包炎など） 3. 結晶誘発性関節炎（痛風，ピロリン酸カルシウム結晶沈着症など） 4. 脊椎関節炎（強直性脊椎炎，反応性関節炎，炎症性腸疾患関連関節炎） 5. 掌蹠膿疱症性骨関節炎 6. 全身性結合組織病（ベーチェット病，血管炎症候群，成人発症スチル病，結節性紅斑） 7. その他のリウマチ性疾患（回帰性リウマチ，サルコイドーシス，RS3PE症候群など） 8. その他の疾患（更年期障害，線維筋痛症）
低	1. 感染に伴う関節炎（細菌性関節炎，結核性関節炎など） 2. 全身性結合組織病（リウマチ熱，再発性多発軟骨炎など） 3. 悪性腫瘍（腫瘍随伴症候群） 4. その他の疾患（アミロイドーシス，感染性心内膜炎，複合性局所疼痛症候群など）

※加えて，HBV，HCV，HIV，HTLV-1，チクングニアウイルスは慢性関節炎をきたすことが報告されている[2]．
（文献14を参考に作成）

表2 ◆ 関節腫脹はないが「こわばり，握れない」で考える＋αの鑑別疾患

clinically suspected arthralgia（CSA）
1章1を参照
感染症
1. ウイルス感染（HBV，HCV，HIV，HTLV-1） 2. 慢性化膿性屈筋腱鞘炎
腫瘍随伴症候群や血液疾患（PMR，RS3PE症候群は表1に含まれる）
1. 悪性腫瘍による非特異的筋骨格系症状 2. PAFAS 3. 肥大性骨関節症（HOA） 4. 好酸球性筋膜炎 5. 血液疾患（MDS，リンパ腫，白血病）
その他
1. 糖尿病性（diabetic cheiroarthropathy，Dupuytren拘縮） 2. 甲状腺機能低下症 3. 薬剤性（アロマターゼ阻害薬，免疫チェックポイント阻害薬）

（文献2, 15, 16を参考に作成）

体が陽性で，身体所見からSScや炎症性筋疾患が疑わしければ，A-Cube®などの網羅的抗体測定を行うという方法もあります（https://fushimi-acube-lab.jp/から依頼が可能です）．

b）感染症に結びつける

両手のこわばりのみでは，臨床的な事前確率は高くありませんが，感染性心内膜炎やウイルス性関節症・関節炎も一考する必要があります．ウイルス感染は自然寛解するものが多いですが，慢性化するものがあることも知っておくべきです．一方で，数本の指に限定される場合は

慢性化膿性屈筋腱鞘炎に注意が必要です．稀な疾患ではありますが，化膿性屈筋腱鞘炎は重要なので，下記にて詳述します．

> **ここがポイント　化膿性屈筋腱鞘炎 ～「こわばり，握れない」のred flags～**
>
> 　「握れない」という症状をきたす整形外科的エマージェンシーが存在します．急性経過でKanavel徴候（① 指のびまん性腫脹，② 手指関節の屈曲位での拘縮，③ 受動伸展時の激痛，④ 屈筋腱の走行に沿った圧痛）を認めれば，化膿性屈筋腱鞘炎を疑うことが必要です[17]．肉眼所見が重要ですので，ぜひ参考文献の写真を確認にしてみてください．最多の原因菌は*Staphylococcus aureus*であり，穿通性外傷を契機に感染します．手に外傷がないか，小さいものも見落としがないよう丁寧に視診し，土いじりなど，穿通性外傷の原因になりうる生活歴の病歴聴取が非常に重要です．
>
> 　急性の場合は発熱などの臨床像で容易に判断は可能ですが，稀ではありますが慢性経過のものも存在します．慢性化膿性屈筋腱鞘炎の原因菌として，非結核性抗酸菌（*Mycobacterium marinum*が最多）や結核があげられます．発熱や炎症反応上昇もなく，感染を疑うことが難しいです．原因がよくわからない指炎（dactylitis）をみたら鑑別にあげるとよいでしょう．熱帯魚飼育などの水質暴露歴や結核暴露歴などの病歴聴取が手がかりとなります[18]．

ひとことパール

よくわからないdactylitisをみたら慢性化膿性屈筋腱鞘炎を疑う．

c）腫瘍随伴症候群に結びつける

　PMR，RS3PE（remitting seronegative symmetrical synovitis with pitting edema）症候群は腫瘍随伴症候群として有名であり，両手のこわばりをきたします．稀ではありますが，palmar fasciitis and polyarthritis syndrome（PAFAS），好酸球性筋膜炎，肥大性骨関節症（hypertrophic osteoarthropathy：HOA）も有名です．

　PAFASは手掌筋膜炎，多発関節炎（PIP，MCP，手関節が多い）により，屈曲拘縮や皮下組織の結節状の肥厚・硬化を引き起こします．皮膚所見は，その見た目からwoody handsと表現されます．卵巣癌の腫瘍随伴症候群として有名ですが，乳癌，肺癌，膵癌，胃癌，ホジキンリンパ腫，慢性骨髄性白血病でも報告があります[16]．手掌の結節性筋膜炎という点ではDupuytren拘縮に似ていますが，PAFASではより重篤で炎症が強いという点で鑑別が可能です[19]．好酸球性筋膜炎はSScと並び，prayer's sign陽性の代表疾患です．前腕のnon-pitting edemaではじまり，境界明瞭に皮膚が硬化していきます．皮膚の見た目はorange peel appearanceといわれ，上肢を挙上すると静脈が虚脱するgroove signを認めます．前腕，手掌の筋膜に炎症が起こると手関節を伸展した際に指が完全に伸びないので屈曲，拘縮したように見え，Prayer's sign 陽性となります[15]．SSc と鑑別を要しますが，顔や指に皮膚硬化や腫脹がない点，レイノー現象がない点で鑑別が可能です．末梢血の好酸球は必ずしも上昇しません[20]．生検時は皮膚のみではなく，筋膜，筋肉を含んだ生検を依頼することも重要です．HOA は，ばち指，長管骨の骨膜症，滑液貯留を特徴とする症候群です．悪性腫瘍のある患者では，指先の灼熱感や痛みを感じることがあります．骨膜炎を関節炎と誤認しないことが重要です．骨膜炎は足首や手首など筋肉に覆われていない領域で見られます．基礎疾患に先行して生じることも覚えておく必要があります[16]．

　骨髄異形成症候群（myelodysplastic syndrome：MDS）やリンパ腫，白血病といった血液疾患もこわばりを引き起こすことがあります[16]．血液検査で単球や好酸球数といった普段見落としがちな項目まで，目を凝らして見ておく必要があります．

　悪性腫瘍の患者は，ここまでにあげたような特定の症候群に分類できないような，筋骨格系症状を訴える場合があります．中年から高齢の患者で，手のこわばりが見られる場合には，腫瘍随伴症候群を可能性の1つとして考え，性別・年齢に相応の悪性腫瘍のスクリーニングを実施しましょう．

　悪性腫瘍治療中の患者のこわばりは，腫瘍随伴性症候群のみでなく，アロマターゼ阻害薬や免疫チェックポイント阻害薬が原因となることもありますので，薬剤歴を確認しましょう．ただし，アロマターゼ阻害薬に関しては，RA，シェーグレン病，SLE，抗リン脂質抗体症候群，SSc などの自己免疫疾患を誘発した報告があることは知っておく必要があります[16]．

d）その他疾患に結びつける

　これまで述べた疾患に加えて，ほかにも考慮する必要がある疾患があります．特に，糖尿病関連，更年期障害性関節症は有病率が高く，他の疾患と合併しうることが重要です．

1．糖尿病関連の筋骨格系症状

● Dupuytren 拘縮：中指，環指に好発する手掌筋膜の結節性肥厚，線維化による拘縮です[21]．
● 糖尿病性手関節症（diabetic cheiroarthropathy）：屈筋腱鞘のグリコシル化や微小血管障害により[22]，関節炎所見はないものの，手指の伸展制限と屈曲拘縮を認めます．皮膚にはロウ状変化を認めます．

2．更年期障害性関節症

　更年期障害によっても手のこわばりが生じます．更年期障害が現れるのは閉経の前後5年ほどといわれているので，閉経前でも否定ができない点に注意が必要です．エストロゲン受容体には生殖器系に分布する ER α と生殖器系以外に分布する ER β が存在し，ER β が滑膜に分布するため，エストロゲン分泌量の変動に伴い関節症状が出現します[23]．

　筆者の体感では RA 以外のこわばりの原因として最多です．発症年齢が RA の好発年齢と重なるため，年齢から更年期障害と決めつけず，慎重に他疾患の除外を行いましょう．悩ましい例では婦人科医と連携をとることも重要です．ホルモン補充療法はリウマチ科医にはハードルが高いですが，当帰芍薬散，加味逍遙散，桂枝茯苓丸で改善する例をしばしば経験します．

10　手のこわばりがありますが，関節リウマチでしょうか？　　235

3. 慢性ピロリン酸カルシウム結晶沈着症

　ピロリン酸カルシウム結晶沈着症は慢性多関節炎となることもあり，RAのミミッカーとなりえます[16]．三角線維軟骨複合体，膝関節，恥骨結合の石灰化でスクリーニングが可能です．若年者では基礎疾患検索（副甲状腺機能亢進症，ヘモクロマトーシス，低Mg血症，低P血症，家族性低カルシウム尿性高カルシウム血症）も忘れずに行いましょう[24]．

本症例の最終診断

アナストロゾール（アロマターゼ阻害薬）による関節症

■ **コンサルト症例への回答**

　「RFは陽性ですが，関節腫脹は認めず，RAとは考えづらいです．こわばりの強さに日内変動はなく，その他の随伴症状もないことから膠原病も否定的と考えます．CSAの基準も満たしません．

　閉経後ですが，ホットフラッシュや精神的な随伴症状もなく，状況的にはアナストロゾールによる薬剤性関節症が疑わしいと考えます．薬剤性のリウマチ性疾患発症でもなさそうです．鎮痛薬が効果不十分なようですので，他剤への切り替えなどをご検討いただけますと幸いです[25]．」

■ **経過**

　→後日，アロマターゼ阻害薬を他剤に変更し，症状は軽快したとの報告．

● おわりに

　手指のこわばりは必ずしもリウマチ性疾患を意味するわけではありません．特定の疾患の診断が微妙で判断が難しい症例では，患者さんと信頼関係を築きながら，長期的な視点で診断を進める姿勢が重要です．こわばりが出現し，経過観察を通じて新たな症状が出現した場合や，検査所見に変化が見られた場合には，再評価を行い適切な治療を検討する必要があります．本項が先生方のリウマチ診療の一助になれば幸いです．

◆ 文　献

1）Aletaha D, et al：2010 rheumatoid arthritis classification criteria: an American College of Rheumatology/European League Against Rheumatism collaborative initiative. Ann Rheum Dis, 69：1580-1588, 2010［PMID：20699241］

2）「Firestein & Kelley's Textbook of Rheumatology, 11th ed.」(Firestein GS, et al, eds), Elsevier, 2020

3）関 万成，他：関節リウマチ症例におけるmorning stiffnessと関節エコーおよび疾患活動性との関連についての検討．中部日本整形外科災害外科学会雑誌，58：249-250，2015

4）Gibbs JE & Ray DW：The role of the circadian clock in rheumatoid arthritis. Arthritis Res Ther, 15：205, 2013［PMID：23427807］

5）Li Z & Wang XQ：Clinical effect and biological mechanism of exercise for rheumatoid arthritis: A mini review. Front Immunol, 13：1089621, 2022［PMID：36685485］

6）Fiehn C, et al：Morning stiffness of the joints is the sole predictor of short-term response to glucocorticoid treatment in active rheumatoid arthritis (RA). Rheumatol Int, 32：4069-4070, 2012［PMID：21935726］

7）Dasgupta B, et al：2012 Provisional classification criteria for polymyalgia rheumatica: a European League Against Rheumatism/American College of Rheumatology collaborative initiative. Arthritis Rheum, 64：943-954, 2012［PMID：22389040］

8）Lineker S, et al：Defining morning stiffness in rheumatoid arthritis. J Rheumatol, 26：1052-1057, 1999 ［PMID：10332967］

9）van Nies JA, et al：Reappraisal of the diagnostic and prognostic value of morning stiffness in arthralgia and early arthritis: results from the Groningen EARC, Leiden EARC, ESPOIR, Leiden EAC and REACH. Arthritis Res Ther, 17：108, 2015［PMID：25904188］

10）Wouters F, et al：Difficulties making a fist in clinically suspect arthralgia: an easy applicable phenomenon predictive for RA that is related to flexor tenosynovitis. Ann Rheum Dis, 78：1438-1439, 2019［PMID：31048289］

11）Emery P, et al：Early referral recommendation for newly diagnosed rheumatoid arthritis: evidence based development of a clinical guide. Ann Rheum Dis, 61：290-297, 2002［PMID：11874828］

12）van den Bosch WB, et al：The diagnostic accuracy of the squeeze test to identify arthritis: a cross-sectional cohort study. Ann Rheum Dis, 74：1886-1889, 2015［PMID：25911456］

13）「Rheumatology Secrets, 4th ed.」(West S & Kolfenbach J, eds), Elsevier, 2019

14）日本リウマチ学会：新基準使用時のRA鑑別疾患難易度別リスト（2016.11.14 修正）
https://www.ryumachi-jp.com/info/161114_table1.pdf

15）「A Clinician's Pearls & Myths in Rheumatology」(Stone JH, eds), Springer, 2023

16）「Rheumatology, 8th ed.」(Hochberg MC, et al, eds), Elsevier, 2022

17）Kennedy CD, et al：In Brief: Kanavel's Signs and Pyogenic Flexor Tenosynovitis. Clin Orthop Relat Res, 474：280-284, 2016［PMID：26022113］

18）Zenone T, et al：Non-tuberculous mycobacterial tenosynovitis: a review. Scand J Infect Dis, 31：221-228, 1999［PMID：10482048］

19）Manger B & Schett G：Palmar fasciitis and polyarthritis syndrome-systematic literature review of 100 cases. Semin Arthritis Rheum, 44：105-111, 2014［PMID：24684975］

20）Fett N & Arthur M：Eosinophilic fasciitis: Current concepts. Clin Dermatol, 36：487-497, 2018［PMID：30047432］

21）Mella JR, et al：Dupuytren's Contracture: An Evidence Based Review. Ann Plast Surg, 81：S97-S101, 2018 ［PMID：30161050］

22）Cherqaoui R, et al：Diabetic cheiroarthropathy: a case report and review of the literature. Case Rep Endocrinol, 2013：257028, 2013［PMID：23762663］

23）Dietrich W, et al：Estrogen receptor-beta is the predominant estrogen receptor subtype in normal human synovia. J Soc Gynecol Investig, 13：512-517, 2006［PMID：16990033］

24）Conti F, et al：Hypophosphatasia: clinical manifestation and burden of disease in adult patients. Clin Cases Miner Bone Metab, 14：230-234, 2017［PMID：29263739］

25）Niravath P：Aromatase inhibitor-induced arthralgia: a review. Ann Oncol, 24：1443-1449, 2013［PMID：23471104］

第3章 症状からの紹介

11 ぶどう膜炎がありますが，リウマチ・膠原病でしょうか？

齋藤拓海

> **Point**
> - ぶどう膜炎に対する解像度を上げるために，炎症の局在部位や発症からの経過を把握する
> - ベーチェット病，サルコイドーシス，急性前部ぶどう膜炎の眼外病変について理解する

Keyword ぶどう膜炎　HLA-B27　ベーチェット病　サルコイドーシス　脊椎関節炎

はじめに

　膠原病内科の外来では眼科の先生より「ぶどう膜炎です．膠原病はありませんか？」というコンサルトをいただくことがあります．眼科の診察や検査の特殊性から眼科疾患に対して苦手意識がある方も少なくないと思いますが，ぶどう膜炎の約30％は全身性免疫介在性疾患に関連すると考えられており，背景にリウマチ性疾患が存在していないかよく検索する必要があります．原疾患がある場合，ステロイド点眼薬や眼内注射だけでは改善しないことも多く，基礎疾患にもよりますが，シクロスポリンやTNF阻害薬などの免疫抑制薬を用いる必要があります．これらの製剤の使用は根底にあるリウマチ性疾患の存在を覆い隠してしまうこともあり，薬剤使用前にすみやかなスクリーニングを行うことが求められます．したがって，われわれ内科医こそぶどう膜炎に対する理解を深める必要があると考えます．

> **症例**
> 50歳代男性．4カ月前に近医眼科でぶどう膜炎と診断された．ステロイド点眼薬をくり返すも改善せず，難治性ぶどう膜炎と判断され精査のため紹介となった．

1 分類と疫学

1）分類

　ぶどう膜は眼内の虹彩・毛様体・脈絡膜の総称です．血管やメラノサイトが豊富であるため黒色の球状で葡萄のようであり，ぶどう膜炎（uveitis）はラテン語の葡萄（uva）に由来するとされています[1]．この虹彩・毛様体・脈絡膜のいずれに炎症が起こるかによって症状も異なりますし，想起される原因疾患も異なります（図1）．虹彩・毛様体の炎症を首座とする前部ぶどう膜炎は前房へ炎症が波及することで強膜の発赤・疼痛，羞明や霧視などの症状を伴います．

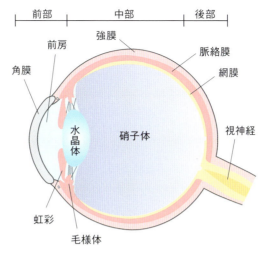

部位	前部	中部	後部
構造物	角膜・虹彩・毛様体・水晶体	硝子体	脈絡膜・網膜
徴候	虹彩後癒着，角膜後面沈着物	硝子体混濁	脈絡膜炎，網膜血管炎，視神経乳頭浮腫，黄斑浮腫
症状	疼痛，発赤，羞明，霧視	飛蚊症，霧視	視野欠損，視力低下

図1 ◆ ぶどう膜炎の部位による分類と徴候・症状

表1 ◆ SUN Working Groupによる臨床経過の分類

category（分類）	descriptor（記述）	コメント
onset（発症）	sudden（突然）	
	insidious（知らぬ間に進行）	
duration（罹患期間）	limited（限定性）	3カ月以内
	persistent（持続性）	3カ月より長い
course（経過）	acute（急性）	突然に発症し，期間が限定されている
	chronic（慢性）	治療を中止すると3カ月以内に再発する持続性ぶどう膜炎
	recurrent（再発性）	発作がくり返し，発作の間に非活動性の期間がある非活動性期間は3カ月以上

（文献3より引用）

　脈絡膜や網膜に炎症が起こる後部ぶどう膜炎では視野欠損や視力低下などの症状が典型的です．硝子体へ細胞が浸潤すると飛蚊症として表れます[2]．

　さらにぶどう膜炎の発症からの経過も重要です．ぶどう膜炎の専門家による国際的な研究グループ〔Standardization of Uveitis Nomenclature（SUN）Working Group〕は表1の通りの分類を提唱しています[3]．それぞれ発症様式（突然・緩徐進行），罹患期間（限定性・持続性），臨床経過（急性・慢性・再発性）で分類します．罹患期間，臨床経過の境目は「**3カ月**」というのがキーポイントで，3カ月以上を持続性・慢性とし，再発性ぶどう膜炎は治療中止後3カ月以上活動がない期間が続いた後に再発する疾患を指します．

　続いて，疫学情報を加えることで原因疾患の検索の道筋をつけていきます．

2）疫学

　日本眼炎症学会が2016年に行ったぶどう膜炎全国疫学調査によると，ぶどう膜炎の原因として最も頻度の高い疾患はサルコイドーシス（10.6％）であり，それ以下はVogt-小柳-原田病（8.1％），ヘルペス性前部ぶどう膜炎（6.5％），急性前部ぶどう膜炎（5.5％），強膜前部ぶどう膜炎（4.4％），ベーチェット病（4.2％）と続きます[4]．一般に成人のぶどう膜炎の約50％は原因が明らかでない（特発性もしくは原因不明）とされていますが，この報告では分類不能例が26.6％を占め，感染性は15.4％，非感染性は47.2％という比率となっています（ただし，非感染性には急性前部ぶどう膜炎や強膜前部ぶどう膜炎も含まれています）．また，年齢によっても発症する疾患は異なります．小児では若年性特発性関節炎が多いとされます．教科書的に，ベーチェット病は20〜30歳代が好発年齢ですが，サルコイドーシスは20〜30歳代と50歳前後の二峰性を示します．サルコイドーシス，Vogt-小柳-原田病，ベーチェット病は内因性ぶどう膜炎の原因となる三大疾患として知られていますが，ベーチェット病によるぶどう膜炎は2002年の報告ではぶどう膜全体の13.3％でしたが，2009年には10.7％，2016年には4.2％と経時的に減少しています．これはシクロスポリンやTNF阻害薬などの使用により病勢の維持が可能になったことが要因であると考えられます．他のリウマチ性疾患としては，関節リウマチやANCA関連血管炎，再発性多発軟骨炎に伴う強膜炎，全身性エリテマトーデスの網膜炎が波及しぶどう膜炎を呈することもあります[2]．また，薬剤性を原因とするぶどう膜炎も存在し，TNF阻害薬[5]やビスホスホネート薬[6]が知られています．近年では免疫チェックポイント阻害薬使用によるぶどう膜炎も報告されています[7]．

　それでは内因性疾患として頻度の高いベーチェット病とサルコイドーシス，また，急性前部ぶどう膜炎の原因となる脊椎関節炎についてみていきましょう．

❷ ぶどう膜炎に関連するリウマチ性疾患 (表2)

1）ベーチェット病

　ベーチェット病（Behçet病）は全身の臓器に多彩な病変がくり返し出現する慢性の炎症性疾患です[8]．口腔粘膜の再発性アフタ性潰瘍，結節性紅斑・血栓性静脈炎・毛嚢炎・痤瘡などの皮膚症状，外陰部潰瘍が特徴で，関節炎や精巣上体炎を伴うこともあり，特殊型では腸管や血管，神経系に炎症を生じます．詳細な原因は依然として不明ですが，ヒト組織適合性抗原（HLA）-B51，A26やその他の疾患感受性遺伝子の同定，シルクロードに沿った分布などから遺伝的要因と環境要因の両者が関与していると考えられています．病態としてはTh1細胞，Th17細胞，$\gamma\delta$T細胞などの活性化によりTNF-α，IL-17，IFN-γなどが産生され，好中球や細胞障害性T細胞を誘導し，全身の諸臓器に炎症をきたします[9]．

　ベーチェット病におけるぶどう膜炎は急性突発性に生じ，比較的すみやかに消退するという特徴があり，「眼炎症発作」といわれています．虹彩毛様体や網膜脈絡膜など前部・後部を問わずに出現する非肉芽腫性ぶどう膜炎が特徴で，発作ごとに部位を変え，左右交互や両眼同時に生じることもあります．前部ぶどう膜炎では前房蓄膿が見られニボーを形成しますが，粘性が低いことから体位変換で容易に崩壊します．

240　「この患者さんリウマチ・膠原病かも？」と迷ったときの診断のカンどころ

表2◆リウマチ性疾患に関連するぶどう膜炎

疾患		眼症状	MHC領域
ベーチェット病		両側性で重度の汎ぶどう膜炎，前房蓄膿，網膜周囲静脈炎	HLA-B*51，HLA-A*26
サルコイドーシス		急性または慢性の前部または中間部ぶどう膜炎，多巣性脈絡膜炎，網膜血管炎，視神経乳頭腫脹	HLA-DRB1，BTNL2
脊椎関節炎	体軸性脊椎関節炎	片側性・再発性の急性前部ぶどう膜炎	HLA-B*27
	乾癬性関節炎	慢性・両側性の前部または中間部ぶどう膜炎	
	炎症性腸疾患関連関節炎	前部または中間部ぶどう膜炎	

　ベーチェット病の診断において特徴的な検査所見は少なく，HLA-B51陽性（58.9％），A26陽性（24.7％）が手がかりとなりますが，陰性例（ほかの疾患関連遺伝子が陽性）も多いため注意を要します．口腔潰瘍の頻度は90％以上とされていますが多彩な症状も時間を経て出現することが知られており，ぶどう膜炎が初発症状である場合には診断には難渋します．前述の眼炎症発作を認めた際にはベーチェット病を想定するとよいでしょう．前述の通り，2000年代以降は生物学的製剤の登場によって眼症状を呈する患者は減少しており，1972年の全国疫学調査では眼症状の有病率は男性86.2％，女性67.8％でしたが，2012年では男性46.6％，女性28.3％となっています．

2）サルコイドーシス

　サルコイドーシスは類上皮細胞肉芽腫病変を特徴とする原因不明の全身性炎症性疾患です[10]．Th1細胞とマクロファージの異常な活性化が原因とされてきましたが，近年ではTh17細胞の関与も指摘されています[9]．皮膚，神経，心臓などさまざまな臓器が罹患しますが，症例の95％以上は肺病変を伴います．眼病変は海外では25～50％程度とされていますが，本邦では55～79％程度と肺病変に次いで多いようです．

　サルコイドーシスのぶどう膜炎の多くは慢性のぶどう膜炎であり，前部から後部まで侵される汎ぶどう膜炎を呈することが多いと報告されています．虹彩や隅角，網脈絡膜への肉芽腫形成が特徴的で，稀に視神経乳頭にも見られることがあります．

　肺，皮膚，リンパ節などから生検し非乾酪性類上皮細胞肉芽腫を証明できれば診断に至りますが，生検を行えない場合は両側肺門リンパ節腫脹（bilateral hilar lymphadenopathy：BHL），血清アンジオテンシン変換酵素活性またはリゾチーム値高値などが参考所見となります[11]．特に，BHLは感度・特異度ともに高い反面，自覚症状が乏しいことから見過ごされやすく，胸部X線写真の撮影が勧められます．また，67Gaシンチグラフィも有用です．サルコイドーシスと似た眼所見を示す疾患として眼内悪性リンパ腫があり，いずれも血清可溶性IL-2受容体高値を示すため注意を要します[10]．この場合，生検による病理診断が有用でしょう．

3）脊椎関節炎と急性前部ぶどう膜炎

　脊椎関節炎は付着部炎を主病態とし，関節外病変として前部ぶどう膜炎，炎症性腸疾患，皮膚乾癬などを伴うリウマチ性疾患の疾患群です[12]．主に仙腸関節や脊椎などの体軸関節に病変が見られる「体軸性脊椎関節炎」と末梢関節炎が優位な「末梢性脊椎関節炎」に分類されます．

11　ぶどう膜炎がありますが，リウマチ・膠原病でしょうか？　241

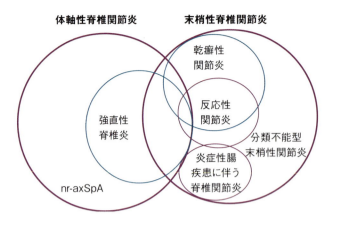

図2 ◆ 脊椎関節炎の分類
nr-axSpA：X線基準を満たさない体軸性脊椎関節炎
（文献13より引用）

末梢性脊椎関節炎には乾癬性関節炎，炎症性腸疾患に伴う脊椎関節炎，反応性関節炎などの疾患が含まれます（図2）[13]．

体軸性脊椎関節炎は通常30歳代以下の若年で発症し，慢性の腰背部痛を主訴とします[14]．この疼痛は「炎症性腰背部痛」と呼ばれ，安静では改善せず，運動で改善するのが特徴的です．進行例では腰椎の可動域制限，胸椎の拡張制限が生じることがあります．付着部でのTh17細胞や自然免疫リンパ球によるIL-17産生，TNFやIL-17による破骨細胞活性化が主な病態で，付着部炎や骨びらんを引き起こします[9]．体軸性脊椎関節炎はさらにX線所見によって「強直性脊椎炎」と「X線基準を満たさない体軸性脊椎関節炎」に分類されます．通常は仙腸関節から下部腰椎へと進展し，進行例の強直性脊椎炎ではX線写真で仙腸関節の骨縁の不鮮明化，骨びらん，硬化，関節裂隙の狭小化，強直などが見られます．一方，X線所見が乏しい早期例でもMRIでは炎症所見が見られます（感度向上のために斜位冠状断での撮影など推奨されたプロトコルがあるため，撮影前に確認してください）[15]．

脊椎関節炎の関節外症状としてはぶどう膜炎が最も多く，その頻度は21〜33％と報告されています．一方，急性前部ぶどう膜炎の30〜50％が強直性脊椎炎を有すると報告されており，両者の強い関連が伺えます．また，脊椎関節炎・急性前部ぶどう膜炎とHLA-B27も関連が知られており，日本人のHLA-B27保有率は他のアジア人や白人と比較して著しく低く約0.4〜1％であるのに対し，近年の本邦多施設共同研究では強直性脊椎炎患者の75％で陽性であったと報告されています[16]．2016年のぶどう膜炎全国疫学調査では急性前部ぶどう膜炎の43.5％でHLA型検査が行われ，その45％でHLA-B27が陽性であったと報告されています[4]．関節炎を伴う乾癬や炎症性腸疾患でもHLA-B27の頻度が高いことが知られており[17]，共通した疾患メカニズムがあることが伺えます．

体軸性脊椎関節炎の眼病変は急性・再発性・片側性の前部ぶどう膜炎であることが多く，突然の充血，眼痛，視力低下として現れます[14]．炎症性腰背部痛が非特異的な症状であることから，疾患を疑う契機となりえます．前房蓄膿が見られますがこちらはベーチェット病と違い粘性の高い線維素の蓄積によるものであり，体位変換でも崩れにくく，張力で上面が凸になっているのが特徴的です[18]．乾癬や炎症性腸疾患に伴うぶどう膜炎は両眼性であることも多く，前部のみならず中間部や後部の病変も見られます．

4）薬剤との関連

　さて，ぶどう膜炎の治療として用いられるTNF阻害薬ですが，実際に用いることができるのはモノクローナル抗体であるインフリキシマブ，アダリヌマブのみになります（インフリキシマブはベーチェット病難治性網膜ぶどう膜炎に対して適応）[1]．また，急性前部ぶどう膜炎の治療においてレセプター製剤であるエタネルセプトはこれらの薬剤に比して有効性が低いことが示されています[19]．さらに，急性前部ぶどう膜炎，サルコイドーシス，乾癬，クローン病などではTNF阻害薬の投与により病勢が悪化する"逆説的有害事象（paradoxical adverse events）"が知られており，投与にあたっては注意が必要です[20～23]．これはTNF阻害によるインターフェロンやIL-17などのサイトカインの不均衡化や，特にレセプター製剤の投与下ではTNF-αの過剰産生がメカニズムとなっているようです．

本症例の最終診断

サルコイドーシス

■ 最終診断に至ったプロセス

　全身をくまなく観察したところ，前額部に結節型の皮疹を認め，生検で非乾酪性類上皮細胞肉芽腫が検出された．また，胸部X線写真でもBHLの所見があり，これをもってサルコイドーシスと診断した．

● おわりに

　個人的な観察ポイントは ① 年齢・性別，② 関節炎（手指などの末梢関節の腫脹・疼痛や腰背部痛），③ 皮疹（頭から爪先までくまなく），④ 消化管症状，⑤ 胸部X線写真だと考えています．これらの症状は患者さんがぶどう膜炎と関連がないと考えている，もしくは気づいてすらいないこともあり，積極的な病歴聴取と視診が重要であると考えます．また，疾患によって頻度は違いますがぶどう膜炎がリウマチ性疾患の初発症状である可能性もあり，「今後新しい症状が出現した際にはまた内科を受診してください」と説明し受診のハードルを下げることも大切なことだと考えています．

ここがポイント　ぶどう膜炎に対しての内科医との連携

　余談ではありますが，眼科で生物学的製剤を使用するためには「眼科専門医かつ日本眼炎症学会会員でぶどう膜炎の診療に十分な経験のある眼科医」が「日本眼炎症学会eラーニング講習を修了する」という医師基準を満たし，「定期的な検査や副作用への迅速な対応（呼吸器疾患，感染性疾患への対応，TNF阻害薬使用に精通した内科医との連携）が可能な学会登録施設」である必要があります[24]．特に，感染症を含めた副作用の兆候を認めた場合にはすみやかに内科医にコンサルトすることが求められています．したがって，背景にリウマチ性疾患がある場合はもとより，分類不能/原発性のぶどう膜炎においても内科医が果たせる役割があると考えます．

◆ 文 献

1）日本眼炎症学会ぶどう膜炎診療ガイドライン作成委員会：ぶどう膜炎診療ガイドライン．日本眼科学会雑誌，123：635-696，2019
▶ ぶどう膜炎の各論が詳細に書かれていますのでまずはこれを参照するとよいでしょう．

2）Clarke SLN, et al：The management of adult and paediatric uveitis for rheumatologists. Nat Rev Rheumatol, 20：795-808, 2024 [PMID：39506056]
▶ リウマチ医に向けたぶどう膜炎のレビューです．リウマチ医は必読です．

3）Jabs DA, et al：Standardization of uveitis nomenclature for reporting clinical data. Results of the First International Workshop. Am J Ophthalmol, 140：509-516, 2005 [PMID：16196117]
▶ 国際ワーキンググループによるぶどう膜炎診療の標準化に向けた取り組みです．

4）Sonoda KH, et al：Epidemiology of uveitis in Japan: a 2016 retrospective nationwide survey. Jpn J Ophthalmol, 65：184-190, 2021 [PMID：33694024]
▶ 日本のぶどう膜炎の疫学調査の結果です．疫学情報は診察をする上で必ず役に立ちます．

5）Nicolela Susanna F & Pavesio C：A review of ocular adverse events of biological anti-TNF drugs. J Ophthalmic Inflamm Infect, 10：11, 2020 [PMID：32337619]
▶ TNF阻害薬使用に伴うぶどう膜炎の発生に関する総説です．

6）Peris P, et al：Bisphosphonates in inflammatory rheumatic diseases. Bone, 146：115887, 2021 [PMID：33592328]
▶ ビスホスホネート薬使用に伴うぶどう膜炎の発生に関する総説です．

7）Anquetil C, et al：Evolving spectrum of drug-induced uveitis at the era of immune checkpoint inhibitors results from the WHO's pharmacovigilance database. J Autoimmun, 111：102454, 2020 [PMID：32303423]
▶ 近年用いられるようになった免疫チェックポイント阻害薬でもぶどう膜炎の発生が報告されています．

8）「ベーチェット病診療ガイドライン2020」（日本ベーチェット病学会／監），診断と治療社，2020
▶ ベーチェット病の疫学や病態生理など，詳細に記載されています．

9）Hysa E, et al：Immunopathophysiology and clinical impact of uveitis in inflammatory rheumatic diseases: An update. Eur J Clin Invest, 51：e13572, 2021 [PMID：33851422]
▶ リウマチ性疾患に起因するぶどう膜炎の病態生理に関する総説です．

10）日本サルコイドーシス／肉芽腫性疾患学会：サルコイドーシス診療の手引き2020．2021
▶ サルコイドーシスはリウマチ性疾患なのか？ ということには議論があると思いますが，このガイドラインはとてもわかりやすく，知識の整理に最適です．

11）Crouser ED, et al：Diagnosis and Detection of Sarcoidosis. An Official American Thoracic Society Clinical Practice Guideline. Am J Respir Crit Care Med, 201：e26-e51, 2020 [PMID：32293205]
▶ 米国胸部学会によるサルコイドーシスのガイドラインです．

12）田村直人：体軸性脊椎関節炎（axSpA）の疫学，病態．臨床整形外科，59：341-345，2024
▶ 体軸性脊椎関節炎（axSpA）の疫学・病態についてわかりやすくまとめてあります．

13）Raychaudhuri SP & Deodhar A：The classification and diagnostic criteria of ankylosing spondylitis. J Autoimmun, 48-49：128-133, 2014 [PMID：24534717]
▶ 脊椎関節炎の分類のターニングポイントとなった論文です．

14）「脊椎関節炎診療の手引き2020」（日本脊椎関節炎学会／編），診断と治療社，2020
▶ 脊椎関節炎診療はこれを読まなければ始まりません．

15）Lambert RGW, et al：Development of international consensus on a standardised image acquisition protocol for diagnostic evaluation of the sacroiliac joints by MRI: an ASAS-SPARTAN collaboration. Ann Rheum Dis, 83：1628-1635, 2024 [PMID：39107080]
▶ 脊椎関節炎のMRI撮影のプロトコルに関する推奨です．

16）Tada K, et al：A multicentre study of clinical features and HLA typing in Japanese patients with ankylosing spondylitis. Mod Rheumatol, 33：392-397, 2023 [PMID：35137159]
▶ 本邦の脊椎関節炎患者のHLAについて検討した報告です．

17）Takeuchi M, et al：Pathogenesis of Non-Infectious Uveitis Elucidated by Recent Genetic Findings. Front Immunol, 12：640473, 2021 [PMID：33912164]
▶ 非感染性ぶどう膜炎の遺伝子変異についての総説です．

18）Rademacher J, et al：Uveitis in spondyloarthritis. Ther Adv Musculoskelet Dis, 12：1759720X20951733, 2020 [PMID：32963592]
▶ 脊椎関節炎におけるぶどう膜炎に関する総説です．

19）Levy-Clarke G, et al：Expert panel recommendations for the use of anti-tumor necrosis factor biologic agents in patients with ocular inflammatory disorders. Ophthalmology, 121：785-96.e3, 2014 [PMID：24359625]
▶ 米国眼科学会によるぶどう膜炎に対するTNF阻害薬の使用に関するガイドラインです．

20）Ward MM, et al：2019 Update of the American College of Rheumatology/Spondylitis Association of America/Spondyloarthritis Research and Treatment Network Recommendations for the Treatment of Ankylosing Spondylitis and Nonradiographic Axial Spondyloarthritis. Arthritis Rheumatol, 71：1599-1613, 2019 [PMID：31436036]
▶ 米国リウマチ学会・米国脊椎炎協会・脊椎関節炎研究治療ネットワークによる脊椎関節炎のガイドラインです．

21）Ramiro S, et al：ASAS-EULAR recommendations for the management of axial spondyloarthritis: 2022 update. Ann Rheum Dis, 82：19-34, 2023 [PMID：36270658]
▶ 国際脊椎関節炎評価学会・欧州リウマチ学会によるガイドラインです．

22）Wendling D & Prati C：Paradoxical effects of anti-TNF-α agents in inflammatory diseases. Expert Rev Clin Immunol, 10：159-169, 2014 [PMID：24325385]
▶ TNF阻害薬による逆説的反応（paradoxical reaction）に関する総説です（文献23も同様）．

23）Toussirot É & Aubin F：Paradoxical reactions under TNF-α blocking agents and other biological agents given for chronic immune-mediated diseases: an analytical and comprehensive overview. RMD Open, 2：e000239, 2016 [PMID：27493788]

24）日本眼炎症学会TNF阻害薬使用検討委員会：非感染性ぶどう膜炎に対するTNF阻害薬使用指針および安全対策マニュアル（改訂第2版，2019年版），日本眼科学会雑誌，123：697-705，2019
▶ 日本眼炎症学会による非感染性ぶどう膜炎に対するTNF阻害薬の使用に関する指針です．

第 4 章

治療が開始された後の
落とし穴

第4章　治療が開始された後の落とし穴

1 関節リウマチ治療開始後の関節痛が残存します．治療を強化したらよいでしょうか？

吉田常恭

Point
- 関節リウマチ治療中の関節痛は必ずしも再燃とは限らない
- アドヒアランス不良，変形性関節症，線維筋痛症の合併などを疑う
- アドヒアランス不良には非意図的と意図的があり，適切な患者教育と意見の汲みとりが重要である

Keyword 関節リウマチ　　リウマトイド因子　　抗CCP抗体

はじめに

　関節リウマチ（rheumatoid arthritis：RA）は130人に1人という罹患率が高く，最もコモンなリウマチ膠原病疾患です[1]．リウマチ専門医の全体的な不足と偏在化のため，地域によってはメトトレキサートを含む従来の合成疾患修飾性抗リウマチ薬（csDMARDs）や一部の生物学的製剤の使用を一般内科医や開業医の先生方にもお願いさせていただく必要があります．しかしながら，治療中にもかかわらず，関節痛が残存あるいは再出現し，治療を強化すべきか悩まれることがしばしばあるかと思います．その際の考え方を，症例を通して共有していきましょう．

症例①

40歳代女性．近医より紹介．

45歳時に多関節炎，RF，抗CCP抗体陽性のため，RAと診断．少量グルココルチコイド，メトトレキサート10 mg/日を開始し，関節痛は改善するものの，関節腫脹は残存したため，アダリムマブ40 mg 2週に1回皮下注射（生物学的製剤）を開始．その後も関節腫脹症状の改善は乏しく，トファシチニブ5 mg 1日2回（JAK阻害薬）に変更した．しかしながら症状は改善せず，関節変形が進行してきたため，ウパダシチニブ15 mg 1日1回（JAK阻害薬）に変更した．それでも関節腫脹が改善しないため，リウマチ外来に紹介となった．

【生活背景】喫煙：20本/日を30年，アルコール：ビール 350 mL/日

【身体所見】両側の2〜5PIP，2〜4MCP，手関節，膝関節に腫脹と軽度の圧痛あり．爪・付着部・皮膚病変を認めない

【血液検査】CRP 0.75 mg/dL，RF 117 mg/dL（15 mg/dL未満），ACPA 120.5 U/mL（4.5 U/mL未満），抗核抗体・抗SSA抗体陰性

【X線検査】手指PIP関節，手関節に骨びらん多発，手関節の関節裂隙狭小化と骨硬化像あり

症例②

　40歳代男性．近医より紹介．

　40歳時に両手指，膝関節，両肩痛があり，自己抗体陽性のため，関節リウマチと診断された．サラゾスルファピリジンで治療を開始し，メトトレキサートを併用するも改善なく，ウパダシチニブ15 mg 1日1回で疼痛はやや改善したが，右肩関節痛は残存した．さらに四肢の筋痛も出現し，日常生活に支障が生じ，難治性病態と考えられ，リウマチ外来に紹介となった．

【生活背景】喫煙：10本/日を20年，アルコール：飲まない

【身体所見】右肩関節の圧痛はないものの，外転時に著明な疼痛と外転制限を認めた．四肢腱付着部と背部に圧痛を認めた．その他の関節に圧痛・腫脹を認めない．皮疹・爪病変なし

【血液検査】CRP 0.03 mg/dL

1 Difficult to treat RA

　近年，治療抵抗性のRAの概念が広がり，その背景・リスク評価や治療選択の研究目的で，2021年に欧州リウマチ学会（EULAR）が中心となり，「Difficult to treat RA：D2T RA」という定義がつくられました（表1）[2]．この定義によると，① 従来の合成疾患修飾性抗リウマチ薬（csDMARDs）に加えて，2種類以上の作用機序の異なる生物学的製剤（bDMARDs）あるいは分子標的型合成抗リウマチ薬（tsDMARDs：JAK阻害薬）を使用しても治療抵抗性のRAで，② 活動性の特徴があり，③ 主治医あるいは患者が困難さを感じているもの，とされています．

　リアルワールドデータの解析によると，報告している国にもよっても異なりますが，およそRA患者の6～30％にD2T RAが存在するといわれています[3~5]．わが国からは8～10％のRA患者にD2T RAが存在することが報告されています[6, 7]．

表1◆欧州リウマチ学会（EULAR）によるDifficult to treat RA（D2T RA）の定義

1. EULARリコメンデーションに基づく治療を行い，csDMARDsによる治療不成功後の2種類以上のb/tsDMARDs（作用機序の異なる[*1]）による治療不成功（禁忌の場合を除く[*2]）
2. 活動的/進行性疾患を示唆する以下のうちの1つ以上の徴候 　a. 少なくとも中等度の疾患活動性（関節数を含む検証済みの複合尺度による例えば，DAS28–ESR＞3.2またはCDAI＞10など） 　b. 活動性疾患を示唆する徴候（急性期反応物および画像診断を含む）および/または症状（関節関連またはその他） 　c. グルココルチコイド治療の漸減ができない（7.5 mg/日のプレドニゾンまたはその相当量未満） 　d. 単純X線上の急速な関節破壊の進行（活動性疾患の徴候の有無にかかわらず）[*3] 　e. 上記の基準で病勢が良好にコントロールされているにもかかわらず，QOLを低下させるRA症状を有するもの
3. 徴候や症状の治療・管理が難しいとリウマチ専門医や患者に認識されている

D2T RAでは，3つの基準をすべて満たす必要がある．
＊1：社会経済的要因により治療へのアクセスが制限されていない場合
＊2：DMARD治療が禁忌の場合は，作用機序の異なる2種類以上のb/tsDMARDを用いた治療で要件を満たす
＊3：RRP：rapid radiographic progression：1年後にvan der Heijde–modified Sharp scoreが5ポイント以上変化する
（文献2より引用）

表2 ◆ 治療抵抗性の関節リウマチの鑑別

炎症性か 非炎症性か	鑑別
炎症性の病態	アドヒアランス不良・薬剤の不適切使用
	結晶性関節炎
非炎症性の病態	筋・腱障害の併存
	変形性関節症の併存
	うつ病・線維筋痛症の合併
	骨軟化症・骨粗鬆症・脆弱骨折

（筆者作成）

❷ D2T RAの鑑別

　多くのコホート研究の結果，D2T RAに至る原因はさまざまであることが判明しました．大きくD2T RAの要因には炎症性の病態と非炎症性の病態があります[8]．炎症性の病態は，純粋な炎症状態が制御不足のため持続することによるものですが，高齢や併存疾患，治療による副作用などが理由で治療選択に制限がかかっていることが原因です．また，D2T RAの定義では，除外されていますが，金銭的・社会的事情も治療選択への影響を介して治療抵抗性の要因に十分なりえます．一方で，D2T RA患者では，高い確率でうつ病や線維筋痛症，二次性の変形性関節症を合併することが知られています[8, 9]．これらの状態は主に非炎症性の病態としており，純粋の治療強化だけでは一筋縄ではいきません．適切な治療薬を選択しているにもかかわらず，治療抵抗性のRA患者をみたとき，筆者は表2のような原因を鑑別にあげています．

　症例に戻りますが，2人の患者さんはいかにして最終診断に至ったか，そのアプローチを以下に示します．

症例①の最終診断

　服薬アドヒアランス不良

■最終診断に至ったプロセス

　患者はEULARの提唱するD2T RAの定義を満たした．炎症性病態と非炎症性病態を考えつつ，まずは紹介までの服薬内容を確認することとした．患者に今まで服用してきた薬剤について病歴聴取すると，"メトトレキサートを連日服用していた"や"皮下注射製剤は使用していない"などと答えたため，服用アドヒアランスの不良を疑った．翌週に残薬を持参いただくと，メトトレキサートが100錠以上，トファシチニブが50錠以上，ウパダシチニブも30錠以上残っていた．本人にあらためて関節X線での骨びらんと骨硬化像を提示して，関節リウマチの病態と，治療の目的を説明し，服薬の重要性を数回の外来にわたって説明した．残薬を注意深く消化しながら，最終的にはメトトレキサート6 mg/日とウパダシチニブ7.5 mg/日で寛解を維持した．

> ### 症例②の最終診断
>
> 線維筋痛症＋棘上筋腱断裂
>
> ■ **最終診断に至ったプロセス**
>
> 2種類以上の生物学的製剤，JAK阻害薬が使用されていないため，DT2 RAの定義こそ厳密には満たさないが，治療抵抗性のRAと考えた．しかし，診察では当初認められていたという小関節の滑膜炎は認めず，四肢付着部を中心に線維筋痛症に典型的な左右対称性の圧痛を認めた．脊椎関節炎も考慮したが，まずは神経障害性疼痛薬を開始したところ，全身の疼痛は著明に改善した．右肩関節に関しては可動時痛のみの痛みであり，外転制限と肩関節外側部に圧痛点を認めたことより，棘上筋腱の損傷を疑った．MRIを撮影すると，棘上筋腱の断裂を疑う所見を認めた．整形外科に紹介したが，本人の手術希望がなく，鎮痛薬で経過観察している．

❸ アドヒアランス不良

関節リウマチ診療において，アドヒアランス不良はしばしば見られます．RA患者服薬遵守率は報告にもよりますが，30～80％と驚きの低さです．多くの観察研究がなされ，年齢，性別，教育環境などさまざまな要因がリスクとして提唱されていますが，論文ごとに結果はばらばらであり，まだ研究は発展途上であるといえます[10]．ただし，RA患者がとる非遵守行動には，非意図的と意図的なものがあるとされています．非意図には，物忘れ，レジメンの複雑さ，身体的問題（注射製剤が打てない），意図的には薬剤の副作用への懸念，治療の必要性への疑問という患者の意思が関係します．服薬アドヒアランス不良を考慮する際には，これらの因子を考慮する必要があります．

実臨床では，非意図的要因の代表は認知症です．特に高齢患者では残薬の確認を細めに行い，適宜調整することが重要です．それにより，軽度認知障害を早期に発見し，社会的介入を迅速に行うことが可能となります．また，高齢患者では薬剤の副作用への懸念，若年患者では金銭的理由により意図的に服薬を中断することがあります．闇雲に処方を継続しているだけでなく，現在の治療について患者の理解と意見を聴取することが重要です．

❹ 線維筋痛症

リウマチ膠原病疾患において，線維筋痛症の合併は非常に多いです．関節リウマチにおいては，18～24％に合併するといわれています[11]．線維筋痛症の併存は関節リウマチ診療においては非常に考慮すべき事項です．というのも，線維筋痛症は関節リウマチの疾患活動性の評価を行う指標において，疼痛スコアに影響を与え，一見して疾患活動性が高いと誤って判断されてしまう可能性があるからです．したがって，関節リウマチの関節炎と線維筋痛症の合併を明確に区別する必要があります．

線維筋痛症の診断には，米国リウマチ学会（ACR）の分類基準が有用です．かつては典型的

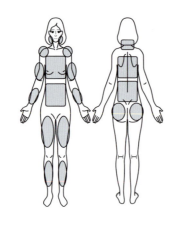

WPI：19箇所 過去1週間の 疼痛範囲数		
顎*	右	左
肩	右	左
上腕	右	左
前腕	右	左
臀部	右	左
大腿	右	左
下腿	右	左
頸部		
背部	上	下
胸部*		
腹部*		
WPI 合計： 点		

症候	問題なし	軽度	中等度	重度
疲労感	0	1	2	3
起床時不快感	0	1	2	3
認知症状（思考・記銘力障害）	0	1	2	3
合計： 点				

一般的身体症候　0：なし　1：あり		
a) 頭痛	0	1
b) 下腹部痛または下腹部クランプ	0	1
c) 抑うつ気分	0	1
合計（SSS）：症候点数＋身体症候点数＝　点		

以下の4項目を満たすものを線維筋痛症と診断する
① WPI：7以上＋SSS：5以上またはWPI：4〜6＋SSS：9以上
② 全身痛である（5領域のうち，少なくとも4領域*の痛みがある）*
③ 少なくとも3カ月症候が存在する
④ 他の疾患の存在は除外しない

＊領域
1) 右上半身部（顎部**，肩甲帯，上腕，前腕）
2) 左上半身部（顎部**，肩甲帯，上腕，前腕）
3) 右下半身部（臀部，大腿，下腿）
4) 左下半身部（臀部，大腿，下腿）
5) 体軸部（頸部，上背部，下背部，胸部*，腹部**）
判定：上記5領域のうち少なくとも4領域に痛みがあること
＊＊領域評価時には評価項目から外れる
SSS：symptom severity scale

（松本作図）

図1◆米国リウマチ学会（ACR）による線維筋痛症の診断基準（2016年改訂）
（文献12より引用）

な18カ所の圧痛点が特徴的でしたが，2016年の改訂基準からは圧痛点は削除され，その代わり，身体の5領域の少なくとも4領域に痛みを認めることが基準となりました（図1）．また，疼痛以外の症状として，倦怠感や認知症状，抑うつ気分などを有しているか，病歴聴取することも重要です．線維筋痛症を合併する場合には，神経障害性疼痛や抗うつ薬を使用することにより，過剰な免疫抑制薬を使用せずとも，疼痛を改善することが期待できます．

ひとことパール

治療抵抗性RA患者では，盲目的な治療強化の前に，服薬アドヒアランス不良，線維筋痛症，筋骨格系障害の合併を除外する．

● おわりに

　治療開始後に治療抵抗性を示すRA患者のなかには，一定の割合でアドヒアランス不良が潜んでいます．忙しい外来の合間ですが，ときどき，服薬状況や患者さんの考え・理解を確認することが"医原性の治療抵抗性RA"を予防する最も安価で効果的な治療方法かもしれません．また，原疾患の活動性とは無関係に線維筋痛症の合併や関節変形，加齢に伴う筋腱損傷が合併します．"関節痛＝疾患活動性"と決めつけずに，背景にある病態をしっかりと見定めましょう．

◆ 文　献

1) Kojima M, et al：Epidemiological characteristics of rheumatoid arthritis in Japan: Prevalence estimates using a nationwide population-based questionnaire survey. Mod Rheumatol, 30：941-947, 2020［PMID：31625435］

2) Nagy G, et al：EULAR definition of difficult-to-treat rheumatoid arthritis. Ann Rheum Dis, 80：31-35, 2021［PMID：33004335］
　▶ EULARのD2T RAの定義を定めた論文．要チェック.

3) Paudel ML, et al：Prevalence and Characteristics of Adults with Difficult-to-Treat Rheumatoid Arthritis in a Large Patient Registry. Rheumatology (Oxford)：keae318, 2024［PMID：38837701］

4) Leon L, et al：Difficult-to-treat rheumatoid arthritis (D2T RA): clinical issues at early stages of disease. RMD Open, 9：e002842, 2023［PMID：36889800］

5) Garcia-Salinas R, et al：Difficult to treat rheumatoid arthritis in a comprehensive evaluation program: frequency according to different objective evaluations. Rheumatol Int, 43：1821-1828, 2023［PMID：37269430］

6) Watanabe R, et al：Prevalence and predictive factors of difficult-to-treat rheumatoid arthritis: the KURAMA cohort. Immunol Med, 45：35-44, 2022［PMID：34033729］

7) Takanashi S, et al：Characteristics of patients with difficult-to-treat rheumatoid arthritis in clinical practice. Rheumatology (Oxford), 60：5247-5256, 2021［PMID：33682890］

8) Buch MH, et al：Persistent inflammatory and non-inflammatory mechanisms in refractory rheumatoid arthritis. Nat Rev Rheumatol, 17：17-33, 2021［PMID：33293696］

9) Roodenrijs NMT, et al：Difficult-to-treat rheumatoid arthritis: contributing factors and burden of disease. Rheumatology (Oxford), 60：3778-3788, 2021［PMID：33331946］

10) van den Bemt BJ, et al：Medication adherence in patients with rheumatoid arthritis: a critical appraisal of the existing literature. Expert Rev Clin Immunol, 8：337-351, 2012［PMID：22607180］

11) Zhao SS, et al：The prevalence and impact of comorbid fibromyalgia in inflammatory arthritis. Best Pract Res Clin Rheumatol, 33：101423, 2019［PMID：31703796］

12) Wolfe F, et al：2016 Revisions to the 2010/2011 fibromyalgia diagnostic criteria. Semin Arthritis Rheum, 46：319-329, 2016［PMID：27916278］

第4章 治療が開始された後の落とし穴

2 関節リウマチ治療中の発熱は何を考えるべきでしょうか？

谷村 瞬

Point
- 関節リウマチ治療中に発熱を認めた場合，重症化しやすい疾患の除外が最重要である
- 関節リウマチ患者の発熱アプローチとして，感染・原病・悪性腫瘍を考える
- 関節リウマチ患者においては，医原性免疫不全関連リンパ増殖性疾患を見逃さない

Keyword 抗酸菌感染症　ニューモシスチス肺炎　サイトメガロウイルス感染症　OIIA-LPD

はじめに

　医師であれば，発熱は実臨床でよく遭遇する主訴であり，内科診断学の教科書や発熱・不明熱をテーマにした医学書などで，熱源検索のプロトコールやアプローチ方法が記載されており，一度は勉強したことがあると思います．本書の執筆依頼の内容を見た際に，「発熱患者を診察したときは3つのカテゴリーに分けて鑑別しろ」と自身が研修医のときに上級医から指導されたのを思い出しました．1つ目は**感染症**，2つ目は該当患者の**原病**，3つ目は**悪性腫瘍**です．この根拠として，不明熱の原因疾患について大規模症例で検討されたトルコの報告があります[1]．この報告では857名の発熱を呈した症例のなかで，原因として最も多かったのが感染症であり403例（47.0％）でした．次に診断不能例138例（16.1％）でしたが，その次がリウマチ膠原病疾患137例（15.9％），悪性腫瘍が126例（14.7％）と続く結果でした．

　本項において，従来の発熱時のアプローチ方法ではなく，関節リウマチ治療（免疫抑制薬使用）中だからこそ，ただの風邪だと思って自宅で様子をみていたけれども，何かがおかしいと感じ，受診に来た患者さんの診断のアプローチ方法と，そこで見落としたくない疾患を述べていこうと思います．

症例

60歳女性．
関節リウマチに対してメトトレキサート12 mg/週と抗TNF-α製剤を使用し，低疾患活動性を維持していた．受診1週間前より37.8℃の発熱と咳嗽・倦怠感を認め他院を受診し，帯状疱疹の診断で抗ウイルス薬の内服を開始されたが，咳嗽・倦怠感の改善が乏しく当院に予約外受診し，精査加療目的に入院となった．

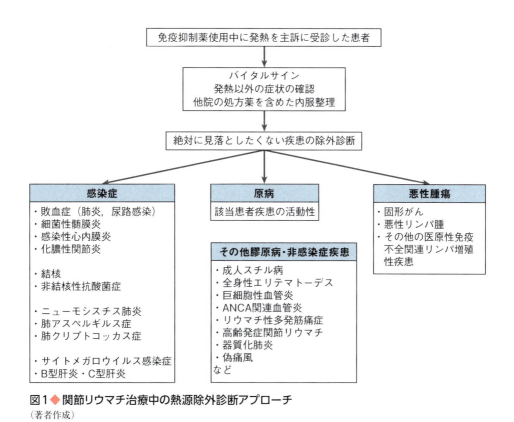

図1 ◆ 関節リウマチ治療中の熱源除外診断アプローチ
(著者作成)

❶ 関節リウマチ治療中の熱源検索アプローチ

　前提として，関節リウマチの治療中ということは，メトトレキサートやグルココルチコイド，もしくは生物学的製剤や免疫抑制薬などを使用しているということを念頭に置かなくてはいけません．近年はIL-6阻害薬やJAK阻害薬の使用により，本来は発熱するべき状態でも発熱がマスクされ，CRPも本来よりも低めまたは陰性化してしまうことがあります．熱源精査が遅れた場合，原因によっては重症化する可能性が高いのです．これより受診の際に患者さんの状態を観察しながら，考えられる重症化しやすい疾患を頭の中であげて，すみやかに除外診断を行わないといけません．もちろん教科書や雑誌に記載されているような，病歴や身体症状，熱系，基本的な採血結果から診断を絞り，それに沿いながら効率的に採血・画像検査を追加して確定診断をするようなアプローチ方法も重要ではありますが，関節リウマチ治療中の患者さんにおける熱源検索アプローチ方法としては，図1で示す考え方の方が，実際の臨床現場で用いられているのではないでしょうか．感染症，原病，悪性腫瘍に分けて，それぞれのカテゴリーのなかで見落としてはいけない疾患を確実に除外していきます．

❷ 感染症

　本症例は，発熱のほかに咳嗽などの呼吸器症状があることから，まずは感染症の可能性が高いであろうと考えます．感染症を考慮した際に，見落としてはいけない4つの感染症のグループを頭のなかに入れて診断を進めます．1つは細菌性感染，2つは抗酸菌感染，3つは真菌感染，4つはサイトメガロウイルス感染です．TNF-α阻害薬であるインフリキシマブにおける日本の市販後全例調査では5,000例のうち，重大な有害事象として108例（2.2％）が細菌性肺炎，14例（0.3％）が結核，22例（0.4％）がニューモシスチス肺炎であったと報告されています[2]．また実臨床でよく見落としがちですが，よく遭遇する日和見感染としてサイトメガロウイルス感染も含めて，簡単に下記にまとめます．

1) 細菌感染

　細菌感染は4つのなかで最も頻度が高く，最も一般的な感染症ではありますが，見逃すと短期間に敗血症，播種性血管内凝固症候群（disseminated intravascular coagulation：DIC）をきたすことから必ず鑑別を要します．可能性が1％でもある限り，血液培養2セット（グラム染色）を含めた各種培養とX線検査，胸腹部CT（可能な限り造影）は必ず行い，肺炎，尿路感染，膿瘍などの有無を鑑別します．そのなかでも見逃したくない疾患として，**感染性心内膜炎，細菌性髄膜炎，化膿性関節炎**は常に意識して，必要に応じて心エコー，髄液検査，関節穿刺を行います．

2) 抗酸菌感染

　2012年のメトトレキサート（MTX）製剤の添付文書改訂にて，結核のスクリーニングについての項が追加されてから，現在は関節リウマチの治療前にほとんどの医師が，胸部X線とT-SPOT®.TBやクォンティフェロン®TB（QTF）を測定し，結核感染既往の有無に関してチェックしていることから，以前と比べ結核感染に遭遇する機会はかなり減りました．実際にNinJaコホートからの報告によれば，日本における関節リウマチ患者の結核症の標準化罹患率（standardized incidence ratio：SIR）は順調に低下を続け，2015〜2016年のSIRは0.77と健常人とほぼ変わらないところでまで低下しています[3]．

　これより実臨床では結核よりも**非結核性抗酸菌症**（non-tuberculousis mycobacteria：NTM）の方がよく遭遇します．日本ではNTMは感染症法の対象外であり，正確な患者数の把握は難しいですが，関節リウマチ患者は一般人口の2倍NTMを発症しやすく，さらに生物学的製剤を使用することで罹患率は5倍となるという報告があります[4]．胸部CTを施行した際に空洞病変，結節陰影，微小粒状影や気管支拡張症などの所見があった場合には，抗酸菌感染を疑い喀痰の抗酸菌培養を実施し，必要に応じて気管支肺洗浄（bronchoalveolar lavage：BAL）や経気管支肺生検（trans-bronchial lung biopsy：TBLB）を考慮し，呼吸器専門医にコンサルトしましょう．

ここがポイント　免疫再構築症候群（immune reconstitution inflammatory syndrome：IRIS）

通常，生物学的製剤を使用中に結核を発症した場合，生物学的製剤を中止することが多いと思います．しかし粟粒結核の場合，生物学的製剤を中止し免疫バランスが崩れることが原因で，炎症をよりきたし病状が悪化してしまう例が報告されており[5]，結核を疑った場合に，ステロイドや生物学的製剤を休薬する際には注意しましょう．

3）真菌感染

リウマチ患者が発熱をきたした場合，前述したように各種培養の採取は重要でありますが，それと同時に通常採血項目にβ-Dグルカンを必ず追加しましょう．その理由は生物学的製剤やその他の免疫抑制薬使用下で生じる肺感染症のなかでも急速進行性かつ致死率の高い**ニューモシスチス肺炎（PCP）**を除外するためです．β-DグルカンはPCPの有能な診断マーカーとして知られており感度は約92％といわれています[6]．本来は気道由来の検体でのPCR法で *Pneumocystis jirovecii* のDNA検出が診断に重要になりますが，実臨床ではその結果を待つ余裕がないことの方が多く，胸部CTで両肺野に地図状またはモザイク状といわれる小葉間隔壁で境界された陰影を認め，胸膜に接した末梢側にspareされた（病変がない）領域が存在し[7]，β-Dグルカンが陽性であった場合にはPCPを強く疑い，すぐに治療開始している現場が多いと考えます．

その他の頭に入れて置きたい真菌感染症として，**肺アスペルギルス症**と**肺クリプトコッカス症**があります．これらは胸部CTで空洞病変や多発する結節陰影，浸潤影を呈し，肺結核との鑑別が重要になることが多く，β-Dグルカンのほかに血清アスペルギルスガラクトマンナン抗原の測定，またはBALやTBLBを行う際にはアスペルギルスやクリプトコッカスの培養も合わせて行い，見落とさないようにしましょう．

 ここがポイント　関節リウマチ患者におけるPCP発症のリスク因子

日本におけるインフリキシマブ投与中の関節リウマチ患者に発症したPCPについての検討では，65歳以上，プレドニゾロン6 mg/日以上，既存の肺疾患の3つがリスク因子として抽出されました．これらの危険因子を有する症例には，ST合剤などの予防投与を行うことが勧められています[8]．

4）サイトメガロウイルス感染

ステロイドや免疫抑制薬を使用するリウマチ性疾患患者では，サイトメガロウイルス（cytomegalovirus：CMV）の再活性化が高頻度に生じています[9]．再活性化を認め，発熱などの臨床症状や肺炎，胃腸疾患などの臓器障害が認められた場合は，積極的な治療が必要になります．

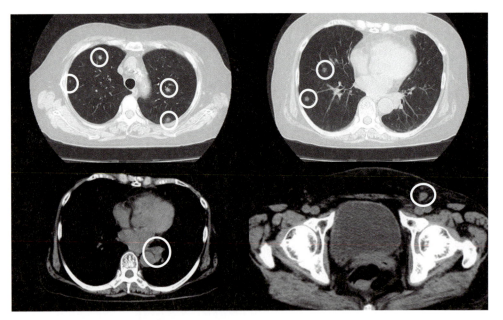

図2 ◆ 入院時に施行したCT検査
全肺野に多発する結節影，傍大動脈・鼠経リンパ節腫大を認める（白く囲っている部分）．
〔谷村 瞬：メトトレキサート関連リンパ増殖性疾患（MTX-LPD）．検査と技術，Vol.52 No.11：pp1138-1143，医学書院，2024〕

CMV-IgM抗体が陽性であれば，現在感染していると考えられますが，実際には感染が落ち着いた後も長期にわたり高値が持続することから，C7-HRPなどの血中アンチゲネミアの陽性を確認して診断します．発熱のほかに，貧血や血小板減少，原因不明の肝機能障害の存在や口腔カンジダの併存[10]などがCMVを疑うポイントになります．

症例つづき①

入院時は36.6℃と解熱しており，その他バイタルに異常はなかった．血液培養2セットの採取と採血検査を行った．白血球数8,900/μL，CRP 3.59 mg/dL，LDH 398 IU/Lと上昇していたが，β-Dグルカン，プロカルシトニンは陰性であった．胸腹部の造影CTを施行し，左肺門部腫瘤，全肺野の多発結節影，傍大動脈・鼠経リンパ節腫大を認めた（図2）．半年前に測定したT-SPOT®.TBは陰性であったが，抗酸菌感染も鑑別にあげ，同日に抗酸菌培養と抗MAC抗体も提出した（いずれも後に陰性確認）．メトトレキサートと抗TNF-α製剤は休薬とし，プレドニゾロン10 mg/日の内服を開始し，抗ウイルス薬の点滴を開始した．

❸ 原病

一番は，該当患者の基礎疾患の疾患活動性をしっかり評価することが重要です．また，ほか

にオーバーラップした疾患がないかどうかを確認するために，リウマチ膠原病疾患の自己抗体測定を通じたスクリーニングや，発熱を引き起こす非リウマチ膠原病疾患も考慮する必要があります．本項ではリウマチ膠原病疾患の再評価の方法については省略しますが，発熱と関節痛の主訴でよく見落とされがちで，関節リウマチの増悪として紹介されるケースがある「**偽痛風**」について少し説明します．

偽痛風は，関節内にカルシウムピロリン酸結晶（calcium pyrophosphate dehydrate deposition：CPPD）が沈着し，これが免疫系を刺激して炎症性サイトカイン（IL-1，IL-6など）が放出され，全身的な炎症反応を引き起こし，発熱が生じることがあります[11]．早期の炎症の場合，X線検査では石灰化像がないことも多く，関節エコーも行い，除外することが重要です．また，頭痛や頸部痛がある場合は，crowned dens症候群も考慮し，CT検査で頸椎も撮像しましょう．

症例つづき②

圧痛や腫脹のある関節はなく，関節エコーでも滑膜炎の所見は認められず，関節リウマチの疾患活動性は寛解していた．また，咳嗽や倦怠感以外の症状はなく，採血結果ではCRPの上昇が見られたものの，肝障害，腎障害，尿所見の異常はなく，フェリチン，補体，ANCAを含む自己抗体の異常値も認められなかった．

④ 悪性腫瘍

悪性腫瘍に伴う発熱の原因は多岐にわたりますが，腫瘍細胞からIL-1，IL-6，TNF-α，INFといった発熱性サイトカインの放出や脳転移による脳組織の直接傷害が原因となります[12]．感染，原病の評価と同時に上下部内視鏡検査やCT，必要に応じて乳腺や婦人科系の悪性腫瘍スクリーニングが重要になります．そして関節リウマチ治療中に発熱をきたした際に必ず除外したい疾患が，**リンパ増殖性疾患**（lymphop-roliferative disorder：LPD）です．

LPDとはリンパ球が過剰に増殖する状態で，リンパ節腫大，節外臓器病変，末梢血リンパ球増加症などを引き起こすもので，単一の腫瘍を意味しません．1991年にはじめてMTX投与中にリンパ腫を合併したRA患者を報告し，その後も各国でMTX治療中にリンパ腫を含むLPDを合併したRA患者が報告され[13]，免疫不全を伴うLPDの1つとしてメトトレキサート関連リンパ増殖性疾患（MTX-LPD）が世界中で認知されました．その後，抗TNF-α製剤[14]やカルシニューリン阻害薬，JAK阻害薬[15]などMTX以外の薬剤でも同様の症例が報告され，2008年のWHO分類改定では，その他の医原性免疫不全関連LPD（other iatrogenic immunodeficiency-associated lymphoproliferative disorde：OIIA-LPD）という名称に変更されました．

臨床症状としてはリンパ節腫大（直径≧1cm）とB症状（発熱，体重減少，盗汗），また節外病変（肺・肝臓・消化管・口腔粘膜・皮膚など）の評価が重要になります．採血では可溶性

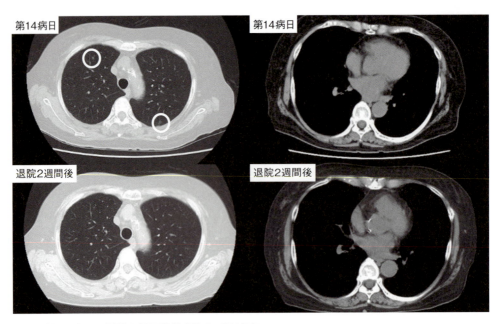

図3◆第14病日と退院2週間後施行したCT検査
第4病日に認めていた所見が改善・消失している．
〔谷村 瞬：メトトレキサート関連リンパ増殖性疾患（MTX-LPD）．検査と技術，Vol.52 No.11：pp1138-1143，医学書院，2024〕

　IL-2受容体が診断・病勢の指標になり，必ず測定しましょう．RAの治療中にLPDを発症した患者232名を対象とした後方視的多施設共同研究（LPD-WG study）[16] では，可溶性IL-2受容体の値が500 U/mL以下が全体の17％，501～1,000 U/mLが34％，1,001～5,000 U/mLが38％，5,000 U/mL以上が10％でした．確定診断には病変部位の生検検査が必須で，リンパ節や節外病変を生検することが基本になります．しかし実臨床ではMTX-LPDが疑われた場合，MTXなどの免疫抑制薬の中止をすることで，自然消退をもたらす例が約半数～2/3程度あり[17,18]，結果的に生検するタイミングが合わず，生検を見送り臨床診断としてMTX-LPDと判断される症例も多く経験します．ただしリンパ節腫脹の急速な増大を認めるもの，発熱などのB症状を伴うもの，また薬剤中止から2週間以上経っても消退しないものは，生検の絶対的適応となり，血液内科医へすみやかにコンサルトを考慮しましょう．

> **症例つづき③**
> 　入院4病日に入院時に提出していた可溶性IL-2受容体の結果が届き，1,840 U/mLと高値であることがわかった．CT検査で認めていた左肺門部腫瘤，全肺野の多発結節影，傍大動脈リンパ節と鼠径リンパ節の腫大をMTX-LPDの節外病変の可能性と考えた．MTXと抗TNF-α製剤は休薬しており，全身状態も悪くないことから呼吸器内科医にコンサルトのもと経過観察とした．入院14病日に再度CT検査をしたところ多くの所見が改善傾向であり，入院15病日で退院とし，退院2週間後のCT検査ではすべて消失していた（図3）．

本症例の最終診断

医原性免疫不全関連LPD

■ **最終診断に至ったプロセス**

症例つづき①〜③参照.

おわりに

　関節リウマチ治療などで免疫抑制下にある患者の発熱時のアプローチ方法として重要なのは，「見落としてはいけない疾患を早期に確実に除外すること」だと考えます．拙い内容ではありますが，本項を参考に自分なりのアプローチ方法を確立し，日常診療に役立てていただけると嬉しいです．

> **ひとことパール**
>
> 関節リウマチ患者の発熱をみた際は，感染，原病，悪性腫瘍を最初に除外しましょう.

◆ **文　献**

1）Sipahi OR, et al：Pooled analysis of 857 published adult fever of unknown origin cases in Turkey between 1990-2006. Med Sci Monit, 13：CR318-CR322, 2007 [PMID：17599026]

2）Takeuchi T, et al：Postmarketing surveillance of the safety profile of infliximab in 5000 Japanese patients with rheumatoid arthritis. Ann Rheum Dis, 67：189-194, 2008 [PMID：17644554]

3）徳田 均：関節リウマチと抗酸菌感染症．結核，94：383-88，2019

4）Winthrop KL & Iseman M：Bedfellows: mycobacteria and rheumatoid arthritis in the era of biologic therapy. Nat Rev Rheumatol, 9：524-531, 2013 [PMID：23797309]

5）Gupta M, et al：Immune reconstitution inflammatory syndrome associated with biologic therapy. Curr Allergy Asthma Rep, 15：499, 2015 [PMID：25504263]

6）Tasaka S, et al：Serum indicators for the diagnosis of pneumocystis pneumonia. Chest, 131：1173-1180, 2007 [PMID：17426225]

7）Hidalgo A, et al：Accuracy of high-resolution CT in distinguishing between Pneumocystis carinii pneumonia and non- Pneumocystis carinii pneumonia in AIDS patients. Eur Radiol, 13：1179-1184, 2003 [PMID：12695843]

8）Harigai M, et al：Pneumocystis pneumonia associated with infliximab in Japan. N Engl J Med, 357：1874-1876, 2007 [PMID：17978303]

9）Mori T, et al：Incidence of cytomegalovirus reactivation in patients with inflammatory connective tissue diseases who are under immunosuppressive therapy. J Rheumatol, 31：1349-1351, 2004 [PMID：15229955]

10）Kaneshita S, et al：Risk factors for cytomegalovirus disease with cytomegalovirus re-activation in patients with rheumatic disease. Mod Rheumatol, 30：109-115, 2020 [PMID：30472908]

11）Pascart T, et al：Calcium pyrophosphate deposition disease. Lancet Rheumatol, 6：e791-e804, 2024 [PMID：39089298]

12）Zell JA & Chang JC：Neoplastic fever: a neglected paraneoplastic syndrome. Support Care Cancer, 13：870-877, 2005 [PMID：15864658]

13) Ellman MH, et al：Lymphoma developing in a patient with rheumatoid arthritis taking low dose weekly methotrexate. J Rheumatol, 18：1741-1743, 1991［PMID：1787499］

14) Askling J, et al：Anti-tumour necrosis factor therapy in rheumatoid arthritis and risk of malignant lymphomas: relative risks and time trends in the Swedish Biologics Register. Ann Rheum Dis, 68：648-653, 2009［PMID：18467516］

15)「関節リウマチにおけるメトトレキサート（MTX）使用と診療の手引き2023年版」（日本リウマチ学会MTX診療ガイドライン小委員会／編），羊土社，2023

16) Takada H, et al：Clinicopathological characteristics of lymphoproliferative disorders in 232 patients with rheumatoid arthritis in Japan: A retrospective, multicenter, descriptive study. Mod Rheumatol, 32：32-40, 2022［PMID：33705243］

17) Kurita D, et al：Methotrexate-associated Lymphoproliferative Disorders in Patients With Rheumatoid Arthritis: Clinicopathologic Features and Prognostic Factors. Am J Surg Pathol, 43：869-884, 2019［PMID：31116708］

18) Tokuhira M, et al：Clinicopathologic investigation of methotrexate-induced lymphoproliferative disorders, with a focus on regression. Leuk Lymphoma, 59：1143-1152, 2018［PMID：28877615］

19) 谷村 瞬：メトトレキサート関連リンパ増殖性疾患（MTX-LPD）．検査と技術，52：1138-1143，2024

第4章 治療が開始された後の落とし穴

3 リウマチ性多発筋痛症のステロイド減量中に再燃をくり返します

吉田常恭

Point
- "PMRの再燃時"は"初診時"と同じくらい鑑別が必要
- 初発症状の再燃が多く,新規関節病変が出現する場合は違う疾患を疑う
- 炎症マーカーは上昇していることがほとんどであり,正常の場合はPMRの再燃を疑わない
- ただし,炎症マーカーが上昇する場合でも他の原因を見極める必要がある

Keyword リウマチ性多発筋痛症　巨細胞性動脈炎　グルココルチコイド減量　再燃

はじめに

　関節リウマチと並び,リウマチ性多発筋痛症（polymyalgia rheumatica：PMR）は一般内科外来でもよく管理されるリウマチ膠原病疾患の1つです.PMRの主な治療はグルココルチコイドであり,プレドニゾロン（PSL）換算で1日10〜15 mgを使用するだけで,ほとんどの患者が寛解するため,比較的管理しやすい疾患とされています.しかしながら,漸減の過程で40〜60％の患者が再発し,グルココルチコイドの副作用も頻繁に見られます[1]．

　このため,専門外来では治療抵抗性やPMRの再燃が疑われる患者が紹介されることが少なくありません.しかし,PMRの初診時と同様に,単にグルココルチコイドを増量するだけでは対応しきれず,背景に別の疾患が隠れていたというケースも多く見られます.

　本項では,PMRの初診ではなく,再燃時にどのような視点をもち,どのように対応すべきかについて,具体的な症例を通して考察していきたいと思います.

症例

　70歳代女性．近医より紹介．
　75歳時に急性の両肩関節挙上困難を自覚し,RF,抗CCP抗体,ANCA陰性でCRP 5.3 mg/dLと上昇していたため,PMRが疑われ,PSL 15 mg/日を開始された．初期の治療には著明に反応したが,経過中に再燃をくり返し,PSL 3 mg/日を切ることはできなかったという．経過中,左肩関節痛は改善したが,右肩関節痛は残存し,外転時痛も認めていたため,この1年はPSL 5 mg/日が維持処方されていた．1カ月前より感冒をきっかけに著明な倦怠感と両肩,肘,手,股関節の関節痛が出現した．一時的にグルココルチコイド不足が疑われ,PSL 10 mg/日に増量して症状は改善

したが，再度PSL 5 mg/日に戻したところ，紹介1週間前から右手関節の腫脹・疼痛が著明となり，日常生活に支障が出てきた．治療抵抗性のPMRのコントロール目的で紹介となった．
【身体所見】右手関節の腫脹・熱感・圧痛あり．右肩の外転時痛あり．その他の疼痛関節には腫脹・可動時痛なし
【血液検査】CRP 3.24 mg/dL，ESR 75 mm/時
【X線検査】明らかな骨びらん，関節裂隙狭小化を認めない

① リウマチ性多発筋痛症の再燃の特徴

　PMRの治療中にCRP上昇や関節痛が生じた場合には，"PMRの再燃"をまずは考えると思います．観察研究によると，PMR患者の43％が，診断後1年以内に少なくとも1回は再燃しているといいます．また，最初の6カ月以内に再燃した患者は，2年を超える長期治療が必要になる可能性が高くなります[2]．再発時の症状は経験的には初期症状と同様であることが多く，新規の病変が出る際にはほかの疾患を疑います．また，炎症マーカーが上昇していることも基本で，上昇を伴わない関節痛はPMRの再燃よりもその他の疾患を積極的に疑います．ただし，炎症マーカーの上昇が必ずしもPMRに由来するわけではないことに注意が必要です．経過中の微細なCRP上昇があれども，本人が元気で，自覚症状がない場合にはその他のCRP上昇の原因が潜在し，注意深く経過観察することも重要です．

② 再燃時のリウマチ性多発筋痛症の鑑別

　PMRの再燃時には，実は初診時と同じくらい鑑別が必要になります．それではPMRの再燃時の鑑別疾患にはどのようなものがあるでしょうか．以下に筆者の経験談をまとめました（表1）．このなかでも実臨床のうち炎症性の病態では，グルココルチコイドの早期の減量，非炎症性病態では筋・腱障害の併存が最も多いように感じます．症例がどのように診断されたかそのプロセスと，代表的な鑑別疾患の特徴をみていきましょう．

1) 不十分なグルココルチコイド量・早すぎる減量

　コントロール不良のPMRの紹介の患者さんで，筆者が最も経験するのは，グルココルチコイドの初期量が不足していることと，早すぎる減量です．PMR診療で実感することは，患者ごとの炎症の程度は一様ではなく，さまざまであるということです．初期量がPSL 30 mg/日必要な患者もいれば，PSL 10 mg/日で十分な患者もいます．炎症の程度を計り知ることはできませんが，必要なグルココルチコイド量は主に体重あたり0.3 mgをめざして開始するようにすると間違えることは少ないように思います．50 kgの患者ですと，標準的な15 mg/日からスタートし，2週間ごとに10 mg/日まで2.5 mg/日ずつ減量し，その後1カ月に1 mg/日ずつ減量するプロトコルが標準ですが，筆者は患者によっては2〜4週間ごとに2.5 mg/日ずつ0 mg/日まで減量する早期減量プロトコルを選択することもあります．どのプロトコルを選択するか

表1◆再燃時のリウマチ性多発筋痛症の鑑別

炎症性か 非炎症性か	鑑別
炎症性病態	不十分なグルココルチコイド量・早すぎる減量
	巨細胞性動脈炎
	結晶性関節炎
	悪性腫瘍の合併
	高齢発症関節リウマチ
	アドヒアランス不良・薬剤の不適切使用
	炎症性筋疾患
	高齢発症脊椎関節炎
	高齢発症全身性エリテマトーデス
非炎症性病態	筋・腱障害の併存
	変形性関節症の併存
	うつ病・線維筋痛症の合併
	続発性副腎皮質機能低下症
	骨軟化症
	変性疾患（パーキンソン症候群）

（筆者作成）

は、主に患者の炎症の度合いによるものと考えています。

PMRの炎症状態を正確に捉えられる疾患活動性指標はありませんが、依然としてCRPは条件付き（CRP上昇≠再燃．その他の疾患の可能性も考慮）ではありますが、有用です．日本からの報告では、治療開始1カ月後のCRPが0.17 mg/dL未満であることが、長期的にグルココルチコイドを用いないで寛解となる予測因子であるとのことです．つまりは1カ月以内に臨床的な症状が消退し、CPRが陰転化しなければ、無理にグルココルチコイドを減量せずに、減量速度を緩めてもよいかもしれません[3]。

2）巨細胞性動脈炎

欧米では、0～40％と報告によってかなり幅がありますが、PMRに巨細胞性動脈炎（giant cell arteritis：GCA）が合併するといわれております[1]．PMRとGCAの鑑別は初診時にも重要で、主な鑑別点は表2に示している通りですが、特にPMRと合併することが多いとされる大血管型のGCA（LV-GCA）では、側頭動脈炎の症状である頭痛や顎跛行などの症状を起こさず、発熱や全身の消耗症状のみの場合があります[4]．ある研究によると、PMR患者でLV-GCAの存在を示唆する因子には、炎症性腰痛（オッズ比4.7）、びまん性下肢痛（オッズ比8.8）、骨盤帯の痛み（オッズ比4.9）があるという報告がありますが、実臨床では参考にしてもよいかもしれません。

近年では、GCAとPMRを1つの連続するスペクトラム疾患であるとして、GCA-PMR spectrum disease（GPSD）と提唱するグループがあります[6]．PET-CTでは初期にGCAが否定的なPMR患者が、経過中に治療抵抗性となり、PET-CTを再検するとGCAが判明したという報

表2 ◆ リウマチ性多発筋痛症（PMR）と巨細胞性動脈炎（GCA）の鑑別点

症状/徴候	PMR	cranial GCA	LV-GCA
首，肩，股関節のこわばり	++	+	++
末梢性関節炎/RS3PE	++	+	+
全身症状（発熱，食思不振，体重減少，寝汗，うつ病）	+	++	++
頭痛	−	++	−
頭皮の圧痛	−	++	−
側頭動脈の異常（肥厚，圧痛，血管雑音，脈拍減少/消失）	−	++	+
脳神経障害	−	++	−
顎跛行，舌の痛みと跛行，嚥下障害	−	++	−
視力障碍（AION，CRAO，視野喪失，RAPD）	−	++	−
四肢跛行，脈拍の消失/非対称，非対称の血圧	−	+	++
大動脈弁逆流/動脈瘤	−	+	++
レイノー症候群	−	−	++

（文献5より引用）

表3 ◆ リウマチ性多発筋痛症（PMR）と結晶性関節炎のエコーを用いた鑑別

エコー所見	PMR（n = 27）	CPPD（n = 25）	control（n = 23）	P値
肩峰下滑液包炎	26（96.3）	17（68.0）	1（4.3）	0.0098
長頭腱腱鞘滑膜炎	23（85.2）	18（72.0）	2（8.7）	0.317
肩関節骨びらん	13（48.1）	17（68.0）	0（0.0）	0.171
上腕骨骨びらん	2（7.4）	11（44.0）	4（17.4）	0.003
肩鎖関節滑膜炎	2（7.4）	16（64.0）	1（4.3）	< 0.0001
肩鎖関節石灰沈着症	1（3.7）	23（92.0）	5（7.6）	< 0.0001

（文献10より引用）

告（筆者はこれを“後追いGCA”と命名）もあり，初診時にGCAの可能性が低くても治療経過が不良の場合はGCAを考慮すべきでしょう[7]．

3）結晶性関節炎

　結晶性関節炎のうち，特にピロリン酸カルシウム結晶沈着症（calcium pyrophosphate dehydrate deposition disease：CPPD症）はPMRと並んで高齢者に多い疾患です．高齢の日本人の剖検患者のなかで13％にCPPD症を認めており，PMR自体の有病率0.3％と比べるとはるかに高いとされています[8, 9]．CPPDは単関節炎をきたすことが多いため，初診時にPMRと鑑別することは多くないように思いますが，PMRの治療経過中にグルココルチコイドが減ってきた際に，併発する可能性があります．肩などの大関節でCPPD症が起こったとしてもPMRの再燃と間違えないようにすることが重要です．PMRとCPPD症の鑑別は決して簡単ではありません．PMR患者でも無症候性の結晶沈着は起こりえます．エコーを用いた鑑別方法によると，CPPD患者では上腕骨のびらん，肩鎖関節の滑膜炎が多く，滑液包炎の頻度が低いとされています（表3）[10]．画像検査のモダリティが充実している施設では参考にしてみてもよいかもしれません．

表4◆PMR患者の治療経過中に悪性腫瘍を疑う所見

● 50歳未満	● 神経症状（しびれ）
● 片側性	● 全身の消耗症状（寝汗，体重減少，食思不振）
● 肩関節や股関節などの典型的病変が1つのみ	● 電解質異常（抗利尿ホルモン不適切分泌症候群：SIAD）
● 末梢性	● 貧血進行
● 浮腫	● Ca上昇
● 腱鞘炎	● LDH高値
● 筋膜炎	● ステロイド治療反応不良
● 皮膚病変（特に角化型皮疹を伴う）	

（筆者作成）

4）悪性腫瘍の合併

　"PMRでは悪性腫瘍の検索"することが長らく推奨されてきました．いくつかの報告によりますと，わが国のPMRの悪性腫瘍の合併率はおおよそ10～20％とされています[11~13]．しかし，この罹患率を同じ年齢における一般人口の悪性腫瘍罹患率と比較すると，非常に近似しています．また，PMRの悪性腫瘍の発見率は診断6カ月以内こそ，69％増加することが報告されていますが，これは，臨床医が一生懸命に悪性腫瘍を検索することで潜在的な悪性腫瘍の発見率が上がるためと，考えられます．15年という長期間でみた報告によりますと，PMR患者は非PMR患者と比べると悪性腫瘍の合併率に差はなく，特別にPMRだから悪性腫瘍を合併しやすいわけでもなさそうです[14]．とはいえ，高齢の患者さん自体が悪性腫瘍を合併する可能性が高いことは認識しておく必要があります．筆者は，表4のような特徴が高齢患者の治療経過中に見られた場合は，悪性腫瘍の合併を疑うようにしています．

5）続発性副腎皮質機能低下症

　PMRなど，グルココルチコイドを長期間使用している患者で，減量中に関節痛，筋肉痛，倦怠感，疲労などの症状が出現した場合は，グルココルチコイド誘発性続発性副腎皮質機能低下症を疑います．これは，グルココルチコイドの長期治療を受けている人の11％に発生する可能性があり，欧米人ではPSLの用量が1日7.5 mg未満に減らされた場合に発生する可能性があるとされています[15]．日本人では特に欧米人よりも少ない用量で発症する可能性があることを考慮すべきで，投与するグルココルチコイドがPSL換算で4～6 mg/日以下になってきた際には注意が必要です．治療経過中に倦怠感などの続発性副腎皮質機能低下症の症状がないかを外来でときどき病歴を聴取することが必要です．グルココルチコイドを使用中の患者の視床下部−下垂体−副腎系の機能が回復しているかどうかを判断するには，朝一番に外来に来ていただき，早朝コルチゾールを測定します．欧州内分泌学会のガイドラインによると，この測定はPSL換算で生理的な量以上の場合では推奨されませんが，例えばPSL 5 mg/日未満の際に測定した早朝コルチゾールが5μg/dLから10μg/dLの間であれば，生理的な量のグルココルチコイド投与を継続し，適切な期間（通常は数週間から数カ月）後に朝のコルチゾール測定をくり返すことが勧められています．5μg/dL未満の場合は，生理的な量のグルココルチコイド投与を継続し，数カ月後に朝のコルチゾール測定をくり返します[16]．それでも改善しない場合は，残念な

からプレドニゾロンをヒドロコルチゾンに変更して処方を継続しています．なお，ACTH刺激に対する副腎の直接的な反応をみることも，外来で簡便にできる続発性副腎皮質機能低下症の検査です．安静臥床30分後にACTHを負荷し，30分または60分後のコルチゾールピーク値が18.1 μg/dL未満であれば，副腎機能不全の徴候と考えられます．

本症例の最終診断

右手関節偽痛風＋右肩関節周囲炎＋続発性副腎皮質機能低下症

■最終診断に至ったプロセス

本患者では全身に認める疼痛を3つに分解できると判断した．1週間前に急性発症した関節については急性発症の単関節炎であり，CRPの上昇を伴うため，結晶性関節炎が疑われた．エコーでは手関節部に石灰化を認め，結晶性関節炎と診断した．コルヒチン1.5 mg/日を1週間処方すると，関節炎は著明に改善した．右肩関節痛については慢性経過であり，可動時痛を認めていたことから，ローテーターカフ障害を疑った．超音波検査では滑液包や二頭筋長頭腱周囲に液体貯留，血流信号を認めず，PMRの関節炎よりも肩関節周囲炎を疑った．単関節であり，グルココルチコイド関節周囲注射を行ったところ，症状は改善した．慢性期には運動器リハビリを導入し，可動域訓練をしていただいて以降，疼痛と可動域制限は著明に改善した．最後に残る1カ月前からの亜急性経過の全身関節痛は非炎症性のものと判断した．早朝コルチゾールが5 μg/dLと低値であり，テトラコサクチド（コートロシン®）負荷試験を行っても低値を維持したため，続発性副腎皮質機能低下症と判断した．PSLをコートリル®15 mg/日に変更したところ，全身倦怠感や全身の関節痛は消退した．

ひとことパール

CRP上昇，関節痛，PMR再燃の前に他の疾患の鑑別を．

●おわりに

PMR再燃時は，初診時と同様に多くの鑑別を考えなければいけません．実臨床で再燃時の引き出しを多くもっておくことが，PMR診療を快適に有意義に行うことができる秘訣と考えています．

◆文　献

1）Espígol-Frigolé G, et al：Polymyalgia rheumatica. Lancet, 402：1459-1472, 2023［PMID：37832573］
　　▶PMRの最新のレビュー．

2) Aoki A, et al：Predictors of long-term therapy with glucocorticoid in polymyalgia rheumatica. Mod Rheumatol, 31：417-420, 2021 [PMID：32496843]

3) Hattori K, et al：Predictors of glucocorticoid-free remission in patients with polymyalgia rheumatica treated with prednisolone. Int J Rheum Dis, 23：1581-1586, 2020 [PMID：32996694]

4) Sugihara T, et al：Associated factors of poor treatment outcomes in patients with giant cell arteritis: clinical implication of large vessel lesions. Arthritis Res Ther, 22：72, 2020 [PMID：32264967]

5) Gazitt T, et al：Polymyalgia Rheumatica: a Common Disease in Seniors. Curr Rheumatol Rep, 22：40, 2020 [PMID：32562020]

6) Tomelleri A, et al：Disease stratification in GCA and PMR: state of the art and future perspectives. Nat Rev Rheumatol, 19：446-459, 2023 [PMID：37308659]

7) Prieto-Peña D, et al：Predictors of positive (18)F-FDG PET/CT-scan for large vessel vasculitis in patients with persistent polymyalgia rheumatica. Semin Arthritis Rheum, 48：720-727, 2019 [PMID：29903537]

8) Ryu K, et al：The prevalence of and factors related to calcium pyrophosphate dihydrate crystal deposition in the knee joint. Osteoarthritis Cartilage, 22：975-979, 2014 [PMID：24814686]

9) Okumura T, et al：The rate of polymyalgia rheumatica (PMR) and remitting seronegative symmetrical synovitis with pitting edema (RS3PE) syndrome in a clinic where primary care physicians are working in Japan. Rheumatol Int, 32：1695-1699, 2012 [PMID：21431946]

10) Ottaviani S, et al：Ultrasound shoulder assessment of calcium pyrophosphate disease with suspected polymyalgia rheumatica. Clin Exp Rheumatol, 38：1170-1175, 2020 [PMID：32141428]

11) Horai Y, et al：Clinical analysis of gender and pre-existing diabetes mellitus in patients with polymyalgia rheumatica: A retrospective study in a Japanese population. Mod Rheumatol, 33：182-186, 2023 [PMID：35134992]

12) Okazaki S, et al：High Relapse Rate in Patients with Polymyalgia Rheumatica despite the Combination of Immunosuppressants and Prednisolone: A Single Center Experience of 89 patients. Tohoku J Exp Med, 251：125-133, 2020 [PMID：32581186]

13) Michitsuji T, et al：Swollen joints and peripheral arthritis are signs of malignancy in polymyalgia rheumatica. Mod Rheumatol, 29：1013-1016, 2019 [PMID：30334628]

14) Muller S, et al：Is cancer associated with polymyalgia rheumatica? A cohort study in the General Practice Research Database. Ann Rheum Dis, 73：1769-1773, 2014 [PMID：23842460]

15) Sagar R, et al：Evaluating tertiary adrenal insufficiency in rheumatology patients on long-term systemic glucocorticoid treatment. Clin Endocrinol (Oxf), 94：361-370, 2021 [PMID：33370485]

16) Beuschlein F, et al：European Society of Endocrinology and Endocrine Society Joint Clinical Guideline: Diagnosis and therapy of glucocorticoid-induced adrenal insufficiency. Eur J Endocrinol, 190：G25-G51, 2024 [PMID：38714321]
　　▶ グルココルチコイド誘発性副腎不全に対するマネジメントを定めたガイドライン．必読．

索 引

欧文

A

AAアミロイドーシス	86
ACPA	14
AIHA	95
AKI	87
ALP	138, 143
ALT	120
ANCA関連血管炎	44, 158, 185
AOSD	164
aPL	52
APS	52
ASD	164

C

C3	157
C3腎症	159
C4	157
CADM	190
CAEBV	219
CH50	157
CKD	88
CK上昇	149
crown dens症候群	81
CSA	18

D

D2T RA	247
DETECTアルゴリズム	67
Difficult to treat RA	247
difficulties making a fist	231
Dupuytren拘縮	235

E～F

EAE	173
EGPA	74, 173
EIAKI	134
Erdheim-Chester病	185
Fanconi症候群	134
FDG-PET	183
FE_{UA}	132

G～K

GCA-PMR spectrum disease	263
Gottron徴候	191
Heliotrope疹	192
IBD	123
IgA血管炎	86
IgG4	71
IgG4関連疾患	69, 86, 158, 185
IL-18	167
Köebner現象	190

L～N

LDH	125
L-dopa治療	122
MAHA	94
MCD	73
MIH	97
mixed morphea	199
MMP-3	22, 23
morning stiffness	230
mRSS	201
NEAE	173
NTM	254

O～R

OIIA-LPD	257
PAFAS	234
PAH	67
pansclerotic morphea	199
PMR	261
POEMS症候群	140, 177
prayer's sign	231
PTC	135
RAS	215
RF	14
RS3PE症候群	172, 234

S

scleroderma mimics	199
seronegative RA	77, 80
sJIA	164
SLE	28, 216
squeeze test	231
SSc	63, 197
striatal hand	122

T～W

TAFRO症候群	139, 177
TMA	94
VEXAS症候群	185
Warburg効果	127
Wilson病	147

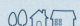

和 文

あ行

アイソザイム	126
亜鉛欠乏症	146
悪性腫瘍	127
朝のこわばり	230
アドヒアランス不良	249
アラニンアミノトランスフェラーゼ	120
遺伝性血管性浮腫	159
医療脱毛	212
運動後急性腎障害	134
炎症性腸疾患	123
横紋筋融解症	127

か行

化膿性関節炎	79
化膿性屈筋腱鞘炎	234
ガムテスト	41
間質性腎炎	135
関節痛	171
関節リウマチ	14, 22, 172, 229, 246
感染後糸球体腎炎	159
感染性大動脈炎	184
顔面紅斑	192
機械的血管内溶血	97
キサンチン尿症	133
偽痛風	81, 257
逆Gottron徴候	191
キャッスルマン病	176
急性腎障害	87
巨細胞性動脈炎	138, 182
クリオグロブリン血管炎	86
結核	254
血管炎症候群	86

結晶性関節炎	264
血小板減少症	112
結節性多発動脈炎	86
血栓性微小血管症	86, 94
限局性強皮症	199
原発性胆汁性胆管炎	138
原発性レイノー現象	223
顕微鏡的多発血管炎	44, 86
抗ARS抗体	59
抗ARS抗体症候群	60
抗CCP抗体	14
抗Jo-1抗体	59
抗MDA5抗体	191
抗Ro52抗体	38
抗Ro60抗体	38
抗SS-A抗体	37
抗SS-B抗体	39
好塩基球	110
抗核抗体	28, 64
抗カルジオリピン抗体	54
抗基底核抗体病	86
口腔内アフタ	218
口腔内潰瘍	218
行軍ヘモグロビン尿症候群	97
好酸球	108
好酸球性筋膜炎	174, 200, 234
好酸球性血管性浮腫	173
好酸球性多発血管炎性肉芽腫症	44, 74, 86, 108, 173
好酸球増多	173
好酸球増多症候群	110, 173
抗酸菌感染	254
甲状腺機能亢進症	173
甲状腺機能低下症	153, 173
光線過敏症	205
抗セントロメア抗体	64
抗体価	29
好中球	107
好中球減少	101, 103

口内炎	215
高尿酸血症	131
更年期障害性関節症	235
抗リボソームP抗体	35
抗リン脂質抗体	52
抗リン脂質抗体関連腎症	86
抗リン脂質抗体症候群	52, 86
高齢発症RA	80
ココア	105
古典経路	157
こわばり	230

さ行

細菌性肝膿瘍	138
サイトメガロウイルス	255
再発性アフタ性口内炎	215
サクソンテスト	41
サルコイドーシス	241
サルコペニア	121
シェーグレン症候群	37, 85, 209
紫外線対策	211
自己免疫性溶血性貧血	95
四肢浮腫	171
脂肪硬化皮膚症	200
シャムロス徴候	173
腫瘍随伴症候群	81, 173, 234
シルマー試験	41
腎機能障害	84
腎クリーゼ	86
腎生検	90
腎性全身性線維症	200
腎性低尿酸血症	133
スタチン	151
成人スチル病	107, 139, 164
脊椎関節炎	241
赤血球破砕症候群	97
線維筋痛症	145, 249
腺外症状	39

索引

索 引　269

線状強皮症 ……………… 199	ニューモシスチス肺炎 ……… 255	ベーチェット病 ………… 218, 240
腺症状 ……………………… 39	尿中尿酸排泄率 …………… 132	ペグフィルグラスチム ……… 185
線条体手 …………………… 122	認知症 ……………………… 249	変形性関節症 ……………… 24
全身型若年性特発性関節炎 … 164	ネフローゼ症候群 …………… 89	傍尿細管毛細血管 ………… 135
全身性エリテマトーデス		補体 ……………………… 156
……… 28, 85, 205, 216		

は行

全身性強皮症	パーキンソン病 …………… 122
……… 63, 86, 197, 224, 230	肺アスペルギルス症 ……… 255

ま行

爪郭毛細血管異常所見 ……… 223	肺クリプトコッカス症 ……… 255	膜性腎症 …………………… 86
側頭動脈炎 ………………… 186	肺動脈性肺高血圧症 ………… 67	慢性活動性 EB ウイルス感染症 … 219
続発性副腎皮質機能低下症 … 265	播種性骨髄癌腫症 ………… 125	慢性静脈不全 ……………… 200
続発性レイノー現象 ……… 223	ばち指 ……………………… 173	慢性腎臓病 ………………… 88
	白血球減少 ………………… 100	無顆粒球症 ………………… 102

た行

	白血球増多 ………………… 106	無筋症性皮膚筋炎 ………… 190
大血管炎 …………………… 182	発熱性好中球減少症 ……… 101	メカニクスハンド ………… 191
高安動脈炎 ………………… 182	斑状強皮症 ………………… 199	メサンギウム増殖性腎炎 …… 86
多中心性キャッスルマン病 … 73, 177	汎発性限局性強皮症 ……… 199	免疫再構築症候群 ………… 255
脱毛 ……………………… 212	光接触皮膚炎 ……………… 208	

や行

多発血管炎性肉芽腫症 …… 44, 86	非結核性抗酸菌症 ………… 254	
単球 ……………………… 110	微小血管障害性溶血性貧血 … 94	薬剤性肝障害 ……………… 138
単中心性キャッスルマン病 … 177	肥大性骨関節症 ……… 172, 234	薬剤性大血管炎 …………… 185
低栄養 …………………… 121	ビタミン B$_6$ ……………… 121	溶血性貧血 ……………… 92, 126
低尿酸血症 ………………… 131	ビタミン B$_{12}$ 欠乏 ……… 103, 146	葉酸欠乏症 ………………… 104
低ホスファターゼ症 ……… 144	皮膚筋炎 …………… 189, 209	幼弱血小板比率 …………… 118
低補体血症 ………………… 158	皮膚硬化 …………………… 201	

ら行

手のこわばり ……………… 229	びまん性筋膜炎 …………… 200	
伝染性紅斑 ………………… 161	日焼け …………………… 208	リウマチ性多発筋痛症
銅欠乏症 …………… 104, 105	日焼けサロン ……………… 212	……… 80, 138, 261
糖尿病性手関節症 ………… 235	日焼け止め ………………… 211	リウマトイド因子 …………… 14
特発性炎症性筋疾患 ……… 149	ピロリン酸カルシウム結晶沈着症	リンパ球 …………………… 110
特発性多中心性キャッスルマン病	……………………… 236	リンパ球減少 ……………… 101
……………………… 140	貧血 ……………………… 92	リンパ節腫脹 ……… 176, 178
	フェリチン ………………… 165	リンパ節生検 ……………… 179

な行

	副経路 …………………… 157	リンパ増殖性疾患 ………… 257
	浮腫 ……………… 172, 198	ループス腎炎 ……………… 85
日光過敏症 ………………… 206	ぶどう膜炎 ………………… 238	レイノー現象 ……………… 222
日光蕁麻疹 ………………… 207	不明炎症 …………………… 177	レクチン経路 ……………… 157
乳酸脱水素酵素 …………… 125	不明熱 …………………… 252	

編者プロフィール

吉田常恭　Tsuneyasu Yoshida

京都大学大学院医学研究科附属 がん免疫総合研究センター がん免疫治療臨床免疫学部門

日本医科大学を卒業後，武蔵野赤十字病院で初期研修，洛和会音羽病院で後期研修，総合内科医員を経る．全身を診るリウマチ・膠原病診療に興味をもち，京都大学免疫・膠原病内科に入局するのと同時に，免疫学の研究を行うために，京都大学大学院医学研究科内科学講座臨床免疫学教室で大学院生となる．卒業後の現在は京都大学大学院医学研究科附属 がん免疫総合研究センターがん免疫治療臨床免疫学部門でリウマチ・膠原病疾患とがん免疫に関する研究に従事．

【読者へのメッセージ】

　本書を最後までお読みいただき，誠にありがとうございました．いかがでしたでしょうか．十人十色のリウマチ・膠原病診療の奥深さを感じていただけましたでしょうか．

　序文でも申し上げましたように，次の企画ではぜひ先生方のご経験をお聞かせいただければ幸いです．今後とも本書を通したご縁を大切にし，引き続き交流をもたせていただければと存じます．少なくない先生方とSNS上で交流をしております．よろしければ，X（旧Twitter：@drtune3640538）のアカウントもフォローしていただけますと嬉しく思います．

シリーズGノート

「この患者さんリウマチ・膠原病かも？」と迷ったときの診断のカンどころ
専門医に聞きました！一般内科外来でよくある症例の見分け方

2025年5月1日　第1刷発行	編　集	吉田常恭
	発行人	一戸裕子
	発行所	株式会社 羊 土 社
		〒101-0052
		東京都千代田区神田小川町2-5-1
		TEL　03（5282）1211
		FAX　03（5282）1212
ⓒ YODOSHA CO., LTD. 2025		E-mail　eigyo@yodosha.co.jp
Printed in Japan		URL　www.yodosha.co.jp/
ISBN978-4-7581-2361-7	印刷所	三報社印刷株式会社

本書に掲載する著作物の複製権，上映権，譲渡権，公衆送信権（送信可能化権を含む）は（株）羊土社が保有します．
本書を無断で複製する行為（コピー，スキャン，デジタルデータ化など）は，著作権法上での限られた例外（「私的使用のための複製」など）を除き禁じられています．研究活動，診療を含み業務上使用する目的で上記の行為を行うことは大学，病院，企業などにおける内部的な利用であっても，私的使用には該当せず，違法です．また私的使用のためであっても，代行業者等の第三者に依頼して上記の行為を行うことは違法となります．

JCOPY ＜（社）出版者著作権管理機構 委託出版物＞
本書の無断複写は著作権法上での例外を除き禁じられています．複写される場合は，そのつど事前に，（社）出版者著作権管理機構（TEL 03-5244-5088，FAX 03-5244-5089，e-mail：info@jcopy.or.jp）の許諾を得てください．

乱丁，落丁，印刷の不具合はお取り替えいたします．小社までご連絡ください．

Book Information

総合診療・地域医療に役立つ情報を シリーズGノート + ウェブGノート 2つの形でお届け！

詳しくはこちら ➡ www.yodosha.co.jp/webg/

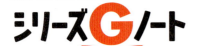

地域医療で求められるテーマを書籍でじっくり学べる！

大好評発売中！

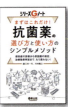

まずはこれだけ！ 抗菌薬の選び方と使い方のシンプルメソッド
感染症の診断から原因菌の推定、治療効果判定まで、もう迷わない！
著／三村一行，川村隆之
■ 定価 5,280円（本体 4,800円＋税10％）　■ B5判　■ 188頁　■ ISBN 978-4-7581-2360-0

『感染症診療のロジック』がわかる！ 抗菌薬選択に自信がもてるようになる1冊！

骨粗鬆症の薬の使いかたと治療の続けかた
患者さんに寄り添う、治療開始の判断から薬の選びかた・使いかた・注意すべき合併症、食事・運動療法まで
編／小川純人
■ 定価 5,500円（本体 5,000円＋税10％）　■ B5判　■ 245頁　■ ISBN 978-4-7581-2359-4

骨折・転倒予防のためにかかりつけ医が知っておきたい、薬・食事・運動療法のすべて！

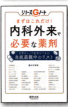

まずはこれだけ！ 内科外来で必要な薬剤
自信をもって処方ができる、自家薬籠中のリスト
編／木村琢磨
■ 定価 5,280円（本体 4,800円＋税10％）　■ B5判　■ 302頁　■ ISBN 978-4-7581-2358-7

内科外来で使いこなしたい薬を厳選！ 自分で自家薬籠リストを作成する際の拠り所にも！

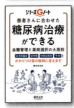

患者さんに合わせた糖尿病治療ができる　血糖管理と薬剤選択の大原則
処方の基本、副作用、特殊な病態、予防など、かかりつけ医の疑問に答えます
編／坂根直樹
■ 定価 5,280円（本体 4,800円＋税10％）　■ B5判　■ 285頁　■ ISBN 978-4-7581-2357-0

糖尿病治療で困ったらこの本を読んでください．外来の即戦力となる1冊！

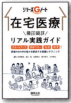

在宅医療　藤田総診リアル実践ガイド
スタートアップ、業務フロー、連携、教育など、現場のあらゆる悩みを解決する知識とテクニック
編／小笠原雅彦，溝江 篤，近藤敬太，野口善令，大杉泰弘
■ 定価 5,280円（本体 4,800円＋税10％）　■ B5判　■ 314頁　■ ISBN 978-4-7581-2356-3

はじめての人も、そうでない人も、今日から使えるリアルなノウハウを大公開！

逃げない内科診療　「専門外なので…」から「全身を診る！」へ
編／赤井靖宏，東 光久，八田 告，鈴木 聡，西山大地，原 将之（やっちゃえ！ Genespelist）
■ 定価 5,280円（本体 4,800円＋税10％）　■ B5判　■ 342頁　■ ISBN 978-4-7581-2355-6

呼吸器／循環器／消化器／腎臓／神経／血液／代謝・内分泌／膠原病／感染症／精神／腫瘍／他
専門外を診るために知っておきたい、実践臨床76講！

発行　羊土社 YODOSHA　〒101-0052　東京都千代田区神田小川町2-5-1　TEL 03(5282)1211　FAX 03(5282)1212
E-mail：eigyo@yodosha.co.jp
URL：www.yodosha.co.jp/　　　ご注文は最寄りの書店，または小社営業部まで